当代护理技术与临床

主编　孟庆华　于化化　张爱玲

吉林科学技术出版社

图书在版编目（CIP）数据

当代护理技术与临床 / 孟庆华，于化化，张爱玲主
编. -- 长春 ：吉林科学技术出版社，2021.9
ISBN 978-7-5578-8713-1

Ⅰ. ①当… Ⅱ. ①孟… ②于… ③张… Ⅲ. ①护理学
Ⅳ. ①R47

中国版本图书馆 CIP 数据核字(2021)第 174148 号

当代护理技术与临床

主　　编	孟庆华　于化化　张爱玲
出 版 人	宛　霞
责任编辑	张丽敏
制　　版	长春市阴阳鱼文化传媒有限责任公司
封面设计	长春市阴阳鱼文化传媒有限责任公司
幅面尺寸	185mm×260mm
字　　数	720 千字
印　　张	13.5
印　　数	1—1500 册
版　　次	2021 年 9 月第 1 版
印　　次	2022 年 5 月第 2 次印刷

出　　版　吉林科学技术出版社
发　　行　吉林科学技术出版社
地　　址　长春市净月区福祉大路 5788 号
邮　　编　130118
发行部电话/传真　0431-81629529 81629530 81629531
　　　　　　　　　81629532 81629533 81629534
储运部电话　0431-86059116
编辑部电话　0431-81629518
印　　刷　保定市铭泰达印刷有限公司

书　　号　ISBN 978-7-5578-8713-1
定　　价　60.00 元

编　委　会

主　编　孟庆华（泰山疗养院）

　　　　于化化（青岛市第八人民医院）

　　　　张爱玲（昌乐县人民医院）

前　言

　　临床护理随着现代医学与护理学的进步飞跃向前发展。在临床工作中护理人员要为患者提供安全、舒适、专业、满意的护理服务，需要护理人员不但具备扎实的专业理论、技能，更需要具备丰富的临床经验。本书编者结合自己在工作岗位上多年来的临床经验和体会，并参考国内外相关最新文献资料，编写本书，供护理人员参考。

　　本书从临床护理的实际出发，内容涵盖各个系统，充分吸收近几年的护理新知识，新理论和新技术结合临床护理实践行之有效的经验，对各系统疾病的一般护理、特殊护理等进行了总结提炼。全书条理清晰，重点突出，简洁实用，适合广大基层护理专业人员参考阅读。

　　全书由多位护理专家在总结自身临床经验并参考大量国内外相关文献的基础上精心编撰而成，在此，特别感谢编者们做出的巨大努力。由于本书编者水平有限，加之编写时间仓促，书中难免存在疏漏或不足之处，恳请广大读者批评指正。

目　　录

第一章 护理管理

第一节 护理管理概述

护理管理是护理工作的重要内容之一,是将管理学的科学理论和方法在护理管理实践中应用的过程,其主要任务是研究护理管理的特点并找出规律性,对护理管理工作中涉及的诸多要素(如人、目标、任务、信息、技术)进行综合统筹,使护理系统实现最优运转,进一步提高护理工作效率。

一、护理管理思想的形成与发展

护理管理作为专业领域的管理,是随着护理学科的发展而形成和不断演变的,两者相互影响,互为因果。护理管理思想的形成与发展,不仅顺应了护理学科发展的需要,同时也不断将新的管理理论引入护理领域,进一步促进学科发展。

(一)国外护理管理思想的形成与发展

弗洛伦斯·南丁格尔被誉为近代护理学的创始人,也是护理管理学、护理教育学的奠基人。她首先提出医院管理需要采用系统化方式、创立护理行政制度、注重护士技术操作训练等。由于她的科学管理,护理质量得到极大提高,在1854—1856年的克里米亚战争期间,战伤死亡率从50%下降到2.2%,创造了护理发展史上的奇迹,极大地推动了护理学科及护理管理的发展。在她撰写的《医院札记》和《护理札记》中提出了"环境理论",即生物、社会性和精神对身体的影响,成为现代护理管理理论的基础。第二次世界大战后,随着先进的管理思想和管理方法的渗透和引入,护理管理逐渐由经验管理走上科学管理的轨道。进入20世纪以后,随着医学与管理学的进步,护理管理也得到迅速发展。各级护理管理组织逐渐完善,各项护理管理职能不断明确,护理管理的重要性日益得到重视。1946年美国波士顿大学护理系开始开设护理管理学课程,培养护士的行政管理能力。此后,美国医院护理管理及护理教育的成果,引起世界各国的重视,许多国家医学院、护理学院纷纷开设护理管理学课程,专门培养护理管理人才。1969年美国护理学会(ANA)规定,护理管理人员的任职条件最低为学士学位,进一步促进了护理管理学的发展。20世纪70年代后,在欧美等一些发达国家,各种现代化科学技术开始广泛渗透到护理领域,护理工作由手工操作逐步向机械化、电子化、自动化方向发展,促使临床护理管理工作逐步进入现代化管理发展阶段。医院的护理管理组织体系进一步完善,护理管理人员的分工越来越明确。现代管理学的许多先进理论、观点和方法在护理管理实践中得到更加广泛的应用,护理管理实践中一些好的经验,也通过各种护理专业期刊和护理管理著作得到推广应用。随着经济的迅速发展,欧美等一些国家对护理管理人员的知识结构也提出了更高的要求,要求护士长不仅要具有护理管理学知识,还必须具有工商管理、经济学及财务预算等方面的知识。

(二)国内护理管理思想的形成与发展

我国近代护理学的形成与发展在很大程度上受西方护理的影响。18世纪中叶(鸦片战争前后),随着西医和宗教的传入,许多外国教会开始在中国各地建立了教会医院,西方的一些护理管理经验逐渐传入我国。早期的护理管理是从制度管理开始的,管理人员将一些杂乱的事务或业务工作渐渐归纳成条文,并在实践中不断地修改、补充,使护士在工作时有章可循。20世纪20~30年代,随着医院发展和护理教育的兴起,一些医院形成了"护理部主任-护士长-护士"的管理模式,成立了护理部,护理部设护理部主任、护理秘书及助理员,对护士长在业务上进行领导,护士长则接受科主任及护理部主任的双重领导。

新中国成立后,随着卫生事业的发展,我国护理工作进入了一个新的时期。随着护理组织的日趋健全,逐渐形成了比较全面、系统的管理制度,如明确护士的职责、建立护理工作的三级护理制度、三查七对制度、查房制度、换药制度、消毒制度、病房管理制度、医疗护理文书制度等,这些管理制度成为护理管理的重要依据,检查和督促规章制度的有效贯彻执行成为护理管理者工作的重要内容。20世纪60年代形成医疗护理技术操作常规及医院护理技术管理规范,使得制度管理与技术管理有机结合。20世纪70年代末,护理管理组织体系进一步完善,各医院相继恢复了护理部,根据床位数量,形成了"护理部主任-科护士长-护士长"的三级管理和"总护士长-护士长"两级管理的医院护理管理体系。20世纪80年代,原卫生部明确规定护理部的职权范围是负责全院护理工作,承担全院护士的培训、调配、考核、奖惩、晋升等职权,护理部成为独立的医院职能部门。同时,我国护理高等教育恢复并进一步发展,在高等护理教育课程中开设了"护理管理学",护理管理者也在借鉴国外先进的护理理论、管理方法的基础上积极探索适合我国国情的临床护理工作模式以及相应的护理管理模式,护理管理组织体系逐步完善,形成了初步的护理管理理论体系,护理管理逐渐从经验管理转向标准化管理。20世纪90年代国家出台了护士工作条例,使护理管理进入法制化渠道。

随着现代管理学的发展与进步,护理学与现代管理学不断交叉、融合,护理管理学也得到迅速发展,护理管理者对如何有效地管理各种护理组织资源及服务群体,做了大量实证研究并发表护理管理研究学术论文,出版了许多护理管理专著,有效地促进了我国护理管理学科的建设与发展,护理管理学也逐渐形成了自己的学科体系,护理管理工作逐渐朝现代化、科学化、标准化、制度化和法制化的方向发展。

二、护理管理的概念及内容

(一)护理管理的相关概念

1.护理管理的概念

护理管理是指以提高护理质量和工作效率为主要目的的活动过程。世界卫生组织

(WHO)对护理管理的定义是:护理管理是为了提高人们的健康水平,系统地利用护士的潜在能力和其他相关人员、设备、环境和社会活动的过程。美国护理学专家吉利斯认为护理管理过程应包括:资料收集、规划、组织、人事管理、领导与控制的功能。归纳起来,护理管理就是对护理工作的诸多要素(如人员、时间、信息、技术、设备等)进行科学的计划、组织、领导、协调、控制,从而使护理系统有效地运转,实现组织目标,并使护士的能力及素质得到全面发展的活动过程。

护理管理的特点是:①广泛性:主要体现在管理范围广泛、参与管理的人员众多;②综合性:护理管理是对管理理论和护理实践加以综合应用的过程;③实践性:护理管理的目的是运用科学的管理方法来解决实际的临床护理问题;④专业性:要适应护理工作科学性、技术性、安全性的特点。

2.护理管理学的概念

护理管理学是管理科学在护理管理工作中的具体应用,是在结合护理工作特点的基础上研究护理管理活动的普遍规律、基本原理与方法的一门科学。它既属于专业领域管理学,是卫生事业管理中的分支学科,又是现代护理学科的一个分支。

3.护理管理者的概念

护理管理者是从事护理管理活动的人或人群的总称,具体是指那些为实现组织目标而负责对护理资源进行计划、组织、领导和控制的护士,其在提升护士素质、质量监控和管理、协调工作、人才培养等方面发挥着重要作用。

护理管理者的基本要求包括:①具有临床和管理经验,能全面履行管理者角色所固有的责任;②掌握护理管理实践领域的知识和技能,如管理知识体系和管理程序、护理实践标准、护理工作相关法律法规等。

(二)护理管理的内容

1.护理管理的任务

我国护理管理目前主要承担的任务是借鉴国内外先进的管理理论、模式和方法,结合我国医疗改革和护理学科发展现状,建立适用于我国的护理管理体系,对护理工作中的人员、技术、设备及信息等进行科学管理,以最终提高护理工作的效率和效果。具体内容包括:研究护理管理的客观规律、原理原则和方法;应用科学化的、有效的管理过程;构建和实践临床护理服务内容体系;建立护理服务评估体系;实施护理项目成本核算,实现护理成本管理标准化、系统化、规范化;持续改进临床护理质量,提供高品质的护理服务。根据工作内容不同,护理管理任务可分为护理行政管理、护理业务管理、护理教育管理、护理科研管理。

(1)护理行政管理:是指遵循国家的方针政策和医院有关的规章制度,对护理工作进行组织管理、物资管理、人力管理和经济管理等,有效提高组织和部门的绩效。

(2)护理业务管理:是指对各项护理业务工作进行协调控制,提高护士的专业服务能力,以保证护理工作质量,提高工作效率,满足社会健康服务需求。

(3)护理教育管理:是指为了培养高水平的护理人才,提高护理队伍整体素质而进行的管理活动,护理教育管理应适应现代护理教育社会化、综合化、多样化、终身化的发展趋势。完整的临床护理教育体系应包括中专、大专、本科、研究生的教育、护士规范化培训、毕业后护士继续教育、专科护士培训、护理进修人员培训等内容。

（4）护理科研管理：是指运用现代管理的科学原理、原则和方法，结合护理科研规律和特点，对护理科研工作进行领导、协调、规划和控制过程。护理科研管理的主要工作内容包括规范科研管理流程，健全科研管理制度，指导科研开展方向，保证科研流程的可持续发展。

此外，随着信息成为组织中的重要资源，对信息的管理也成了现代护理管理的一个突出特点。无论是护理行政、业务、教育还是科研管理，在很大程度上都是对护理相关信息的管理。例如护理行政管理中，护士长可利用计算机进行排班、考核护士工作质量；护理业务管理中，护士长通过信息系统制定护理计划、了解患者护理信息及医嘱执行情况；在护理科研管理中，护士可以利用数据库收集特殊病例、科研数据，护士长也可以通过计算机管理护士的科技档案，如学习经历、论文发表情况等。

2.护理管理的研究内容

护理管理研究的目的是寻找护理管理活动的基本规律和一般方法，运用科学管理的方法提高护理工作的效率和质量，进而推动整个护理学科的发展。护理管理的主要研究内容包括：

（1）护理管理模式研究：传统的护理管理注重硬性命令和规定，强调对事的管理和控制，而现代护理管理则强调以人为中心，以信息技术为手段，注重人与事相宜。建立人性化、信息化的现代护理管理模式，尊重个人的价值和能力，通过激励来充分调动员工的工作积极性，并运用科学化的信息管理手段以达到人、事、职能效益的最大化。

（2）护理质量管理研究：护理质量是衡量医院护理服务水平的重要标志，也是护理管理的核心。随着社会发展、医学模式转变和人们生活水平的提高，护理质量被赋予更深层次的内涵，从传统的仅针对临床护理技术的质量管理扩展为对患者、护士、工作系统、经济效益等全方位的质量管理。护理质量管理研究着重于探讨各种护理质量评价指标或体系的构建、质量管理方法的选择和应用等，以保证优质高效的护理服务。此外，明确护士在质量管理中的作用、注重团队合作、注重过程管理和系统方法、强调持续改进等也是护理质量管理研究的重点。

（3）护理人力资源管理研究：护理人力资源的合理配置与优化是护理管理研究的重要内容之一。护理人力资源管理要从身份管理逐渐向护理岗位管理转变，建立符合护理职业生涯发展规律的人力资源管理长效机制。随着护理人力资源管理精细化和专业化的发展趋势，探索护理教育三阶段培训体系，尤其是护士继续教育培训体系，深化专科护士培训并评价其效果也是护理管理研究的重点内容。

（4）护理经济管理研究：随着全球经济一体化的发展，护理经济管理的研究成为护理领域一个新的课题，护理成本、市场需求及护理相关经济政策方面的研究逐渐受到关注。护理管理者要有成本管理的意识，通过成本效益分析合理使用护理资源，解决护理资源浪费和不足的问题。

（5）护理信息管理研究：现代管理在很大程度上是对信息的利用和管理，尤其是随着大数据和精准医疗概念的提出，对护理相关信息进行研究成为必然趋势。管理者要提高信息管理意识，获取系统、科学的数据信息并寻找途径对其进行专业化处理，进一步开展移动护理的应用研究，从而做出更精准、更科学的临床护理决策，进一步优化流程，改善服务质量。

（6）护理文化建设研究：经济与文化"一体化"是医院发展趋势中的重要内容，医疗组织中的文化建设在凝聚员工力量、引导和塑造员工行为、提高组织效率等方面起到重要作用。积极探索现代医院护理文化的概念与内涵,建立既有鲜明护理行业特色,又充满竞争、创新意识的护理文化是促进护理行业发展的巨大推动力。

（7）护理管理环境研究:当今护理工作面临许多新的变化和挑战,护理管理者要及时关注国内外护理管理的发展动态,获取最新信息,并善于吸取先进的管理理念,以更好地应对内外环境变化所带来的一系列挑战,有效地解决不同环境中出现的多种问题。护理管理的研究内容之一就是探讨如何创建最佳的护理工作环境,并探索出适当的方式来驾驭环境中发生的变化,在进一步提升工作效率和质量的同时,尽可能降低环境变化对护理工作造成的不利影响。

（三）影响护理管理发展的因素

作为一项活动过程,护理管理在发展过程中必然受到来自内外环境的多种因素的影响,主要包括组织工作宗旨和目标、护理管理环境以及组织自身结构等。

1.组织宗旨和目标

明确组织的工作宗旨和目标是有效进行护理管理的基本前提,因为其决定着各项管理活动的内容、管理方法的选择以及管理结构和层次等。护理管理者明确组织宗旨和目标,实行目标责任制管理,不仅有助于明确管理方向,更好地统一、协调各部门成员的思想和行动,同时还促进个人需要与组织目标的有机结合,激励组织成员在实现组织目标的同时发挥个人潜能,以获得更好的职业发展。此外,明确工作宗旨和目标还有助于对管理活动的效果进行科学性评价,而评价结果又可以帮助管理者明确下一步的行动方向,以更好地实现组织目标。

2.护理管理环境组织

在开展管理活动过程中,必然受到组织所处环境的影响。护理管理活动主要受组织外部宏观环境、组织外部微观环境和组织内部环境的影响。

（1）组织外部宏观环境:主要是指政治、经济、技术、社会等因素,会直接或间接地影响医院运转以及利益分配。例如我国医疗卫生体制改革政策在很大程度上决定着医疗卫生服务的经营活动和服务方向,也明确了护理管理的重点和方向;科学技术的快速发展也促使管理者更加关注创新和科技在护理工作中的重要性。

（2）组织外部微观环境:又称为任务环境,主要是指医疗护理服务对象、公众及其他利益相关者。医疗卫生组织要面对众多的服务对象,如患者、家属、社区健康人群等,而不同的教育背景、经济水平和生活方式等使人们对医疗卫生组织的服务有不同的需求和要求,而管理的目的就在于及时调整服务方向和战略发展决策来满足服务对象的需求。

（3）组织内部环境:主要指组织内的人力资源、设备设施、后勤保障、管理者素质、组织文化等。拥有一支高素质的护理人才队伍对护理工作的顺利开展,实现护理管理目标有十分重要的意义。管理者的工作重点在于激发护士的工作积极性,提高工作效率,做到人尽其才,才尽其用。同时也要关注护理团队中员工多样性的特点,根据护士能力的不同进行岗位职责的匹配,树立"以人为本"的管理理念,并以开放的心态和沟通技巧来创建一个能级合理、智能互补、长短相济、团结协作的护理队伍。此外,管理者自身素质也是影响管理效率的重要内部环境因素。优秀的护理管理者应该学会充分运用管理艺术来保证护理管理活动的高效率,要具有敏捷的思维和准确的判断能力,能够及时发现问题并做出正确决策。

3.医院护理管理组织结构

医院护理管理组织结构直接影响护理管理工作模式及工作效率。根据国家卫生和计划生育委员会(卫生计生委)的规定,县及县以上医院都要设立护理部,实行院长领导下的护理部主任负责制。护理部是医院护理管理中的职能部门,在院长或主管护理的副院长领导下,负责组织和管理医院的护理工作。它与医院行政、教学、科研、后勤管理等职能部门并列,相互配合共同完成医院的各项工作。护理部在护理垂直管理中的管理职能,对加强护理管理,提高管理效能有重要意义。

三、护理管理者的角色

管理者角色是指管理者按照人们的预期在实践中展示的具体行为或表现。根据管理者的工作任务和特点,管理专家对管理者的角色模式作了不同的探讨和分析,这也为我们更好地认识护理管理者角色提供了依据。

(一)明茨伯格的管理角色模式

20世纪70年代,亨利·明茨伯格提出了著名的管理者角色理论,他将管理者在管理过程中需要履行的特定职责归纳为10种角色,并将这10种角色划分为3种类型,即人际关系型、信息型和决策型。

1.人际关系型角色

(1)代言者:作为护理管理的权威,管理者必须履行有关法律、社会、专业和礼仪等方面的责任。如需要代表所属单位举行各种护理行政和护理业务会议,或者接待来访者,签署法定文件,履行许多法律和社会性的义务等。它们对组织能否顺利运转十分重要,不能被管理者忽视。

(2)领导者:作为领导者角色,护理管理者要通过自身的影响力和创造力营造一个和谐的组织环境,运用引导、选拔、培育、激励等技能,充分发挥护士的潜能并促进其不断成长。对于21世纪的护理管理者而言,在发挥领导者角色时面临着新的挑战。一是明确自己的权力来源,是源于所处的职位、自己所具备的专家技能还是其他,这将有助于管理活动中的角色定位;二是创建下属对管理者的信任;三是对员工进行适当授权,增强基层护士参与工作的积极性;四是进行弹性领导,根据具体情境和社会发展不断调整管理风格。

(3)联络者:护理管理者在工作中需要不断地与护士、上级护理管理者、医师、其他医技人员、患者及家属、后勤等人员进行有效沟通,营造一个良好的工作氛围和利于患者治疗和康复的环境。护理管理者必须对重要的组织问题有敏锐的洞察力,建立广泛的学习合作关系,力求在组织内外建立有效的关系和网络。

2.信息型角色

(1)监察者/监督者:作为监察者/监督者,管理者要持续关注组织内外环境的变化,以获取对组织发展有利的信息。尤其是内部业务、外部事件、分析报告、各种压力所致的意见和态度倾向等,管理者通过掌握分析这些信息,可以有效地控制组织各种资源,识别组织的潜在机会和威胁。因此,作为护理管理者,应该主动收集各种信息,监督并审核各项护理活动与资料,从不同角度评估护士的工作,保证各项工作顺利进行。

（2）传播者：管理者因其获取信息的特殊地位，可以控制和发布信息。作为传播者，护理管理者往往起到上传下达的作用，一方面将上层管理者或外部人员发布的信息，如文件、命令、政策、规章制度等传达给下级护士，另一方面还要收集护理工作中的各种信息，并对其进行整理分析，汇报给上层管理者或相关部门、人员。护理管理者要掌握熟练的公关和沟通技巧，保证信息传递的准确性、及时性和有效性。

（3）发言人：管理者可运用信息提升组织的影响力，把信息传递给单位或组织以外的个人，向外界、公众、护理对象、同行及媒体等发布组织的相关信息，以使组织内外部的人都对组织产生积极反应。例如向社会推广医院新推出的护理服务项目，代表护士向医院领导提出职业发展和薪酬待遇的建议等。

3.决策型角色

（1）创业者：管理者的角色功能体现在需要适应不断变化的环境，能敏锐地抓住机遇，在观念、思想、方法等方面进行创新与改革，如提供新服务、发明新技术、开发新产品等，以谋划和改进组织的现状与未来。

（2）协调者：在日常护理工作中，或多或少总会发生一些非预期的问题或变化，例如护士之间或护患之间的冲突、护理资源损失、突发的危重患者抢救等。护理管理者的任务就是及时有效地处理非预期问题，维持正常的工作秩序，创建和谐的工作氛围。这就要求护理管理者善于观察环境中的变化，对工作中可能出现的危机进行预期，对护理工作矛盾或突发的护理事件及时采取有效的应对措施。

（3）资源分配者：护理管理者负责并监督护理组织资源的分配系统，结合组织的整体目标及决策，有效利用资金、时间、材料、设备、人力及信息等资源，例如根据不同护理单元所承担的工作量及工作难度，评估和制定其所需的人力资源和其他资源，从而保证各项护理工作顺利进行。

（4）谈判者：护理管理者常代表组织和其他管理者与组织内外成员进行正式、非正式的协商和谈判，如向上级申请调整护士、增添医疗仪器设备、与护理院校商谈临床教学合作方式及法律责任等。护理管理者还需要平衡组织内部资源分配的要求，尽力使各方达成共识。

事实上，不同层级的管理者对各种角色的强调程度也有差别。一般而言，较高层的护理管理者更强调代言人、联络者、传播者、发言人和谈判者的角色，而对于病房护士长等基层护理管理者而言，领导者的角色更为重要。

（二）霍尔的"成功管理者"角色模式

霍尔和布兰兹勒提出关于护理管理者"成功管理者"角色的模式。认为护理管理者角色具有以下几个方面的内涵：即专业的照顾提供者、组织者、人事管理者、照顾患者的专业管理者、员工的教育者、小组的策划者、人际关系的专家、护士的拥护者、变革者、行政主管和领导者。这些英文单词的首字母组成了单词 competence，即胜任的意思，是一名成功的护理管理者所承担的角色范畴。

（三）其他有关角色

1.护理业务带头人

护理管理者除承担管理的责任外，还应该承担护理业务发展提高的任务。护理管理者在现代护理理论的学习、推广、运用，新业务、新技术的引进研发，疑难问题的解决，组织指导抢救,计算机现代管理技术应用等方面均应作为带头人,推动护理事业向前发展。

2.教育者

护理管理者承担着教育者的角色。作为护理业务技术的带头人,不仅要对下属的护士、进修护士、护士学生进行指导、教育、业务训练和培训,不断提高护士的专业素质,还要对护士的专业精神、护理价值观进行培育。另外,病房是健康教育最直接的场所,护理管理者可利用巡视病房、召开患者会议等机会,向患者及家属进行康复指导和健康教育。

四、护理管理者的基本素质

护理管理者的素质一般可以分为身体素质、思想素质、知识素质、能力素质和心理素质五个方面。

1.身体素质

身体素质是个人最基本的素质。没有健全的体魄和良好的身体素质,护理管理者就失去了事业成功的最起码的条件。身体素质包括以下几个方面:体质、体力、体能、体型和精力。

2.思想素质

思想素质是指个人从事社会政治活动所必需的基本条件和基本品质,它是个人政治思想、政治方向、政治立场、政治观点、政治态度、政治信仰的综合表现。护理管理者的思想政治素质与其在社会生活中的位置、政治生活经历有密切关系,它是随着个人的成长,在长期社会生活实践中逐步形成、发展和成熟起来的。

3.知识素质

知识素质是指个人做好本职工作所必须具备的基础知识与专业知识。基础知识是护理管理者知识结构的基础。通过公共科目的考试,测试应试者对护理管理者应具备的基本理论、基本知识和基本方法的掌握程度,特别是运用这些理论、知识和方法解决护理管理工作中实际问题的能力。

专业知识是护理管理者知识结构的核心,也是区别于其他专业领域人才知识结构的主要标志。护理管理者要具备一定的专业知识,主要是指要熟悉本部门、本单位的技术知识和专业知识,受过专门的教育训练,掌握护理管理工作的基本原理和基本方法。

4.能力素质

护理管理者的能力从广义上来说,是人们认识、改造客观世界和主观世界的本领。从狭义上来说,是指胜任某种工作的主观条件。是护理管理者从事管理活动必须具备的并直接和活动效率有关的基本心理特征。它是胜任护理管理工作、行使其权力、承担责任的主观条件。护理管理者的能力素质是一个综合的概念,它是技术能力、决策能力和交往协调能力等各种能力的有机结合。它包括科学决策能力、组织能力、交往协调能力以及识人用人的能力等。就能力的主体而言,不同的护理管理岗位需要的能力素质不一样,高层的护理管理者主要需要科学决策能力,中层的护理管理者主要需要较强的交往协调能力,而基层的护理管理者则偏重于技术方面的能力。

5.心理素质

所谓人的心理素质,是指人在感知、想象、思维、观念、情感、意志、兴趣等多方面心理品质上的修养。它是一个内容非常广泛的概念,涉及人的性格、兴趣、动机、意志、情感等多方面的内容。心理素质是管理者素质的一个重要组成部分,从某种意义上说,它制约和影响着护理管理者的素质。良好的心理素质即指心理健康或具备健康的心理。护理管理者的心理素质包括:事业心、责任感、创新意识、权变意识、心理承受能力、心理健康状况、气质类型和护理管理风格等。

第二节　护理信息管理

一、概述

护理信息管理是医院信息管理的重要组成部分,建立一套完整的护理信息系统,有助于提高护理工作效率,减少医疗差错,让护士有更多的时间投入到对患者的直接护理中。

(一)概念

1.护理信息

是指在护理活动中产生的各种情报、消息、数据、指令、报告等,是护理管理中最活跃的因素。

2.护理信息管理

是为了有效地开发和利用信息资源,以现代信息技术为手段,对医疗及护理信息资源的利用进行计划、组织、领导、控制和管理的实践活动。简单地说,护理信息管理就是对护理信息资源和信息活动的管理。

3.护理信息系统(NIS)

是指一个由护士和计算机组成,能对护理管理和临床业务技术信息进行收集、存储和处理的系统,是医院信息系统的重要组成部分。

(二)护理信息的特点

护理信息来源于临床护理实践,因此,除具有信息的一般特点外,还有其专业本身的特点。

1.生物医学属性

护理信息主要是与人的健康和疾病相关,因此具有生物医学属性的特点。在人体这个复杂的系统中,由于健康和疾病处于动态变化状态下,护理信息又具有动态性和连续性。如脉搏就汇集着大量的信息,既反映人体心脏的功能,血管的弹性,还反映血液的血容量等信息。

2.相关性

护理信息就其使用来讲,大多是若干单个含义的信息相互关联,互为参照来表征一种状态。如外科术后患者术后引流管的血性引流液多不能完全说明患者是术后出血,只有同时观察患者的临床表现,并参考血常规检查等信息,才能较为全面、真实地反映患者目前是否为术后出血。这种多个信息相互关联、共同表征一种状态的特点就是相关性。

3.不完备性

不完备性是指使用中所需信息的不完整、不全面。护理信息来自于患者,受获取信息的手段和时间限制,医护人员不可能像拆机器一样,将患者"打开"查看病情。另外病情不容延缓,特别是危重患者的抢救更要争分夺秒,不可能等所有的病情资料齐全后再进行治疗护理。了解这一特点,就要求护士不仅要准确地观察和判断患者的病情,同时要充分认识疾病的复杂性,在思考和判断时要留有余地,事先预计到可能出现的多种情况,以避免给患者造成不可挽回的损失。

4.准确性

护理信息中的一部分可以用客观数据来表达,如患者出入院人数、护士出勤率、患者的血压及脉搏的变化、患者的平均住院日等,但另一部分则来自护士的主观判断,如患者的神志和意识情况、心理状态等。它们直读性差,需要护士能准确地观察、敏锐地判断和综合地分析信息。否则,在患者病情危重,病情突变危及生命时,信息判断和处理失误,会造成不可挽回的损失。

5.复杂性

护理信息涉及面广,信息量大,种类繁多,有来自临床的护理信息,来自护理管理的信息,来自医生医疗文件的信息;有数据信息、图像信息、声音信息、有形和无形信息等;同时护理信息的收集和传递需要许多部门和人员的配合,使信息的呈现变得复杂。对这些信息正确的判断和处理,直接关系到护理工作的质量和管理效率的提高。

(三)护理信息的分类

医院的护理信息种类繁多,主要分为护理业务信息、护理科技信息、护理教育信息和护理管理信息。

1.护理科技信息

包括国内外护理新进展、新技术、护理科研成果、论文、著作、译文、学术活动情报、护理专业考察报告、护理专利、新仪器、新设备、各种疾病的护理常规、卫生宣教资料等。同时还包括院内护理科研计划、成果、论文、著作、译文、学术活动、护士的技术档案资料、护理技术资料、开展新业务新技术情况等。

2.护理业务信息

主要是来源于护理临床业务活动中的一些信息,这些信息与护理服务对象直接相关,如入院信息、转科信息、出院信息、患者一般信息、医嘱信息、护理文件书写资料信息等。

3.护理教育信息

主要包括教学计划、实习安排、教学会议记录、进修生管理资料、继续教育计划、培训内容、业务学习资料、历次各级护士考试成绩及标准卷等。

4.护理管理信息

护理管理信息是指在护理行政管理中产生的一些信息,这些信息往往与护士直接相关,如护士基本情况、护士配备情况、排班情况、出勤情况、考核评价情况、奖惩情况、护理管理制度、护理工作计划、护理会议记录、护理质量检验结果等。

（四）护理信息收集和处理的基本方法

1.人工处理

人工处理是指信息的收集、加工、传递、存贮都是以人工书写、口头传递等方法进行。

（1）口头方式：抢救患者时的口头医嘱和早晨交班等都是以口头方式传递信息，是较常用的护理信息传递方式。它的特点是简单易行。口头传递信息虽然快，但容易发生错误，且错误的责任有时难以追查。

（2）文书传递：文书传递是护理信息最常用的传递方式。如交班报告、护理记录、规章制度等，这是比较传统的方式。优点是保留时间长，有据可查；缺点是信息的保存和查阅有诸多不便，资料重复收集和资料浪费现象普遍。

（3）简单的计算工具：利用计算器作为护理信息中数据的处理，常用作统计工作量、计算质量评价成绩等。其局限在于无法将结果进行科学的分析，因此它已滞后于现代护理管理的发展。

2.计算机处理

利用计算机处理信息，运算速度快，计算精确度高，且有大容量记忆功能和逻辑判断能力，已逐渐成为护理信息管理的主要方式。利用计算机进行信息管理可显著地节省护士人力并减轻护理工作负荷，改变以往护士手工抄写、处理文书的繁琐方法，使工作效率和护理工作质量有显著的提高。随着护理信息系统的广泛应用，使护理工作中每一个上传到网络的数据都将被自动记录。当数据的积累量足够大的时候，也就是大数据到来时，信息系统将从简单的数据交流和信息传递上升到基于海量数据的整合分析。大数据通过海量数据进行整合分析，得出非因果关系的相关性，反馈到护士，从中提取大数据的反馈结果，进而将其运用到临床护理中。

二、护理信息系统

（一）护理信息系统的内容

护理信息系统是医院信息系统应用最广泛的部分，可分为临床护理信息系统和护理管理信息系统。

1.临床护理信息系统

该系统覆盖了护士日常工作中所涉及的所有信息处理的内容，可进行医嘱处理、收集护理观察记录、制定护理计划、实施患者监控等。国内的护理信息系统智能化程度仍较低，护士如何执行还是凭自己的知识和经验，缺乏完整的知识库支持，且对执行过程中存在的问题也缺乏有效的纠错与提醒功能。

（1）住院患者信息管理系统：该系统主要功能是患者基本信息和出入院信息管理。住院患者管理是医院管理的重要组成部分，耗用医院大量的人、财、物资源。应用该系统患者办理住院手续后，患者信息在护士工作站电脑终端显示，有利于及时准备床单位，患者到病区后即可休息；同时患者信息卡刷卡后可打印患者一览表卡、床头卡等相关信息，医嘱录入后，随着医嘱自动更改护理级别、饮食等，替代以前手写的床头卡，并与药房、收费处、病案室、统计室等相应部门共享，既强化了患者的动态管理，又节约了护士的间接护理工作时间。

(2)住院患者医嘱处理系统:医嘱系统(CPOE)是医院应用较早,普及程度较高的临床信息系统。该系统由医生在电脑终端录入医嘱,护士通过工作站核实医生下达的医嘱,无疑问后确认即可产生各种执行积累单及当日医嘱变更单、医嘱明细表等;确认领取当日、明日药后,病区药房、总药房自动产生请领总表及单个患者明细表;药费自动划价后与收费处联网入账;住院费及部分治疗项目按医嘱自动收费。该系统由医生录入医嘱,充分体现出医嘱的严肃性及法律效应性。

(3)住院患者药物管理系统:本系统在病区电脑终端设有借药及退药功能,在患者转科、出院、死亡及医嘱更改时可及时退药,并根据患者用药情况设有退药控制程序,避免人为因素造成误退药、滥退药现象。

(4)住院患者费用管理系统:医嘱及其执行既是临床诊疗的依据,也是医疗收费的依据。该系统根据录入的医嘱、诊疗、手术情况,在患者住院的整个过程中可以随时统计患者、病区费用的管理信息,如患者的费用使用情况,科室在某一时间段的入、出院情况,各项收入比例,有利于调整费用的结构,达到科学管理。

(5)手术患者信息管理系统:该系统利用信息集成共享和广谱设备集成共享作为两大支撑平台。它覆盖了从患者入院、术前、术中和术后的手术过程,直至患者出院。通过与床边监护设备的集成、数据自动采集,对手术麻醉全过程进行动态跟踪,达到麻醉信息电子化,使手术患者管理模式更具科学性,并能与全院信息系统的医疗信息数据共享。

护理信息系统在计算机人员和护理人员的共同努力下,将不断开发新的护理信息处理系统软件,使护士在护理信息处理中更方便,更科学,更完善。

2.护理管理信息系统

包括护理人力资源管理系统、护理质量管理系统及护理成本管理系统等。

(1)护理人力资源管理系统:护理人力资源管理系统主要应用于护理人力资源配置、护士培训与考核、护士岗位管理及护士科研管理等方面。例如通过该系统,护理部、护士长可实时了解护士的上岗情况,根据不同护理单元的实际工作量进行电脑设置,实现全院护士网上排班,及时进行人员调配与补充,统筹安排护士的轮值与休假。同时可通过统计护理工作量、工作质量、岗位风险程度、患者满意度及教学科研情况等综合指标进行护士的绩效考核,实现护理人力资源的科学管理。

(2)护理质量管理系统:护理质量管理系统主要包括护理单元质量管理、护理风险动态评估、护理不良事件管理、护理文书书写质量监控、护理接近失误管理、患者满意度调查等部分。各医院结合实际情况将护理质量的关键要素制定出护理质量考核与评价标准,建立数据库,护理部、护士长、质控组长等将检查结果及时、准确录入计算机,由计算机完成对这些信息的存储、分析和评价。由于信息反馈快,管理者可及时得知各护理单元的护理质量状况,从而很快发现和纠正问题,突出了环节质量控制,将终末质量管理变为环节质量控制,减少护理差错事故的发生率,有效改进护理工作质量。此外,应用该系统可量化考评信息,减少人为主观性,使考评结果更具客观性。

(3)护理成本核算系统:随着医院成本化意识的不断增强,越来越多的管理者认识到护理是基本的成本中心。如何降低护理成本,实现护理资源的优化配置,成为管理者关注的课题。

护理成本核算系统是将过去手工统计工作量的方法改为利用计算机输入数据。例如使用 NIS 系统测定和录入患者生命体征,不仅节省人力成本的费用,降低劳动强度,还可大大提高统计工作的质量和速度,消除人为因素,减少管理成本。

(二)护理信息系统的应用

1.护理电子病历

护理电子病历是将计算机信息技术应用于临床护理记录,并以此建立的以提高效率、改进质量为目的的信息系统,是电子病历的重要组成部分,是能够协助护士对患者进行病情观察和实施护理措施的原始记载。护理电子病历包括体温单、生命体征记录单、出入量记录单、入院评估单、日常评估、护理评估、护理措施、护理记录、护理健康宣教表、病区护理交班记录等项目,能够根据相应记录生成各类图表。可与 HIS、各监护仪器无缝链接,使用掌上电脑、无线移动推车、蓝牙技术等进行信息的自动读取和传输。

护理电子病历属于护理文书,具有举证作用,故严格权限与安全控制尤其重要。除采用用户名和密码登录外,护士只能修改自己的记录;护士长、护理组长可以修改所管辖护士的护理记录;护理电子病历软件对电子病历的书写时限、书写质量进行事前提醒、事中监督、事后评价的全过程实时监控,为护理病历质量控制提供方便、快捷、安全、有效的管理途径。

2.条码与射频识别技术

条形码是一种可供电子仪器自动识别的标准符号,由一组黑白相间、粗细不同的条、空符号按一定编码规则排列组成的标记。它能够表示一定的信息。条形码技术已深入到医院的各部门中,主要用于物资管理、临床化验室、放射科、病案管理、财务管理等方面。护理信息系统主要集中在配液系统(输液贴)、消毒物品跟踪管理系统(消毒物品条码)、病区内医用耗材管理系统(耗材条码)。无线射频识别技术(RFID)是一种非接触式自动识别技术。在医院的应用主要集中在医院血液管理、供应室 RFID 管理、母婴 RFID 管理、医院移动资产管理、病床消毒RFID 管理和医疗垃圾 RFID 管理等方面。

3.移动护士工作站

移动护士工作站是以医院信息系统为支撑平台,采用无线网络、移动计算、条码及自动识别等技术,充分利用 HIS 的数据资源,将临床护理信息系统从固定的护士工作站延伸至患者床旁。移动护士工作站具有护理计划综合浏览、综合患者腕带标识、患者体征床旁采集、医嘱执行管理、检验标本采集校对及给药管理等功能。常用的移动设备包括移动电脑(笔记本电脑、平板电脑或移动推车电脑等)、终端掌控电脑(PDA)和智能手机。借助这些设备,访问患者的检查、检验报告,采集与上传护理数据、查看与执行医嘱,将过去基于纸质和电脑的病历通过移动端查询和传递。移动护士工作站改变了护士的工作模式,在确保患者能够得到及时恰当处理的同时,有效降低了医疗事故率,对于提升患者医疗安全,推动医院信息数字化建设起到了重要的作用。

4.重症监护护理管理系统

该系统采用计算机通信技术,利用计算机自动采集方式实现对监护仪、呼吸机、输液泵等设备输出数据的自动采集,并根据采集结果,综合患者其他数据,自动生成重症监护单、护理记录和治疗措施等各种医疗文书。该系统主要是为医院重症监护病房(ICU/CCU)的临床护士设计,覆盖了重症监护相关的各个临床工作环节,能够将 ICU/CCU 的日常工作标准化、流程化和自动化,极大地降低了医护人员的工作负担,提高了整个工作流程的效率。

5.智能护理呼叫系统

智能护理呼叫系统是患者请求医护人员进行紧急处理或咨询的工具,可将患者的请求快速传送给值班医生或护士,并在监控中心计算机上留下准确完整的记录。其基本功能是通过一种简便的途径使患者与医护人员迅速达成沟通。该系统已实现与其他物联网设备进行数据交换,实现感知和数据传输,如坠床、输液泵数据采集与传输、心电监护设备数据采集与传输等。此外还可收集患者对医院服务的评价,为医院服务改进提供辅助数据。

6.预约挂号及辅诊系统

该系统具有为初诊患者进行分诊和专科预约、接受手机 APP 和微信平台的预约挂号、对候诊患者进行常见检查检验的辅助指导等功能。借助该系统可提高患者就诊效率,缩短就医等待时间,同时有利于降低护理人力资源配置。

(三)护理信息系统的发展趋势

1.推动护理信息标准化进程

大数据时代的带来,在所有医疗场所,采用标准的护理信息表达方式、标准的护理病历格式是当前护理电子病历和护理决策支持系统开发中亟需解决的问题,也是护理信息共享的保障。护理信息标准化包括护理术语标准化、护理工作流程标准化、护理数据标准化等。其中术语标准化是学科发展的基础,它对标准化工作的开展具有至关重要的作用。护理术语标准化的过程就是指尽可能将护士对患者的描述和临床观察用标准表达方式表示。

国际护理学会(ICN)发展的国际护理实践分类系统(ICNP)是目前表达全面,应用范围广,适用性强,研究最多的一种国际通用的护理实践术语系统。国内尚缺乏与国际接轨的统一的标准化临床护理语言来反映临床护理实践,限制了与其他国家或地区的护理交流,影响了我国护理信息与护理专业的发展。因此,加紧对 ICNP 的相关研究,建立适合我国国情的标准化护理信息系统已迫在眉睫。

2.拓宽远程护理发展空间

"互联网"医疗健康服务模式加快了远程医疗的发展。作为远程医疗的重要组成部分,远程护理是指护士通过可穿戴设备或移动工具,随时监控慢性病、普通术后、心血管疾病、精神病等患者的指标,借助电话、电子邮件、视频等电子通讯方式对患者进行护理保健并指导护理实践。信息通讯技术的迅猛发展,远程护理的应用除慢病管理外,还将在个体化健康管理、老年人群智能照护等方面发挥积极作用,必将拓宽护理工作领域,让患者获得更加方便、快捷的医疗服务。

3.推进循证护理实践深入发展

循证护理实践强调护理活动应以客观的科学研究结果作为决策依据,寻找最佳证据是循证护理实践的重要步骤之一,但大量繁重的临床工作使护士缺少时间和精力去广泛检索和阅读大量文献。信息网络技术的迅猛发展以及物联网的广泛应用,护理工作流程中产生的大量数据,被护理信息系统收集和存储,方便护士及时获取最佳证据。大数据时代的到来,以及不间断采集医疗数据的可穿戴设备出现,样本数据的稀缺等问题将逐渐消失;伴随大数据出现的云计算将提高证据分析与处理的效率;自动整理大数据的数据融合技术以及自动提取证据并建立决策模型的深度学习技术,将大大提高证据提取及护理方案决策分析的效率。这些都为循证护理的快速发展提供坚实的数据基础,为循证护理实践的深入开展创造有利条件。

4.促进决策支持系统广泛应用

在护理领域已利用临床决策支持系统协助护士制定护理计划、辅助护士进行护理诊断及评价护理决策质量。系统还能将数据转化为知识,辅助护士进行科学决策,从而有效减少决策失误、控制医疗费用不合理增长、合理配置医疗资源及提高医疗服务质量。例如护士通过系统菜单选择压疮位置、深度、性质及颜色等,系统即会根据预设标准进行评估,准确进行压疮分期,提高压疮分期评估的准确性。此外,在辅助护士制定护理计划、判断护理措施合理性并给予警示等方面CDSS也发挥出积极作用。人工智能、数据挖掘及知识管理等技术的成熟,系统也逐步走向智能化和集成化。新型的护理信息系统将为临床护理提供更多决策支持,解决护理实践问题,真正提高临床护理实践质量。

5.实现临床护理路径信息化

临床路径作为新的医疗服务工作模式,已在全国各地医院迅速推广实施。但目前国内许多医院的临床路径管理还处于手工化、纸质化阶段。利用信息化手段,将临床路径管理贯通入医院实际工作流程中,实现临床信息共享、医护患之间的互通及治疗护理流程的电子化支持,是医院信息管理的必然趋势。临床护理路径作为临床路径在护理中的应用,不仅能减少护理工作差错、保障患者安全,同时能节约医疗资源,降低就医成本,提高护理质量。随着护理信息系统建设的深入,将临床路径管理嵌入电子病历系统,与临床护理工作相结合,实现临床护理路径信息化。

第二章　消毒供应

第一节　个人职业防护

一、防护用品

根据工作岗位的不同需要,应配备相应的个人防护用品,包括圆帽、口罩、隔离衣或防水围裙、手套、专用鞋、护目镜、面罩等,去污区应配置洗眼装置。

(一)帽子

1.作用

(1)预防医务人员受到感染性物质的污染。

(2)预防微生物经头发上的灰尘、头皮屑等途径污染环境和物体表面。

2.应用指征

(1)进入污染区或清洁区。

(2)进行无菌操作时。

3.注意事项

(1)带帽子应遮住全部头发。女性应把头发束好,以免头发散落滑出帽子外。

(2)布制帽子应保持清洁,定期更换和清洗。

(3)如被污染应立即更换。

(4)一次性帽子不得重复使用。

(二)护目镜、面罩

1.用法与作用

选择合适的护目镜、面罩,佩带时应遮住双眼与面部紧贴,从而保护双眼以及两侧,可有效防止患者的血液、体液等污染物溅入医务人员的眼睛、面部皮肤。

2.注意事项

(1)在佩戴护目镜或面罩时应检查有无破损,佩戴装置有无松懈。

(2)护目镜或面罩使用后应及时清洁与消毒。

(三)口罩

1.作用

选择的口罩应符合我国医药行业标准医用外科口罩(YY 0469—2011)的要求。标准医用外科口罩分为 3 层,外层有阻水作用;中层有过滤作用,可阻隔空气中大于 90% 的 5μm 颗粒;近口鼻的内层有吸湿作用。

2.使用方法

(1)口罩有颜色的一面朝外,或按口罩包装上的佩戴方法进行佩戴。

(2)如果口鼻罩上有小铁条,将小铁条朝外并压向鼻梁,使口鼻罩的边缘与面部紧贴密封,然后将口鼻罩调整到舒适的位置。如果没有小铁条,戴上后要调整使其能盖住口和鼻。

(3)拉下口鼻罩下部遮盖住口鼻和下巴。

3.注意事项

(1)口鼻罩变得潮湿、难呼吸和有破损时要更换。

(2)接触或摘下口鼻罩前要先洗手。将用过的口罩丢弃在医用垃圾桶内。

(3)口罩应为一次性使用。

(四)手套

1.作用

(1)减少病原体迁移到手上或从手上迁移出来的最好方法。

(2)如果规范地戴手套及更换,成本效果好。

(3)降低病原体双向传播的危险。

(4)明显减少被针头刺破皮肤的概率,保护不受血液性传染病的感染。

2.指征

接触带患者的血液和体液、黏膜、破损的皮肤,处理和清洁带血液或体液的物品和表面时。

3.注意事项

(1)手套被撕裂或刺破时要立即更换。

(2)接触带血液、体液污染的物品或器械后要立即更换新手套。

(3)脱手套后应洗手。

4.类型与用途

根据操作目的的不同,可将手套分为清洁手套和无菌手套。去污区可选用清洁手套,进行无菌操作时可使用无菌手套,在包装高水平消毒物品时应选用灭菌手套。选择手套时应符合 GB 10213—2006《一次性使用医用橡胶检查手套》和 GB 7543—2006《一次性使用灭菌橡胶外科手套》的标准。

(五)隔离衣或防水围裙

应根据诊疗工作的需要穿隔离衣。隔离衣开口向后,经清洗、消毒后可重复使用。隔离衣或防水围裙应具有良好的防水性、抗静电性、过滤效率和皮肤无刺激性等特点,穿脱方便。

1.作用

防止器械上的血液、体液、分泌物及其他污染物浸湿、污染工作服。

2.应用指征

(1)清洗复用医疗器械时。

(2)当可能被含有污染的血液、体液及其他污染物喷溅时。

3.注意事项

(1)一次性防水围裙、隔离衣应一次性使用,受到明显污染时应及时更换。

(2)重复使用的围裙和隔离衣应及时清洗和消毒。

(3)如有破损或渗透应及时更换。

(六)洗眼装置

1.使用方法

(1)取下防尘罩、打开阀门,示指及中指将眼睑翻开并固定,将头向前,按压手柄让清水冲洗眼睛。

(2)使用后清洁、干燥备用。

2.日常维护

定期擦拭,去除表面污物及灰尘;每日检查装置功能,使装置处于备用状态。

二、标准预防

(一)定义

接触患者的血液、体液、分泌物、排泄物等时均应视其具有传染性,须进行隔离,不论是否有明显的血迹污染或是否接触非完整的皮肤与黏膜,接触上述物质者,必须采取标准水平的消毒、隔离等防护措施。

(二)安全操作

(1)加强工作人员的培训和教育,培训防护用品的使用范围及方法。

(2)利器盒应以方便丢弃为原则。禁止将锐利器具直接传递给他人,禁止回套使用过的注射器针头,禁止折毁锐利器具等。

(3)处理接触过患者的血液、体液、分泌物、排泄物等器械时须戴手套;可能有喷溅者应戴防护眼镜或防护面罩,穿隔离衣或防水围裙。

(4)接触性传染的防护:了解洗手指征,掌握洗手的规范方法。

(5)对空气污染的自身防护:戴好口罩,须注意的是正确使用和保存口罩。

(6)长时间在紫外线照射的环境下工作,需要注意保护眼睛,避免对人体直接照射,必要时带护目镜及穿防护服进行保护。

(7)液体化学消毒时,应防止过敏及对皮肤、黏膜的损伤。

(8)进入去污区按规范着装:进行污染器械的分类、核对、装载时必须戴圆帽、口罩,穿隔离衣或防水围裙,穿专用鞋,戴手套,手工清洗器械或用具时必须戴防护面罩或护目镜。

(9)加强免疫预防接种:每年进行体检。乙肝免疫检测列入医务人员常规健康体检项目;对于抗体阴性人员,免疫接种乙肝疫苗。

(10)注意饮食结构,保持乐观情绪,加强锻炼,增强自身免疫力。

三、手卫生

(一)概述

医务人员手是医院感染相关病原体的重要传播媒介,通过采取包括手卫生在内的多模式干预策略可以有效减少医院感染的发生。目前手卫生已经成为最重要的医院感染预防与控制措施之一。基本概念如下。

1.手卫生

它为医务人员洗手、卫生手消毒和外科手消毒的总称。

2.洗手

它是指医务人员用皂液和流动水洗手、去除手部皮肤污垢、碎屑和部分致病菌的过程。

3.卫生手消毒

它是指医务人员用速干手消毒剂揉搓双手,以减少手部暂居菌的过程。

4.外科手消毒

它是指外科手术前医务人员用肥皂(皂液)和流动水洗手,再用外科手消毒剂清除或者杀灭手部暂居菌和减少常居菌的过程。使用的外科手消毒剂具有持续抗菌活性。

(二)基本原则

1.医务人员手的基本要求

(1)手部指甲长度不应超过指尖。

(2)手部不应戴戒指等装饰物。

(3)手部不应戴人工指甲、涂抹指甲油等指甲装饰物。

2.选择洗手、卫生手消毒应遵循的原则

(1)手部有可见污染时,应洗手。

(2)手部证实或怀疑被可能形成孢子的微生物污染时,如艰难梭菌、炭疽杆菌等,应洗手。

(3)如厕之后,应洗手。

(4)其他情况应首选卫生手消毒。

(5)洗手和卫生手消毒不宜同时使用,避免对手的皮肤造成伤害,破坏皮肤屏障。

3.外科手消毒应遵循的原则

(1)先洗手,后外科手消毒。

(2)不同患者之间,手套破损或手被污染时,应重新外科手消毒。

4.对水的基本要求

(1)应使用流动水,不可使用非流动水。

(2)水质应符合《GB5749生活饮用水卫生标准》的规定,即微生物指标要求未检出总大肠菌群、耐热大肠菌群、大肠埃希菌,菌落总数<100cfu/mL。

(3)水温以20℃左右为宜,水温太高会加快皮肤水分的流失,增加发生皮炎的风险。

(三)洗手方法

(1)打湿:在流动水下,使双手充分淋湿。

(2)涂抹:取不少于3mL或可打湿双手所有表面的足量洗手液,均匀涂抹至整个手掌、手背、手指和指缝。

(3)揉搓:认真揉搓双手至少15秒,应注意清洗双手所有皮肤,包括指背、指尖和指缝。整个揉搓步骤可以归纳为"六步洗手法",具体如下。①内:掌心相对,手指并拢,相互揉搓。②外:手心对手背沿指缝相互揉搓,交换进行。③夹:掌心相对,双手交叉指缝相互揉搓。④弓:弯曲手指使关节在另一手掌心旋转揉搓,交换进行。⑤大:右手握住左手拇指旋转揉搓,交换进行。⑥立：将五个手指尖并拢放在另一手掌心旋转揉搓，交换进行。

必要时增加对手腕的清洗。

（4）冲洗：在流动水下彻底冲净双手。

（5）干燥：使用一次性干手纸巾或其他方法干燥双手。

（6）关水：如为手接触式水龙头，应避免用手直接关闭水龙头，可用避污纸或擦手后的一次性干手纸巾关闭水龙头。

（7）必要时使用护手液护肤。

（四）卫生手消毒方法

1.取液

取不少于3mL或可打湿双手所有表面的足量速干手消毒剂于掌心。

2.揉搓

步骤同"六步洗手法"。

3.干燥

揉搓时确保速干消毒剂完全覆盖双手所有皮肤表面，直至彻底干燥。

（五）外科手消毒方法

1.第一步：洗手

（1）准备：洗手之前应先摘除手部饰物，并修剪指甲，长度应不超过指尖。

（2）打湿：在流动水下，使双手充分淋湿。

（3）揉搓：取不少于6mL或可打湿双手、前臂和上臂下1/3的足量洗手液，并认真揉搓。不应常规使用手刷刷洗双手和手臂，但清洁双手时，可用手刷轻轻刷洗指甲下和手部皮肤皱褶处的污垢。

（4）冲洗：流动水冲洗双手、前臂和上臂下1/3。

（5）擦干：使用干手物品彻底擦干双手、前臂和上臂下1/3。

2.第二步：消毒

方法一：冲洗手消毒方法。

（1）取液：取不少于6mL或可打湿双手每个部位、前臂和上臂下1/3的足量外科手消毒剂。

（2）揉搓：认真揉搓，直至彻底干燥，一般揉搓时间为2～6分钟。

（3）冲洗：用流动水冲净双手、前臂和上臂下1/3。

（4）擦干：用无菌巾彻底擦干。

（5）特殊情况水质达不到《GB5749生活饮用水卫生标准》的规定要求时，手术医师在戴手套前，应用醇类手消毒剂再消毒双手后戴手套。

方法二：免冲洗手消毒方法。

（1）取液：取不少于6mL或可打湿双手的每个部位、前臂和上臂下1/3的足量免冲洗外科手消毒剂。

（2）揉搓：认真揉搓直至消毒剂干燥，一般揉搓时间为2～6分钟。

（六）五个重要时刻

五个重要时刻是世界卫生组织（WHO）根据循证医学证据，对洗手或卫生手消毒指征的高度概括，极大简化了医务人员对洗手或卫生手消毒指征的判断或记忆，从而有效地提高了医务人员洗手或卫生手消毒的依从性。五个重要时刻可以归类为：二前三后。

1.二前

（1）接触患者前：如握手，搀扶患者，皮肤护理，测脉搏，量血压，胸部听诊，腹部触诊。

（2）清洁/无菌操作前：如口腔/牙齿护理，吸痰，皮肤伤口护理，接触伤口敷料，皮下注射，插管，打开血管通路系统，准备食物、药品和衣被。

2.三后

（1）体液暴露风险后：如口腔/牙齿护理，吸痰，皮肤伤口护理，接触伤口敷料，皮下注射，抽吸和操作任何体液，打开引流系统，气管插管和拔管，清理小便、大便、呕吐物，处理废弃物（绷带、尿布、大小便失禁患者的护理垫），清理污染的或有明显污染的物品或区域（卫生间、医疗设备）。

（2）接触患者后：如握手，搀扶患者，皮肤护理，测脉搏，量血压，胸部听诊，腹部触诊。

（3）接触患者周围环境后：如更换床单，调整输液速度，接触监护仪，握床栏杆，清理床旁桌。

需注意的是：戴手套不能取代手卫生。若符合上述五个重要时刻且需戴手套时，则戴手套前或脱下手套后，仍须执行手卫生。

（七）洗手及卫生手消毒设施

1.洗手池

（1）应专用，不宜与其他用途的水池共用。

（2）应设置在方便医护人员进行手卫生的区域内。

（3）数量应足够，一般建议1个水池/10张病床。

2.水龙头

（1）重点部门应采用非手触式水龙头，如脚踏式、膝碰式、肘式或感应式。

（2）有条件的医疗机构在诊疗区域均宜采用非手触式水龙头。

3.洗手液

（1）宜含有护肤成分，以免对手造成伤害，破坏皮肤屏障。

（2）出液器应采用非手接触式、使用方便、定量出液，宜使用一次性包装。重复使用的出液器不应中途添加，应每次用完清洁、消毒。出现混浊或变色时，应立即更换，并清洁、消毒。

（3）应直接使用原液，不得添加其他成分稀释以后使用。

（4）肥皂不易保持清洁与干燥，容易孳生微生物，对手造成二次污染，不宜选用。若使用肥皂，存放容器应出水顺畅，保持肥皂清洁、干燥。

4.干手方法

（1）目前最常使用的干手方法有纸巾、毛巾和烘手机。

（2）纸巾是首选干手方法，应由医院指定的部门统一进购。

（3）烘手机干手慢，会影响干手的依从性，且可产生水源性病原体气溶胶，不宜选用。

(4)选用毛巾干手应每人一用,用后清洁、消毒。

(5)使用纸巾或毛巾干手时,宜轻拍而不要擦拭,以免损伤皮肤。

(6)纸巾或毛巾的取用方式应可避免污染。

(7)纸巾或毛巾的分配器及存放位置应避免溅湿或污染。

(8)分配器宜一次性使用,重复使用的分配器应每次用完清洁、消毒。

5.速干手消毒剂

(1)不得使用非医院指定部门采购供应的速干手消毒剂。

(2)宜含有护肤成分,无异味、无刺激性等,医务人员有良好的接受性。

(3)出液器应采用非手接触式,宜使用一次性包装。重复使用的出液器不应中途添加消毒剂,应每次用完清洁、消毒。

(4)乙醇类消毒剂的出液器应具有防燃性能。

(5)出液器应使用方便、定量出液。

(6)应放置在医务人员对患者进行诊疗操作且伸手可及的地方。

(八)外科手消毒设施

1.洗手池

(1)应专用,不得与其他用途的水池共用。

(2)应设置在手术间附近,水池大小、高矮适宜,防喷溅,池面光滑无死角,每日清洁、消毒。

(3)洗手池的数量应根据手术间的数量设置。

(4)洗手池上方应悬挂外科手消毒流程,以指导正确进行外科手消毒。

(5)洗手池上方应配备计时器,以确保外科手消毒前洗手及消毒的最短时间。

2.水龙头

(1)应为感应式、脚踏式或膝碰式。

(2)水龙头数量应不少于手术间数。

(3)水龙头间距应避免洗手时手臂相互触碰。

3.洗手液

(1)宜含有护肤成分,以免对手造成伤害,破坏皮肤屏障。

(2)出液器应采用非手接触式、使用方便、定量出液,宜使用一次性包装。重复使用的出液器不应中途添加,应每次用完清洁、消毒。出现混浊或变色时,应立即更换,并清洁、消毒。

(3)应直接使用原液,不得添加其他成分稀释以后使用。

(4)肥皂不易保持清洁与干燥,容易孳生微生物,对手造成二次污染,不应选用。

4.干手方法

(1)目前最常使用的干手方法有纸巾、毛巾和烘手机。

(2)纸巾是首选干手方法,应由医院指定的部门统一进购。

(3)烘手机干手慢,会影响干手的依从性,且可产生水源性病原体气溶胶,不宜选用。

(4)选用毛巾干手应每人一用,用后清洁、灭菌。

(5)使用纸巾或毛巾干手时,宜轻拍而不要擦拭,以免损伤皮肤。

(6)纸巾或毛巾的取用方式应可避免污染。

（7）纸巾或毛巾的分配器及存放位置应避免溅湿或污染。

（8）分配器宜一次性使用，重复使用的分配器应每次用完清洁、灭菌。

5.外科手消毒剂

（1）不得使用非医院指定部门采购供应的外科手消毒剂。

（2）宜含有护肤成分，无异味、无刺激性等，医务人员应有良好的接受性。

（3）出液器应采用非手接触式，宜使用一次性包装。重复使用的出液器不应中途添加消毒剂，应每次用完清洁、消毒。

（4）乙醇类消毒剂的出液器应具有防燃性能。

（5）出液器应使用方便、定量出液。

6.其他用品

（1）清洁指甲用品应指定容器存放，每日清洁与消毒。

（2）揉搓用品如海绵、手刷等，应由医院指定的部门统一采购；应柔软，并定期检查，及时剔除不宜继续使用的用品；应指定容器存放，一人一用一灭菌或一次性无菌使用。

四、职业暴露防护

（一）概述

（1）职业暴露是指医务人员在从事医疗、护理及科学实验等活动过程中，通过眼、鼻及其他黏膜或破损皮肤接触含有血源性病原体的血液或其他潜在传染性物质状态。

（2）职业暴露常发生的类型为针刺伤、皮肤或黏膜暴露。处理职业暴露应遵循及时处理原则、报告原则、保密原则和知情同意原则。

（3）职业暴露防护适用对象：适用于可能接触各类感染性患者以及各种感染性物质的所有人员，包括临床医生、护士、技师、药师等科室工作人员，以及在进修学习的学员和保洁员等。

（二）预防控制原则

坚持标准预防和安全操作是避免职业暴露医院感染的基本保证，诊疗操作前明确自身免疫状况和暴露源感染情况，并有针对性地采取及时、有效的防护措施，是避免职业暴露和锐器损伤的主要基础，防护重点是避免与患者或携带者的血液、体液等直接接触。

（三）职业暴露后处理

职业暴露发生后，当事人应立即对暴露伤口进行局部处理。

1.锐器伤

（1）依靠重力作用尽可能使损伤处的血液流出，禁止进行伤口处的局部挤压。

（2）用肥皂水和流动水进行冲洗。

（3）用消毒液，如75%的乙醇或者0.5%碘伏进行消毒。

2.黏膜暴露

用生理盐水反复冲洗污染的黏膜，直至冲洗干净。

3.发生职业暴露的处理程序

（1）报告：紧急局部处理完成后，当事人应立即报告科室主任。填写"医务人员锐器伤登记表",部门负责人签字后送交预防保健科。

(2)评估与预防:预防保健科接到报告后应尽快评估职业暴露情况,并在 24 小时内采取预防措施。车、专线运送职业暴露者。正确选择、合理使用清洁设备。

①根据暴露情况,结合医务人员和患者的检验报告结果给发生职业暴露的医务人员选择开具 HBsAg、抗-HBs、ALT、抗-HCV、抗-HIV、TPHA 检查单。

②若患者 HBsAg、抗-HCV、抗-HIV、TPHA 检测结果未知。主管医生应立即给患者开具这些项目的检查单。

③患者 HbsAg(+):a.医务人员抗-HBs<10U/L 或抗-HBs 水平不详,应立即注射乙型肝炎免疫球蛋白(HBIg)200~400U,并同时在不同部位接种一针乙型肝炎疫苗(20μg),于 1 个月和 6 个月后分别接种第二针和第三针乙型肝炎疫苗(各 20μg);b.医务人员抗-HBs≥10U/L者,可不进行特殊处理;c.暴露后 3、6 个月应检查 HBsAg、抗-HBs、ALT。

④患者抗-HCV(+):发生职业暴露的医务人员抗-HCV(-),暴露后 3、6 个月应检查抗-HCV、ALT,并根据复查结果进行相应抗病毒治疗。

⑤患者抗-HIV(+):应立即向分管院长及当地疾病预防控制中心报告。由公共卫生中心专业医师实施评估,决定预防程序,根据暴露级别和暴露源病毒载量水平决定是否实施预防性用药方案。根据专家意见实施预防性用药方案,4 小时内实施,不超过 24 小时。暴露后 1、2、3、6 个月应检查抗-HIV 随访和咨询。评估暴露级别:一级暴露且暴露源病毒载量水平为轻度,可不使用预防性用药;一级暴露且暴露源病毒载量水平为重度,或二级暴露且病毒载量水平为轻度,使用基本用药程序;二级暴露且暴露源病毒载量水平为重度,或三级暴露不论暴露源水平为轻度或重度,强化用药程序。

⑥患者 TPHA(+):a.推荐方案为苄星青霉素 24 万 U,单次肌内注射;b.青霉素过敏者,予多西环素(强力霉素)100mg,2 次/天,连用 14 天;或四环素 500mg,4 次/天,口服,连用 14天;或头孢曲松,最佳剂量和疗程尚未确定,推荐 1 克/天,肌内注射,连用 8~10 天;或阿奇霉素 2g,单次口服,但已有耐药报道。

4.随访和咨询

(1)预防保健科负责督促职业暴露当事人按时进行疫苗接种和检验,并负责追踪确认检验结果和服用药物,配合医生进行定期监测随访。

(2)在处理过程中,应为职业暴露当事人提供咨询,必要时请心理医生帮助减轻其紧张恐慌心理,稳定情绪。

(3)医院和有关知情人应为职业暴露当事人严格保密,不得向无关人员泄露职业暴露当事人的情况。

(4)所有发生利器伤和职业暴露的医务人员,都要对其进行跟踪、随访。

(5)HIV 暴露者应暂时脱离工作岗位。对暴露者提供的各项应急处理措施应征得暴露者的同意。

(6)锐器伤处理过程中,医院感染管理科为职业暴露当事人提供咨询,减轻其紧张恐慌心理,稳定情绪。

(7)暴露事故发生单位应及时查找事故原因,制定改进措施。

5.职业暴露防护处置等相关费用管理规定

(1)医务人员在工作期间严格遵守职业暴露基本预防控制措施,导致的职业暴露防护处置等相关费用由医院承担。

(2)医务人员在工作期间违反诊疗技术操作常规和职业暴露基本预防控制措施,导致的职业暴露防护处置等相关费用由职业暴露当事人承担20%、医院承担80%。

第二节 物品清洗方法

清洗是用物理或化学方法使无生命物体上污染的有害微生物达到安全水平以便安全地操作,是医疗用品再处理的一个必要的过程。器械物品在灭菌前必须首先清洗,彻底清洗是保证消毒灭菌成功的关键。

一、清洗的作用

(1)清洗的过程最显而易见的是去除可见的污染和污渍。

(2)清洗可以大大降低手术器械上的生物负荷,尤其是对内镜等结构复杂、精细且带有细、长管腔的器械。

(3)清洗可以清除细菌、内毒素。

(4)提高了灭菌成功率,确保灭菌时达到无菌保障水平(SAL)10^{-6}。

二、清洗的原则

(1)通常情况下应遵循先清洗后消毒的处理程序。被朊病毒、气性坏疽及突发不明原因的病原体污染的诊疗器械、器具和物品应先按照《医疗机构消毒技术规范》(WS/T367—2012)中具体规定进行处理。

(2)手术器械清洗前应根据器械物品材质、精密程度等进行分类处理,尤其应将精细尖锐的器械放在专门的防刺容器内并注意保护,防止器械受损或刺伤工作人员。

(3)使用后的手术器械应尽快清洗,防止污物(尤其是血液等有机物)变干。如不能及时清洗,应浸泡在清洁水中或含酶清洁剂中。浸泡可防止污物变干和软化或去除污物;对于有大量有机物污染或污染物已干的手术器械可先用含酶洗液浸泡2分钟以上。

(4)无论采用手工清洗还是机械清洗,应先用冷水漂洗。由于自来水很难去除有机污物,冷水漂洗后必须用含酶清洗剂进行酶洗,以分解和去除有机物。

(5)打开并清洗手术器械卡锁部位,复杂的器械能拆开的部件必须拆开进行清洗。

机械清洗不能代替手工清洗,如结构复杂、精细带管腔的器械。

三、清洗、消毒用品

(一)水

在医院消毒供应中心,水是非常重要的。在物品的清洗、消毒和灭菌环节中都会使用水,包括自来水、软水、纯化水和蒸馏水,且在不同的使用环节中用水的标准也会有所不同。在消毒供应中心的去污区,清洗是消毒灭菌的基础,没有良好的清洗就不可能实现有效的消毒和灭菌。因此,水是影响器械清洗质量的重要因素之一。

根据 WS310.1-2016 医院消毒供应中心管理规范,应有自来水、热水、软水、经纯化的水供应。自来水水质应符合 GB5749 的规定;终末漂洗用水的电导率$\leqslant 15 \times 10^{-4} S/m(15\mu S/cm)$(25℃)。

1.定义

(1)自来水:指通过自来水处理厂净化、消毒后生产出来的符合相应标准的供人们生活、生产使用的水。使用范围:器械、器具和用品清洗的基本用水,器械清洗的预冲洗,手工清洗,以及制备软水和纯化水的来源。

(2)软水:指不含或含较少可溶性钙、镁化合物的水。使用范围:可用于手工或机械预清洗。软水是自来水经过离子交换树脂等方法软化处理而成的,已经去除了部分钙、镁离子,也降低了水的硬度,所以不会在器械表面出现污垢的现象。

(3)纯化水或蒸馏水:纯化水指经过离子交换法、反渗透法或其他适宜的方法,除去水中溶解的正、负离子的水。使用范围:器械的终末漂洗,精密器械的手工清洗,医疗器械、器具和物品的热力消毒。

2.作用

(1)作为清洁剂或其他化学制剂的稀释液。

(2)溶解水溶性污垢。

(3)冲洗清洁剂。

(4)将机械力和热量传递到被清洗器械、器具及物品表面。

(5)机器清洗消毒处理时的高温消毒。

新规范更加细化并增加了手工清洗、机械清洗和超声清洗,进一步规范了清洗的操作细节和管理要求。手工清洗应用于不能机械清洗的器械,如光学目镜、导光束等。所以要配置专业的清洗工具,如水枪、气枪、清洗刷、小型蒸汽清洗机等。手工清洗时一定要把器械拆卸到最小化,才能确保清洗的质量。超声清洗适用于精密的器械。超声清洗时要注意使用正确的频率,清洗的水要及时更换。机械清洗要选择合适的清洗架,还要根据器械和医用清洗剂来选择正确的清洗程序,确保器械的每个部位都能冲洗到,同时让清洗程序的温度和时间能达到最佳的清洗效果。

3.清洗流程

消毒供应中心去污区,经常面对含有血渍、污渍的器械,为了确保手术器械的清洗质量,应严格遵守规范操作流程。

（1）冲洗：使用流动水去除器械、器具和物品表面污物的过程。

（2）洗涤：使用含有化学清洗剂的清洗用水，去除器械、器具和物品污染物的过程。

（3）漂洗：用流动水冲洗洗涤后器械、器具和物品上残留物的过程。

（4）终末漂洗：用经纯化的水对漂洗后的器械、器具和物品进行最终的处理过程。

4.纯化制水

（1）来源：纯化制水设备是将原水通过活性炭交换器、石英砂交换器、阳离子树脂交换器的过滤，再经微孔过滤器、反渗透膜过滤器过滤后制成纯化水。反渗透处理机制：在半透膜的表面布满了许多极细的膜孔，膜的表面选择性地吸附了一层水分子，盐类溶质则被膜排斥，化合价态越高的粒子被排斥越远，膜孔周围的水分子在反渗透压力的推动下通过膜的毛细管作用流出而达到除盐目的。其所制纯化水可供器械清洗消毒机、压力真空灭菌器、呼吸机管道清洗消毒机、超声波振动清洗槽、蒸汽发生器等设备及手工清洗流程使用。

纯化制水设备可分离出原水中的溶解盐、制热质、细菌和有机物等元素。纯化水的水质是影响器械、器具、物品清洗消毒质量的重要因素。

（2）使用流程与注意事项

①每日由消毒供应中心去污区工作人员在运行消毒清洗机、超声波振动清洗槽、蒸汽发生器等设备前，打开纯化制水设备电源开关及输送泵开关，纯化制水设备开始运行，制出纯化水。同时要观察电压表、原水压力表数值。制水机在非工作状态的时候，电压应为220V，工作状态时电压为380V。

②每班每日要观察纯化制水设备盐桶内盐溶解情况，根据所制纯化水量的多少，加入适当的盐，建立专门的登记本，由专人在加盐操作后进行登记所加盐量和日期。

③每班每日观察石英砂、活性炭、阳离子树脂交换器的外观情况，若出现交换柱外层爆裂、变形、交换柱空瘪等问题（当突然停水或原水压力突然降低时，会出现此情况），应立即关闭制水机电源，并同时向科室领导汇报。

④纯化水质量每周检测1次，合格率应达到100%。每日查看设备上显示的电导率，根据国家卫生行业标准WS 310.2-2016医院消毒供应中心第2部分，湿热消毒应采用经纯化的水，电导率≤15×10^{-4} S/m（15μS/cm）（25℃）。

⑤每3个月进行一次纯化水处理设备的滤芯更换，并由专人详细记录更换时间，以保证纯化水质量。

⑥每班每日对制水机表面进行清洁保养。工作结束观察纯化水储水箱内的储水量，应达到满箱，方可关闭制水机电源。若水量不足，待制水机达到所需水量时，再关闭制水机电源。

⑦储水箱安装后要先清洗，用500mg/L的有效氯消毒液消毒，再用纯化水冲洗干净后投入使用。储水箱在使用的过程中，每半年或1年清洁消毒一次。

（二）清洗剂

医疗器械在进行灭菌处理前，确保彻底清洁是保证灭菌效果的前提。因重复使用的手术器械经使用后会残留脓液、组织或血液等，有机物质附着表面后很难彻底清洗，容易形成生物膜，对消毒灭菌介质渗入造成影响。所以医疗器械清洗时需要将细菌与有机物消除，降低生物负载量，从而提高消毒灭菌质量。无论是采用手工清洗还是机械清洗，清洗前的预处理是不可缺少的过程。

1.作用

(1)去除所有可见的污物(包括组织、血迹)以及异物,降低生物负荷。

(2)预防器械的腐蚀。

(3)保证安全地接触器械与用品。

2.分类

清洗的目的是将污物带离物体表面,溶解(至少是悬浮)在清洗剂里,并通过漂洗彻底脱离复用器械。清洗是一个复杂的过程,清洗剂的选择也应该满足多方面的因素。清洗剂应该具有较强的去污能力,与清洗的器械和清洗机有良好的相容性,并且易于漂洗,减少残留。

(1)碱性清洗剂:pH≥7.5,对各种有机物有较好的去除作用,对金属器具腐蚀性小,不会加快返锈现象。

(2)中性清洗剂:pH 6.5～7.5,对金属无腐蚀。

(3)酸性清洗剂:pH≤6.5,对无机固体粒子有较好的溶解、去除作用,对金属物品腐蚀性小。

3.酶清洗剂

为含酶的清洗剂,有较强的去污能力,能快速分解蛋白质等多种有机污染物。

(1)概述

①酶是一种具有催化活性的蛋白质,少量、短时间内能分解大量的底物。特别对于管腔类器械,酶清洗剂可以进入管腔深部,渗透至腔的所有表面,并分解有机物,降低物体表面生物负荷3～5个对数级水平,从而提高清洗效果。另外,酶清洗剂还有去除内毒素和热原的作用。

②酶清洗剂应选择稳定、低泡,外观色泽清澈,无异味,无腐蚀性,可完全生物降解。酶清洗剂有单酶、多酶之分。剂型有固体和液体两类。

③酶对各种理化因素(温度、强酸、强碱等)敏感。低温时反应慢,耗时长;高温时蛋白质易变性而失活,耗时短,反应不彻底,分解不完全。酶稀释后2～3小时活性明显降低。多酶清洗剂要现配现用,否则会降低酶清洗剂活性。

(2)使用方法:洗涤溶液的浓度配比、温度控制和浸泡时间,要根据厂家提供的说明书执行。遵循现配先用、一清洗一更换的原则,清洗时注意在液面下操作,防止产生气溶胶。

(3)使用范围:广泛使用于各类自动清洗系统,如单腔清洗机、内镜清洗机、大型清洗机、超声清洗机及手工清洗,适用于各类手术器械、软式内镜、硬式内镜、口腔科器械、麻醉物品及其他医疗器械。

(4)注意事项

①可根据实际情况调整比例。重度污染可适当提高使用浓度及延长浸泡及清洗时间。

②软式内镜清洗流程请参考《软式内镜清洗消毒技术规范》,每清洗一条内镜,更换一次清洗剂。水温在30～40℃时,酶的活性最强,酶洗效果最佳。水温＞45℃时,酶的蛋白质变性,虽然耗时短,但分解污染物不完全;水温＜30℃时,酶的活性最弱,酶洗耗时长。

③建议储存温度4～30℃,干燥、阴凉、避光。

④避免喷洒及喷溅。

⑤远离儿童,避免直接接触皮肤,请勿吞服。

⑥操作人员应按照国家相关标准进行职业防护。

⑦使用前避免原液误稀释,以免使用清洗剂生物降解后失效。

⑧手工清洗每次使用后,应旋紧瓶盖,避免污染。

⑨在通风良好处操作,避免直接吸入。

⑩如不慎入眼,应立即用大量水冲洗,并尽快就诊。

(三)除锈剂

医疗器械生锈腐蚀是器械使用过程中常见的问题。器械生锈将不同程度地影响器械的光亮度及使用寿命,对灭菌效果也会有影响。因此,为了提高器械的清洗质量和洁净率,减少器械的损耗,保证灭菌效果,除锈剂在日常医疗器械清洗工作中尤为重要。

1.器械生锈的原因

(1)医用器械尤其是手术器械通常为磁性不锈钢,为了保证其硬度和锋利度,铬含量只有13%,即刚好达到不锈钢材料铬含量的要求,而铬为不锈钢获得耐腐蚀性的最基本元素,因此医用不锈钢的耐腐蚀性较弱。

(2)引起器械锈蚀的一部分原因是临床医务人员操作不当,使用后没有及时冲洗,血液中有机物氯离子和血红素对器械造成腐蚀,并且有机物干涸在器械表面还会增加清洗难度。器械经过高温、高压消毒过程,造成残留在器械上的有机污染物对器械的加速腐蚀,造成生锈。

(3)另一部分原因是临床科室使用后的器械预处理不当,造成对器械的腐蚀作用。

2.除锈剂使用方法及注意事项

(1)使用方法

①擦拭法:对于器械除锈首先是要选择适合医用的除锈产品,清洗工作需要戴防护手套,用布或棉絮蘸稀释液擦拭1～3分钟。除锈剂在外动力及机械力的作用下,除锈效果很好。刷洗的刷子一定是软毛的,不能使用金属清洁球和硬毛刷,这种摩擦会大大伤害不锈钢手术器械表面,造成不可挽回的刮伤,增加生锈的效率。

②浸泡法:将器械完全打开,放入除锈剂应用液中,根据器械的锈蚀程度,分类、分批处理。可以将待处理的器械放入器械托盘中,再放入应用液中。浸泡3～5分钟,锈蚀严重的器械可酌情延长浸泡时间,如15～30分钟。浸泡时,应认真观察,锈迹基本去除或松动即可,取出后立即用清水冲洗干净,用清洁布轻轻擦拭,去除残留污迹,即可达到光亮的程度。以免浸泡时间过长给器械造成不必要的损伤。

③超声法:超声频率在40kHz内,功率在500W,即能达到除锈效果,不会破坏器械的镀铬层。同时要注意除锈后的润滑,润滑保养可以隔绝干燥器械表面与空气中的其他有害化学物质接触,避免器械的迅速返锈。采用超声除锈,只要控制时间在5～10分钟即可。

④优化方法:一般的除锈剂操作在常温条件下进行即可,如果在50～80℃的除锈液中进行除锈则比常温的除锈时间短、效果好,特别是局部除锈的器械清洗合格率高于整体除锈,而且可以明显延长器械的使用寿命。

(2)注意事项

①各种手术刀片、针头、穿刺针,以及各类手术用钻头,不能除锈。因为它们均为高碳钢器

械,除锈后会变黑。

②非金属器械和金属的光学部分不能除锈。如内镜的镜头及橡胶部分。

③器械除锈剂与铝制金属材料会产生反应,不能除锈。

④除锈剂是具有轻微刺激性的无色液体,在除锈过程中或配制时,最好在通风处进行,操作人员要注意自身保护、戴口罩、护目镜、手套,避免与液体直接接触。一旦液体接触皮肤,立即用流动清水冲洗;溅到眼睛者,立即用流动水冲洗或用生理盐水多次反复冲洗。

合适的除锈剂和正确的除锈方法的运用,不仅可节省人力、物力,而且还可以提高器械除锈后清洗合格率及器械的再使用率。避免器械生锈的方法是尽快把有机污染物清除。

(四)润滑剂

常用的医疗器械多为铁制器械,表面镀有镍铬层。当镍铬层被破坏,不纯的铁(含碳)暴露于空气中,与氧气和水接触时就会发生氧化反应,从而发生锈蚀。导致镍铬层被破坏的因素主要有磨损、酸腐蚀、消毒剂腐蚀、生理盐水腐蚀、洗涤剂腐蚀、血污腐蚀和器械烘干不彻底等。因此,我国卫生行业标准要求使用润滑剂进行器械保养。

1.使用原则

(1)根据灭菌的方法选用器械润滑剂。非水溶性的润滑剂可阻碍灭菌蒸汽充分接触器械表面,因此不使用石蜡油等非水溶性的产品作为润滑剂,以免影响灭菌效果。

(2)根据器械的材质选用润滑剂。手术器械多为不锈钢的材质,在选择润滑剂时应该选择适用于不锈钢手术器械和灭菌处理方法兼容的水溶性润滑剂,每次使用稳定,保证灭菌有效穿透。不锈钢容器,如碗、盘、盆不需要使用润滑剂。对于特殊的器械要根据厂家说明书选用润滑剂,如手术电钻等一些电动器械。

2.水溶性润滑剂的优点

(1)提高了器械灭菌的成功率。它能溶于高温、高压的水蒸气,增加蒸汽的穿透力,减少了传统使用液状石蜡在器械表面形成难以去除的保护层现象,从而提高高温、高压对器械灭菌的成功率。

(2)减少了医疗器械的锈渍损耗数量。水溶性润滑剂采用浸泡式上油方法,能使器械各个部位尤其是轴关节、齿槽、咬合面等用擦拭上油很难达到的部位润滑彻底,在其表面形成一层可被高压蒸气穿透的保护膜,防止空气中的氧与不锈钢器械接触,对器械起到全方位的润滑保养作用。

3.使用方法及注意事项

润滑剂在使用前一定要仔细阅读产品说明书,遵循厂家建议的浓度稀释,按比例配制。稀释剂要使用纯水或蒸馏水。在使用润滑剂时,要选择清洁的容器装润滑剂,防止润滑剂的污染,并使用容器装载器械,做到自我防护。

(1)润滑方式

①手工润滑:对于精密器械、动力器械等常用手工方法进行润滑,针对器械关节、移动部位等进行保养。手工润滑采用喷涂和浸泡的操作方法。

a.手工喷涂方法:使用具有速干效果的专用气雾喷头润滑剂对器械的关节、移动部位等进行润滑。润滑后使用清洁的、低纤维絮擦布擦拭器械表面过多的液体,使其保持干燥。

　　b.浸泡方法:将清洗干净的器械关节充分打开后置于稀释液中浸泡1~2分钟;取出器械后进行干燥处理(注意不要用水冲洗或者擦拭润滑后的器械,否则会破坏表面的保护膜)。

　　②机器润滑:按照产品说明书的稀释比例配制润滑剂,设定润滑剂的用量,在清洗消毒的终末漂洗阶段由器械泵自动加入润滑剂,完成器械润滑的方法。整个程序为:预洗、洗涤、漂洗、终末漂洗、消毒、润滑、干燥。

　　(2)注意事项

　　①稀释液不用时要遮盖。建议每天更换一次稀释液。

　　②建议高温下润滑。高温有助于器械干燥、上油充分以及避免水垢。

　　③对器械进行个别润滑处理时,可使用原液。

(五)保湿剂

　　污染器械上的血液和体液等有机物变干可增加清洗的难度,易使常规的清洗方法变得无效。不仅如此,器械上附着这些污物,在运输过程中,这些污染物会溅漏到环境中,有害的微生物会在环境中大量繁殖,严重污染环境。环境中大量繁殖的微生物如果不能被及时有效地处理,它会对人体有很大的危害。另外,污染物中的成分也会第一时间腐蚀手术器械,造成手术器械锈蚀、不光泽、不灵活等,严重降低了手术器械的使用寿命。

　　预处理是指使用者在使用后及时去除诊疗器械、器具和物品上的明显污物,并根据实际需要做保湿处理,防止污物干涸,以便后期消毒供应中心的进一步处理,确保清洗消毒质量。

　　1.常用保湿方法的优缺点

　　(1)浸泡法:多酶浸泡法保湿效果确切,但是存在以下不足:多酶清洗液往往重复使用,溶液浓度变化会影响效果,可能造成交叉污染;浸泡保湿需要大量配置溶液和容器,成本相对较高;手术室无水处理设备,多酶清洗液稀释用水选用自来水,反复长时间浸泡,容易造成手术器械生锈腐蚀;浸泡运输容器搬运不便,运输中泼溅会污染环境;器械完全浸没在溶液中,不易辨识,锐利器械容易造成工作人员锐器伤。按规范要求做好职业防护的前提下,工作人员被溶液污染和被器械刺伤的职业伤害时有发生。

　　(2)喷洒法:喷洒法使用时配比方便、用量少、运送方便,对工作人员起到保护作用,省时省力。喷洒过程中由于器械的特殊性,需要注意操作过程中应关注器械的腔隙、管腔内部、关节和齿槽部分,应充分喷洒到位才能保证效果。建议最佳喷射距离为离目标0.5m左右。

　　(3)湿巾覆盖法:湿巾覆盖保湿应用法中,无论是否浸酶,布巾都容易变干,且无法覆盖全部器械的污染表面,因此保湿效果不确切。虽然此法可以防止器械上的污物迅速干枯,但在保湿过程中产生了大量被污染毛巾。

　　2.常用浸泡溶液

　　(1)多酶清洗液:酶能有效地分解有机物和蛋白质,特别对于管腔类器械,酶清洗剂可以进入管腔深部,渗透至管腔的所有表面,并分解有机物,降低物体表面生物负荷3~5个对数级水平,从而提高清洗效果。酶的腐蚀性非常低,属于无腐蚀级别,将其用于器械的保湿处理,可使污染器械上血液和体液在未干涸前快速有效分解。酶清洗剂是目前最佳的保湿剂。为防止保湿液污染和保湿效果下降,可使用多酶清洗液保湿,一用一换。

　　(2)蒸馏水:清水保湿仅能起到湿润作用,而不能有效地分解有机物。因其成本低,根据医院的实际情况也可以用于器械保湿,但必须相应延长清洗的时间和增加清洗剂的浓度,以保证清洗质量。

(3)碱性清洗剂:碱性清洗剂有强清洗能力,能快速软化干涸的污染物,去除非水溶性蛋白更有效,且可持续使用 24 小时以上,特别适用于夜间急诊器械的保湿。碱性清洗剂对金属有微腐蚀性,不适用于塑胶制品、软式内镜等高精微手术器械。

(4)含氯消毒剂:含氯消毒剂本身并不作为一种保湿剂,而且易损坏器械、污染环境,但对于特殊污染器械适用,大多采用先浸泡消毒后清洗的处理流程。

(5)喷洒法保湿剂:具有 15 小时长效保湿、有效抑制细菌繁殖、延长医疗器械使用寿命、能够深入特殊器械及管腔内部等特点。

3.注意事项

(1)请勿直接对人喷射。

(2)远离儿童,避免直接接触皮肤,请勿吞服。

(3)操作人员应按照国家相关标准进行职业防护。

(4)使用前避免原液误稀释,以免使清洗剂生物降解后失效。

(5)每次使用后要旋紧瓶盖,避免污染。

(6)在通风良好处操作,避免直接吸入。

四、清洗间工作程序

(一)回收

回收是指收集污染的可重复使用的诊疗器械、器具和物品的工作过程,包括器械用后的预处理、封闭后暂存、消毒供应中心进行收集运送等。

1.回收要求及用具

(1)回收物品分类放置要求:单设科室污染器械存放间,室内设冲洗池、回收容器放置架(台)。对需要使用不同回收容器装载的器械分开放置,室内有清楚的物品放置标识、器械初步冲洗分类放置的指引。

污染器械根据污染程度,回收后处理的方法不同。回收器械常分为轻度污染容器、过期物品、锐器、专科器械和其他污染器械等几大类。

①过期物品、清洁槽等未直接接触患者的物品,使用完毕后直接置于专用回收箱(盒)内,回收过程避免被其他器械污染。一旦此类物品受到血液、体液污染,应按照一般污染物品分类指引处理。

②锐器、专科小手术器械、特殊器械等使用后,经初步处理,可选择原器械包的内包布或密封袋、塑料袋包裹后放置在密闭容器中,也可以另用容器盒放置,以便于回收到消毒供应中心清点数量。其中一次性针头、刀片等锐器类,使用完毕后,使用者立即将其收集在锐器盒内。剪刀、穿刺针等锐器要防止刺伤回收人员,同时还要防止尖锐器刺破包装和损伤刀刃。专科器械、特殊器械数量名称,科室填写书面的器械回收清单,利于消毒供应中心回收后的器械数量复核,防止丢失。

③使用后的污染器械,器械上无肉眼可见的明显血迹、污物及污迹者,可直接放于密闭容器中。用后敷料及时清理,按医疗废物处理。器械上存在明显血块、污迹、分泌物等,要立即用流动清水冲洗或擦拭,冲洗后器械放入指定的容器密闭存放,防止污迹、血迹干涸。

④确诊的感染性疾病使用的复用器械,使用科室将其放在黄色医疗废物收集袋内密封,并标明具体感染性疾病名称,然后置于密闭容器中集中回收。

(2)回收容器:所有使用后的污染器械在保持密闭状态下存放,推荐使用密闭箱、密封袋、密封盒,通过回收车进行回收。回收容器由消毒供应中心统一清洗,清洗的方式可采用高压水后流动水冲洗,清洗后进行化学消毒剂擦拭。回收密闭箱每次清洁,回收车每天清洁,必要时擦拭消毒。每次回收时与科室洁污箱交换。一次性密封袋按医疗废物处理。回收车上备手消毒液、清洁手套、登记本。

2.回收方法

(1)回收时间:血液及体液污染的器械尽量在1~2小时内得到及时回收处理。普通科室每天回收2次。对器械使用量大、手术器械科室,消毒供应中心人员应实行弹性上班,保证物品及时回收处理。如门诊手术室、妇产科门诊人流室、产房等应根据工作规律调整回收时间和增加次数以增加回收频率,使污染器械得到及时回收处理。手术室术后器械用后立即回收。

(2)器械清点:除特殊专科器械外,整箱交换,密闭运输,不在病区清点污染物品。回收的各类污染物品在消毒供应中心接收区由双人核对所收科室物品的数量,登记并核对回收物品与科室请领物品是否相符,清点数量与完好情况;如有差异和数量不足,要及时与所收科室进行沟通,并做好登记。

(3)回收运载:回收运载时要避免对电梯、科室等周围环境的污染,做好手卫生,减少医院感染的因素,防止工作人员职业暴露的发生。根据医院的规模、病区的分布情况,实行分组进行对污染物品回收,减少回收时间。先回收未直接接触患者的医疗用品,再回收污染物品;搬运回收容器后,进行手消毒。回收时严格执行隔离技术,各类污染物品集中在供应中心的去污区内进行拆包、分类、检查。工作人员回收时采用清洁回收专用车,车内配备清洁回收箱(盒)、手消毒液,禁止工作人员裸手接触污染器械。回收人员不得戴污染手套接触清洁物品及公共设施。

(4)回收人员自我防护:戴工作帽、口罩,穿工作服,工作人员在每个科室回收器械后脱手套,手消毒后戴清洁手套,严防职业暴露的发生。

3.回收操作技能

(1)污染器械回收操作方法:用于消毒供应中心到各诊疗区、病区或手术室进行回收的操作。

①操作准备:a.人员准备,着装符合回收工作要求,戴圆帽(须遮盖全部头发)、戴手套;b.物品准备,污染回收车、(干)手消毒剂,根据回收品种、类别、数量选择与之匹配的密闭盒。

②操作步骤

a.回收:按照规定时间、路线和回收区域进行污染器械收集。回收前评估,包括:确认回收封闭箱所属科室;确认有无特殊回收器械标识(急用、易碎等);根据精密器械回收制度及要求,初步检查器械完好性、部件完整性,填写专项回收记录。

b.封闭运送:将回收物品放置妥善,包括密封箱等容器的盖子应盖紧封闭,污染袋开口处应扎紧封闭,车内的物品放置稳固,车门应保持关闭状态。污染物品回收后,按照规定入口送至消毒供应中心污染区集中清点、核查、记录。

③标识及表格应用:a.手术室器械应有配置清单,便于清点、核查和后续制作流程;b.诊疗区、病区器械使用回收物品清单,用于清点、统计回收物品名称及数量。

(2)操作注意事项:①精密贵重器械、易碎器械应放在回收车内明显宜拿取的位置,避免回收中的挤压、动荡;②回收人员应与去污区人员共同清点器械或交接回收器械情况,包括精密贵重器械、急用器械、易碎器械等。

4.手术污染器械及外来器械的回收操作

(1)操作准备

①人员准备:工作人员着装符合回收工作要求,戴圆帽(须遮盖全部头发)、戴手套。

②环境准备:消毒供应中心去污区环境整洁、光线充足。

③物品准备:操作台、转运车、器械清洗篮筐、清洗架等,标识等物品,电脑记录系统处于备用状态。专用污染电梯门口和外来器械接收入口处设置备用清洁手套。

(2)操作步骤

①器械通过污染专用入口送至消毒供应中心去污区,工作区人员及时接收污染器械并清点核查。

②操作评估:a.回收污染器械的回收车、箱、盒等专用用具处于封闭状态;b.回收器械有归属部门的标识、器械标识、器械配置单,表格填写清晰、项目完整;c.察看有无特殊标识,如感染、急用、易碎等;d.依照专项管理制度进行外来器械、移植物回收。

③清点器械数量,以组合器械包为单位,逐一清点、核查。

④按照技术规程检查回收器械完好性、部件完整性。

⑤填写器械清点核查记录。项目应填写完整,字迹清楚,操作人员签名。

(3)标识及表格应用

①手术室器械应有配置清单,便于清点、核查。

②使用手术器械回收记录。

③使用外来器械、植入物专项回收记录。

④根据需要使用精密贵重器械专项回收记录。

(4)操作注意事项

①及时接收并清点、核查回收的手术器械。

②发现器械缺失等问题要及时反馈,协调沟通。

③外来器械、植入物由专人负责进行回收,即刻当面清点、交接器械。

④回收器械物品标识明确,注明器械归属部门、物品名称或编号等信息,防止混乱。

5.回收用具清洗、消毒

(1)操作准备

①人员准备:工作人员着装符合工作要求,戴圆帽(须遮盖全部头发)、口罩、手套,穿隔离衣,穿去污区专用鞋或防水靴。

②环境准备:去污区洗车间整洁、地漏排水通畅、无杂物堆放,室内光线明亮。应设清洗水槽,用于回收箱(盒)等容器的清洗;配置洗车冲洗水枪或大型自动化清洗消毒器;有回收车(箱、盒)的储物架。

③物品准备:清洁擦布、清洗设备、清洗水枪、清洗水池、化学消毒剂等。

(2)具体操作步骤

①操作前评估:a.根据密闭盒、箱、车等用具品种、数量、材质类别,选择机械清洗或手工清洗;b.清洗消毒设备或酸性氧化电位水等已在备用状态;c.根据需要配置化学消毒剂并测试是否合格。

②手工处理清洗、消毒、干燥:a.运送车(无菌物品)箱等用具,采用擦拭或冲洗(洗车水枪)方法。b.污染回收车的清洗,从污染较轻的部位开始处理,再处理污染较重部位。顺序为车体外部(由上至下、车门扶手处重点清洗)-车轮-车内(由上至下)。消毒:用消毒剂擦拭消毒,再用流动水彻底冲洗或擦拭。干燥:清洁布擦拭柜内(由上至下)-擦拭车体外部(由上至下)-车轮沥干或擦拭。存放于清洁区域或洗车间。c.污染器械盒等容器清洗:在清洗槽中冲洗。消毒:浸泡于消毒液中或用消毒液进行擦拭,再用清水彻底冲洗。干燥:用清洁的布擦拭干燥,操作顺序由内向外。存放于清洁区域储物架上。

③自动清洗消毒器处理:a.清洗消毒器自动完成清洗、消毒与干燥过程。清洗前应打开封闭盒、箱的盖子,将箱、盖分别放在清洗架上;车应打开门并加以固定,防止冲洗时关闭。将回收用具推进清洗舱内清洗消毒。采用清洗消毒器进行机械清洗方法处理,其热力消毒90℃、1分钟,A_0值达到600。b.具体操作应遵循所用产品制造商指导手册和操作规程。

(3)操作注意事项

①回收运送车、箱等工具使用后要及时清洗或消毒。

②含有小量血液或体液等物质的溅污,可先清洁再进行消毒;对于大量的溅污,应先用吸湿材料去除可见的污染物,然后再清洁和消毒。

③一般选用含氯消毒剂消毒,有效氯500mg/L的消毒液浸泡大于10分钟,或选用中效以上的消毒剂。

(二)分类

分类指污染器械、器具及物品运送到消毒供应中心去污区,进行清洗前准备至清洗工作开始的操作过程。分类操作包括清点、核查和分类装载程序。

1.分类要求

分类装载操作是清洗前必要的准备工作。通过器械评估,根据器械材质、结构、污染等状况分类装载,便于选择适宜的清洗、消毒程序和方法,避免因清洗方法不当造成器械损伤或损坏。

(1)应在消毒供应中心去污区进行污染器械分类操作,包括清点、核查和清洗装载等。

(2)去污区环境需整洁、光线要充足,应备有器械分类操作台、器械清洗篮筐、U形架、清洗架等,有转运车、分类标识、记录表格等,有电子网络系统并处于备用状态;有污染敷料收集袋或容器、锐器收集容器、消毒剂等。

(3)需双人进行清点、核查操作,并填写各类统计记录,以满足质量追溯管理要求。发现问题及时处理或报告,与器械归属部门沟通、反馈。

(4)使用清洗篮筐、清洗架等用具进行分类。分类的器械应摆放有序,应充分打开关节;可拆卸的部分应按指导手册的规定拆卸,确保器械表面、管腔、缝隙和小孔等处能够充分地接触清洗介质(水和清洗剂)。

(5)准备采用机械清洗方法时,应验证器械盛载量和装载方法,避免清洗装载超量,影响清洗效果。

(6)酌情使用分类标识,以满足清洗质量追溯的管理要求,利于后续操作。

(7)严格执行手卫生消毒和职业防护要求。工作人员着装符合器械清点工作要求,戴圆帽(须遮盖全部头发)、戴口罩、戴手套、穿隔离衣、穿污染区专用鞋。严格遵循标准预防的原则,禁止裸手接触污染器械,防止发生职业暴露。分类结束后,对分类台及用具及时进行清洁,必要时进行消毒。

(8)操作人员应掌握发生职业暴露时的紧急处理方法。

2.分类用具

(1)U形架:等用于各类手术钳的整理,可在器械分类时选择使用,起到撑开器械关节、固定器械、防止扭结,避免器械损坏的作用。

(2)清洗篮筐:用于装载各类腔镜器械,是器械清洗、分类、无菌包装的主要用具。具有保护腔镜器械,利于清洗操作,便于腔镜器械组合等功能。使用时可将U形架串联的器械摆放在器械篮筐中,也可直接摆放在清洗篮筐中。器械宜充分打开90°。

(3)带盖、精密篮筐:用于装载较小的器械或零部件,防止在清洗等操作中的丢失。

(4)清洗架:是清洗消毒器的辅助部件。常用的清洗架有:①专用精密器械清洗架,设有管腔冲洗接头和固定夹,用于冲洗管腔类器械;②呼吸机管路清洗架;③换药碗清洗架;④换药盘清洗架。

(5)分类标识:用于区分器械的所属科室、拆开清洗的器械、成套器械分篮筐装放等情况,避免在操作程序中发生器械混乱,便于进行器械的组合。具体应用于以下情况:

①标明清洗方法标识放置在清洗篮筐中,标识对应清洗所用方法(手工清洗方法或清洗设备序号),便于清洗后的质量记录。

②标明组合分拆器械用于套装器械拆分。使用相同符号的标识,分别放置在分装器械清洗篮筐中,便于腔镜器械组装配套,提高操作效率,防止器械混乱。

③标明器械归属部门,用于不同使用部门使用相同器械的分类,满足临床器械使用及管理需求。

④标明需紧急或其他特殊需求的处理,便于优先处理,满足临床使用需求。

3.分类操作流程

分类程序包括操作前的分类评估,清点、核查器械,器械分类后清洗装载,设分类标识等操作步骤。

(1)分类评估:卸载后的腔镜器械,除去外包装及敷料,进行污染腔镜器械分类评估。

①操作可行性评估:回收腔镜器械符合器械管理要求,有可遵循的规章制度、技术操作规程、质量要求。

②感染风险评估:a.评估微生物感染风险,确认回收腔镜器械是否设置感染分类标识。被朊毒体、梭状芽胞杆菌或不明原因感染腔镜器械,应执行 WS 310.2 第 6 项操作程序;其他感染性疾病和(或)致病微生物污染的腔镜器械,应执行 WS 310.2 第 5 项操作程序;b.评估腔镜器械交叉污染的风险。消毒后直接使用与消毒后需要继续灭菌器械物品应分类,分别进行处理。

③器械材质结构评估:a.评估腔镜器械材质,选择清洗消毒方法。通常分为两大类,即耐湿热或不耐湿热器材。耐湿热器材主要包括不锈钢等金属类器械。这类器械按照机械清洗和热力消毒的方法及要求准备。不耐湿热的精密、有电源类器械(材)等,按照手工清洗方法及要求准备。b.评估精密、贵重器械程度,按照专项操作规程要求准备,例如硬式内镜、显微手术器械。

④污染状况评估:a.评估器械污染的性质(湿性或干性),确认操作程序。湿性污染按照常规处理程序准备。污渍干涸时(干性),应进行清洗预处理准备。即先采用人工清洗和(或)超声清洗等方法清洗,清除表面污染物后再进行常规程序处理。b.评估可见污染量。污染量少易于清除,按照常规处理程序准备;污染量较多时应进行预处理准备,方法同干涸污渍处理程序。

(2)清点、核查器械

①清查器械功能的基本完好性,有无变形及螺钉、附件缺失等情况。

②清查器械功能的基本完整性,器械数量准确,并记录。

(3)分类装载:分类后的器械即装载于清洗篮筐或清洗架上。篮筐装载时,器械应充分打开关节,摆放有序。器械可拆卸的部分应按照指导手册的规定拆开清洗。具体方法如下。

①分类

a.根据材质分类装载:金属材质和玻璃器皿不应放在同一个清洗篮筐中,避免清洗中损坏;软管道或电源线应单独使用清洗篮筐;精密器械宜单独使用清洗篮筐。

b.根据结构分类装载:需要拆卸后清洗的复杂器械,放置在同一个清洗篮筐中,利于器械配套组装的操作,避免器械装配时发生混乱;组合成套的手术器械量过多时,分开装载。

c.根据精密程度分类装载:按其专项操作方法和生产厂家提供的使用说明或指导手册分类、装载。可选用专用架或专用器械防滑垫,如硬式内镜等较小的附件应使用带盖的清洗网盒,避免清洗时失落。

d.根据临床使用需求分类装载:按其器械归属部门、使用需求的急缓程度归类。

e.根据污染情况进行分类装载:需进行预处理的器械应单独分类放置。

f.根据器械处理程序进行分类装载:使用不同清洗程序的器械应分开装载,例如消毒后置电的器械与灭菌后使用的器械分开装载;塑胶材质等管腔类器械不使用润滑剂,且难以干燥,因此应与金属器械分开装载。

②装载方法举例:a.钳、剪类装载,应打开器械呈 90°;b.管腔类器械装载应使用专用清洗架清洗,通过清洗架可以使管腔内、外得到水流冲洗;c.鼻钳类无锁扣闭合器械不打开清洗,可借助用品放置在器械颚部开启闭合处,使器械充分接触水流,保证清洗质量;d.各类容器的装载,如盆类、盘类、罐类、盒类容器,开口处朝下或倾斜摆放,避免容器内积水,可直接装载于清洗架上清洗。

（4）操作注意事项

①遵循产品说明书装载清洗腔镜器械。机械清洗的器械盛载量和装载方法应经过验证，符合 WS 310.3-2016 的有关规定。

②器械装载量不应超过清洗篮筐的高度，易摆放为一层。

③每次清洗架装载物品后测试清洗臂旋转状况。用手转动每一层架的清洗臂，观察清洗臂转动有无阻碍或发出碰撞器械的声音。

4.分类操作技能

（1）操作准备：在去污区清洗操作间进行准备工作。

①人员准备：着装符合器械清点工作要求，戴圆帽（须遮盖全部头发）、戴口罩、穿隔离衣、戴手套、穿去污区专用鞋。

②环境准备：消毒供应中心去污区的环境应整洁、光线要充足。

③物品准备：器械分类操作台，器械清洗篮筐、清洗架等，转运车，分类标识、分类记录表格等物品，电子网络系统，应处于备用状态；备齐污染敷料收集袋或容器、锐器收集容器等。

（2）操作步骤

①回收器械卸载，将回收器械按照器械包名称分类，逐一码放在分类操作台上并留有分类操作的空间。

②操作评估，评估方法见本节分类评估相关内容。

③器械清点、核查，包括：a.确认回收物品归属部门标识；b.确认使用部门回收物品记录单或手术器械配置单；c.根据器械回收次序分批清点、核查。确认特殊标识（急用、易碎等），标注急用的器械优先清点并处理。精密器械稳妥放置，单独核查器械完好性、完整性。

④记录。记录项目完整，字迹清晰。包括日期、科室、器械包名称、器械型号、数量等，清点人、核对人签名。

（3）操作注意事项

①临床回收器械清点，应经两人复核，并在记录单上签字。

②器械清点缺失等问题应记录，并及时反馈临床，协调沟通。

③灭菌和消毒器械分别清点，防止交叉污染。

④手术器械按照器械配置单进行清点。外来器械及植入物由专职人员清点，执行专项清点制度。

⑤清点器械后及时进行台面的整理，有血渍污染应及时进行擦拭消毒。

（4）标识及表格应用：根据清点器械种类可选择使用以下清点记录单：

①污染器械清点核查记录单。

②器械检查问题记录单。

③精密贵重器械回收记录单。

（三）装载

1.装载要求及用具

（1）装载要求

①按照设备的使用操作指南进行物品装载。

②待清洗物品、器械应该少量、正确地装入清洗消毒器。对各类容器,如瓶子及其他类似器皿需倒空;瓶子单独倒放。

③有关节与轴部的器械要充分打开,治疗碗、弯盘等不得重叠放置,以便于水能充分冲洗到物品的表面。

④管腔类、内镜、麻醉器械等放置于专用的清洗架,中空的器械装于喷嘴上,细小的器械置于带盖的筛筐内,防止散落。

⑤待清洗物品装载入设备后,做检查。

(2)用具:各类器械的清洗架、清洗网(篮筐)。

2.装载操作流程及注意事项

(1)手工清洗装载操作:需用手工清洗器械装载操作的有:不能采用机械清洗方法的精密器械类、电源器械类的清洗处理;黏附较多血液、体液和干涸污渍器械的清洗预处理;结构复杂如穿刺针、手术吸引头等器械的清洗预处理。

①操作准备

a.人员准备:操作人员个人防护符合 WS 310.2-2016 附录 A 要求。

b.环境准备:在消毒供应中心去污区,环境要整洁、光线要充足。

c.物品准备:器械分类操作台,器械清洗篮筐、清洗架等,转运车,分类标识分类记录表格等物品,电子网络系统处于备用状态;污染敷料收集袋或容器、锐器收集容器等。

②操作步骤

a.腔镜器械评估,包括:评估器械材质和结构;精密、贵重器械功能完好性和附件完整性评估。

b.分类装载,包括:将待清洗器械放入清洗篮筐中;精密贵重器械按类别或单套器械放入清洗篮筐中。

c.设标识,拆分的器械根据需要设置分类标识。

d.进入手工清洗流程。

③操作注意事项:装载操作结束,及时清洗、消毒回收用具,整理环境,需要及时对操作台面进行消毒擦拭。污染器械操作台有明显血液、体液污染时要及时擦拭消毒。

(2)超声波清洗器分类、装载(台式)

①操作准备

a.人员准备:操作人员个人防护符合 WS 310.2-2016 附录 A 要求。

b.环境准备:在消毒供应中心去污区,环境要整洁、光线要充足。

c.物品准备:超声波清洗设备、操作台、器械清洗篮筐、清洗架等,锐器收集盒、污染敷料收集用具等。清点、核查记录单等物品,电脑记录系统处于备用状态。

②操作步骤

a.器械评估,包括:评估污染性质和污染量,是否需要预清洗;进一步评估器械材质和结构,是否适宜超声清洗方法。

b.分类、装载,包括:根据综合评估的结果将器械放入清洗篮筐中;精密贵重器械按类别或单套放入清洗篮筐中;将盛器械的清洗篮筐置于超声波清洗器中。

c.按开启键,进入清洗程序。

③操作注意事项

a.污染量较多或有干涸污渍的器械,经手工清洗预处理后,再进行超声清洗装载操作。

b.拆开、分解的器械单独放置或设标识牌。

(3)自动清洗消毒器分类、装载

①操作前准备

a.人员准备:操作人员个人防护符合 WS 310.2-2016 附录 A 要求。

b.环境准备:在消毒供应中心去污区,环境要整洁、光线要充足。

c.物品准备:自动清洗消毒器、操作台,U 形架,器械清洗篮筐、清洗架等,锐器收集盒、污染敷料收集用具等。清点、核查记录单等物品,电脑记录系统处于备用状态。

②操作步骤

a.器械评估,包括:评估器械材质和结构,是否适宜自动清洗消毒器清洗方法;评估污染性质、污染量,污渍较多的器械经预清洗处理,再进行机械清洗的装载。

b.分类、装载,包括:根据综合评估结果进行清洗装载操作;分层摆放清洗篮筐,不能摞放篮筐;直接放在清洗架上的换药盘等容器,应按照规定的数量和方式摆放;管腔类器械应使用专用清洗架,并将管腔器械牢固插入冲洗口;贵重器械,如电钻、内镜等分类后,单件放置在清洗篮筐中。

③标识及表格应用:设标识,追溯器械清洗时所用的清洗设备、清洗程序等。

④操作注意事项

a.清洗装载充分考虑器械物品的材质、精密度,选用适宜的装载方法。

b.清洗架装载清洗篮筐后,应转动清洗臂,如发现清洗臂被器械阻碍旋转要及时调整。

(四)清洗

1.手工清洗

(1)手工清洗适用范围:手工清洗方法适用于器械的清洗预处理,能够针对性地去除器械上的湿性或干性血渍和污渍、锈迹、水垢、化学药剂残留、医用胶残留等情况;主要用于不能采用机械清洗方法的精密器械清洗,如一些软式内镜、电源类等器械;还用于运送车、转运箱、清洗篮筐、托盘等物品用具的清洗。

(2)用具

①清洗水槽:由不锈钢材质制成。用于手工清洗操作的为双水槽,适宜进行腔镜器械浸泡和冲洗的清洗操作。

②压力水枪:用于手工清洗管腔器械。压力水枪一端接水源管道,另一端通过压力水枪喷头连接于管腔器械上。压力水枪喷头可增强水流压力,利于清除管腔器械内壁上附着的污渍。使用时应选择与管腔器械内径适宜的喷水接头,保证腔内的水流压力。

③压力气枪:用于手工清洗管腔器械的处理。压力气枪一端接于压缩空气管道,管道气源压力 0.45~0.95MPa,压力气枪工作压力 0.1~0.3MPa;另一端通过压力气枪喷头连接于管腔器械上,在压力的气流作用下,清除管腔壁脱落的污染物或水。使用时应选择与管腔器械内径适宜的接头,保证腔内的气流压力。

④器械刷:有多种规格和型号,根据腔镜器械的种类、大小、形状选择适宜的毛刷,主要用于手工清洗操作。

⑤洗眼装置:职业防护必备的设施,用于操作人员眼部受到污染后进行冲洗处理。

⑥超声波清洗机:分为台式和落地式,设备功能有所不同,有的只具有单一的洗涤功能,多力单槽台式机;有的具有洗涤、漂洗、消毒功能,为单槽或双槽。由于这类设备需要人工完成漂洗、消毒的程序转换,因此又常称这类设备为半自动化设备。

a.台式超声洗涤设备,一般具有洗涤和湿热消毒功能。

b.使用范围:超声波清洗消毒机适用于金属、玻璃类材质器械的清洗,对形状复杂器械如深孔、盲孔、凹凸槽的器械清洗效果好。一些精密器械应根据产品的说明选择使用。

c.主要工作原理:超声波发生器所发出的高频振荡讯号,通过换能器转换成高频机械振荡而传播到介质——清洗溶液中,超声波在清洗液中疏密相间地向前辐射,使液体流动而产生数以万计的微小气泡,这些气泡在超声波纵向传播成的负压区形成、生长,而在正压区迅速闭合。在这种被称为"空化"效应的过程中,气泡闭合可形成超过 1000 个气压的瞬间高压;连续不断产生的高压就像一连串小"爆炸"不断地冲击物件表面,使物件表面及缝隙中的污垢迅速剥落,从而达到物件全面洁净的清洗效果。

d.定期维护、定期检测超声波气穴的活性。检查的频率依赖于使用清洗机的情况。建议每月检测一次。可采用玻璃滑片检测方法。为了保持测试之间的连贯性,必须确保测试条件的一致,即使用相同的溶液浓度、液量、除气时间等;如果运转情况不良,应首先按照故障排除法进行处理。超声清洗机的监测还可选用专用的测试产品,或选择使用设备厂商推荐的方法和产品。

(3)手工清洗操作流程及注意事项

①基本方法

a.冲洗操作方法:即使用水冲洗器械。一般用于洗涤前初步去污步骤或去除化学清洗剂的漂洗。用压力水枪、气枪进行管腔冲洗操作。

b.浸泡操作方法:将污染腔镜器械浸泡在水中或含有清洁剂的液体中,使黏附在器械上的干涸污渍软化、分解。浸泡时器械要完全浸没在水下;管腔器械从一端缓慢注入液体,使腔内充满清洗剂;器械上的阀门应打开。

c.擦拭操作方法:使用软巾浸于清洁剂液体内进行器械擦洗,或使用蘸有清洁剂的软布直接擦拭。操作时擦拭清洗的力度应柔和,使用的擦布宜采用低棉絮材质,避免毛絮脱落。擦拭法一般用于表面光滑器械、不能浸于水中清洗的不耐湿材质器械、带电源类器械的清洗。擦拭清洗时应在水面下进行,防止产生气溶胶;对不能浸于水中清洗的器械,可用蘸有清洁剂的软布直接擦拭去污,应使用具有活性、无蛋白质黏附能力的清洁剂。

d.刷洗操作方法:即使用专业清洁刷刷洗器械的方法。器械刷洗部位主要包括关节、齿缝。刷子的刷洗方向要与器械齿端纹路一致,避免产生清洗死角。选用适宜的刷子型号,确保刷子可以深入到空隙、管腔内。刷洗手术吸引器、各类穿刺针等管腔器械时,可交替使用压力水枪或气枪进行管腔内的清洗。

②清洗程序及操作

a.操作前准备:人员准备,操作人员个人防护符合 WS 310.2-2016 附录 A 要求;环境准备,在消毒供应中心去污区,环境整洁、光线充足;物品准备,操作台、转运车、器械清洗篮筐、清洗架等,清洗剂、刷子,标识等物品,电脑记录系统处于备用状态。

b.操作步骤:操作前评估污染分类,可遵循清洗技术操作规程选择清洗方法和操作程序,确认是否可水洗。冲洗(第一步),污染器械、器具和物品置于流动水下冲洗,初步去除污染物。手工清洗时水温宜为 15～30℃。洗涤(第二步),冲洗后,使用酶清洁剂或其他清洁剂浸泡,然后用刷子刷洗或用擦布擦洗。清洗动作柔和,不应使用钢丝球类用具和去污粉等物品,避免器械磨损。去除干涸的污渍可先用酶清洁剂浸泡,再进行刷洗或擦洗。漂洗(第三步),洗涤后,再用流动水冲洗或刷洗。终末漂洗(第四步),用流动水冲洗,根据器械材质需要选择清洗用水,如为动力器械、光学材质部件则使用软水或纯化水、蒸馏水冲洗,以提高器械清洗的质量。

c.注意事项:结构复杂的腔镜器械应拆卸后清洗;手工清洗后的器械应放置在专用的托盘、车等清洁处与污染器械分开放置,并及时传入清洁区,避免清洗、消毒后的二次污染;清洗池、清洗用具等应每天清洁与消毒。

d.表格使用:根据追溯管理需要,手工清洗精密器械、外来器械、贵重腔镜器械等应记录。记录清洗器械名称或编号、数量、清洗方法、消毒方法、操作人员等信息。

2.清洗机清洗

机械清洗是指利用清洗设备完成清洗去污的方法。机械清洗具有自动化、程序化、标准化和清洗效率高等优点,是医疗器械、器具和用品清洗采用的首选方法。机械清洗适用于耐高温、湿热材质的器械清洗。受设备本身自动化程度和功能影响,使用不同类型的清洗设备其操作方式和程序有较大区别,自动化程度高的设备完成预清洗、洗涤、漂洗、终末漂洗、消毒、干燥等处理时,完全是自动化(全自动)的一键式操作,不再需要人工辅助操作。而一些自动化程度较低(半自动)的设备则需要加入人工辅助操作。

(1)用具:针对器械种类的不同设定了不同的清洗架,如换药碗清洗架、湿化瓶清洗架、腔镜清洗架、手术器械清洗架等。

(2)清洗机清洗操作流程及注意事项

①喷淋式清洗消毒器

a.基本程序:预清洗,清洗舱内自动进软水,自动加热,水温控制在 20～35℃,喷淋预清洗时间 1～3 分钟,自动排污,除去物体表面污渍和可发泡的物质。洗涤,自动进软水,自动投入设定清洁剂,自动加热(根据清洁剂使用温度要求)。一般水温设定在 35～45℃,设定喷淋洗涤时间至少 5 分钟。自动排水。第 1 次漂洗,自动进软水,自动加热 35～45℃(也可用冷水),设定喷淋漂洗时间 1～2 分钟,自动排水。第 2 次漂洗,自动进软水或纯化水,自动加热 35～45℃(也可用冷水),设定喷淋漂洗时间 1～2 分钟,自动排水。终末漂洗、消毒,自动进纯化水,自动加热 90℃,根据需要设定消毒时间 1 分钟或 5 分钟以上时间。在设定的温度(一般为 70℃)下自动投入润滑剂,自动排水。热风干燥,自动加热,自动控制设定的干燥温度一般为 70～90℃,干燥时间 10～20 分钟。自动开启柜门,取出清洗器械。

b.操作前准备:人员准备,操作人员个人防护符合 WS 310.2-2016 附录 A 要求。环境准备,在消毒供应中心去污区,环境整洁、光线充足。物品准备,如操作台、器械清洗篮筐、清洗架等,清洗剂、刷子,标识等物品,电脑记录系统处于备用状态。查看水源、热源接通,接通电源,设备指示灯应开启,清洗设备处于备用状态。

c.操作步骤:操作前评估,评估污染分类,有可遵循的清洗操作规程;确认清洗器械与清洗方法的适宜性;器械装载方式和装载量符合操作规程。清洗器装载,开启清洗设备舱门,推进器械架,器械装载正确,插件牢固,装载适量;关闭舱门。清洗器运行,选择清洗程序并启动开关,运行指示灯开启。观察预清洗水温,一般不超过45℃;设备舱门处没有水溢出现象;喷淋臂转速正常,转动无器械阻挡,器械可接触到水流。观察排水阶段,排水通畅,没有水溢出和滞留现象。自动加入清洁剂时,水温符合使用规定。漂洗阶段喷淋漂洗时间1~2分钟;漂洗循环2次。终末漂洗。消毒温度应≥90℃,消毒时间1~5分钟。热风干燥,70~90℃,干燥时间为15~20分钟。清洗结束,运行指示灯熄灭;观察打印的程序代码、消毒时间、温度,并记录。开启清洗设备舱门,取出器械架,放置5分钟后观察器械的干燥程度。观察无水迹为干燥。

d.设备使用注意事项:遵循生产厂家提供的使用说明或指导手册和制定的技术操作规程。不应随意改变清洗消毒器的程序和参数。消毒温度、时间应符合WS 310.3-2016的有关规定。确认并记录设备每一次运行的消毒温度、时间和清洗程序。按照制造商的指导,每天检查喷淋壁转动是否灵活,出水孔是否通畅。每天应进行清洗设备舱内的清洁。可使用清洁剂擦拭内壁、滤网以及擦拭清洗设备表面等。对维护的情况应予记录。设备检查所发现的任何问题都要提醒并由适当的责任人进行处理。定时观测和检查洗涤剂使用情况。检查注入清洗剂的泵是否正常运转,泵管有无松脱、有无老化等现象,确保清洗剂用量准确。

e.标识及表格应用:酌情使用标识,达到器械清洗的方法和清洗设备运行情况可追溯;进行清洗消毒流程记录。

②喷淋超声波式清洗消毒器

a.预清洗,清洗舱内自动进软水,自动加热,水温控制在20~35℃,喷淋预清洗时间1~3分钟,自动排污,除去物体表面污渍和可发泡的物质。

b.超声喷淋洗涤,定自动进软水,自动投入设定清洗剂,自动加热(根据清洁剂使用温度要求),一般水温设在35~45℃,设定超声洗涤时间5~10分钟,自动排水。

c.漂洗,自动进软水,自动加热35~45℃(也可用冷水),设定喷淋漂洗时间1~2分钟,自动排水。此过程也可根据需要使用中和剂或酸性清洗剂,防止沉淀物污染器械(不是必需步骤)。

d.终末漂洗、消毒,自动进纯化水,自动加热90℃,根据需要设定消毒时间1分钟或5分钟以上时间。在设定的温度下(一般为70℃)自动投入润滑剂,自动排水。

e.热风干燥,自动加热,自动控制设定的干燥温度(一般为70~90℃),干燥时间10~20分钟。自动开启柜门,取出器械架。

f.设备使用注意事项:遵循生产厂家提供的使用说明或指导手册和制定的技术操作规程。不应随意改变清洗消毒器的程序和参数。消毒温度、时间应符合WS 310.3-2016的有关规定。确认并记录设备每一次运行的消毒温度、时间和清洗程序。按照制造商的指导,每天检查喷淋壁转动是否灵活,出水孔是否通畅。每天应进行设备舱内的清洁。可使用清洁剂擦拭内壁、滤网设备表面等,对维护的情况应予记录。设备检查所发现的任何问题都要提醒并由适当的责任人进行处理。定时观测和检查洗涤剂使用情况。检查注入清洗剂的泵是否正常运转,泵管有无松脱、有无老化等现象。确保清洗剂用量准确。

(五)消毒

常用消毒方法为物理消毒和化学消毒。物理消毒是利用物理因子杀灭或清除病原微生物的方法。消毒供应中心采用的物理消毒为湿热消毒法。湿热消毒是利用较高温度的热水(≥90℃)或蒸汽为消毒介质,在维持相应温度和时间的条件下可使菌体蛋白质变性或凝固。蛋白质的变性和凝固,需有水分子的存在,而湿热处理时是在热水或热蒸汽的环境下,且湿度越高蛋白质的变性和凝固越快,对微生物的杀灭效果亦越好。细菌繁殖体、病毒和真菌等对湿热均较敏感。WS 310.2-2016 中 4.4 条款规定耐湿、耐热的器械、器具和物品,应首选物理消毒方法。化学消毒方法是根据杀菌作用,消毒剂可分为高效消毒剂、中效消毒剂和低效消毒剂。由于化学消毒对器械具有一定的腐蚀性,因此器械消毒时需要谨慎选用。

1.湿热消毒法

(1)煮沸消毒:利用煮沸消毒器进行湿热消毒的方法。

①使用范围:可用于耐高温、耐高湿材质的腔镜器械和物品消毒,包括不锈钢等金属类、玻璃类、一些耐高温的塑胶类材质的器械。

②工作原理:常用设备为电热消毒煮沸器。使用时煮沸槽中加入纯化水(或蒸馏水),通过电加热待水温达到 90℃或沸腾达到 100℃后,将清洗后的器械浸泡于热水中。开始记录消毒时间,消毒时间 1~5 分钟,具有简单、方便、实用、经济、效果可靠等优点。

③使用注意事项:a.物品应先清洁后再煮沸消毒;b.煮沸物品需用蒸馏水或纯水煮沸,避免物品上有水碱黏附;c.中途加入物品时,应按照最后放入的器械时间,重新记录消毒时间;d.煮沸器的盖应严密关闭,以保持沸水温度;e.煮沸消毒的物品应及时取出,以免生锈;f.玻璃类物品冷水时放入;橡皮类物品水沸后放入,以免橡胶变软;g.所有物品必须浸在水面以下;h.每次所放入物品的量不应超过消毒器容量的 3/4。

(2)自动清洗消毒器消毒:全自动清洗消毒器可以进行湿热消毒。利用热水进行喷淋冲洗,在保持一定温度和时间条件下实现器械消毒。使用方法参阅生产厂家的使用说明书或指导手册。

2.化学消毒法

化学消毒法适用于医院没有湿热消毒设施,需要选择使用化学消毒;不耐热的腔镜器械,通常采取浸泡或擦拭的方法消毒。

(1)酸性氧化电位水

①使用范围:适用于包装前腔镜器械的消毒。

②主要原理:氧化电位水生成机是利用有隔膜式电解槽将混有一定比例氯化钠和经软化处理的自来水电解,在阳极侧生成具有低浓度有效氯、高氧化还原电位的酸性水溶液,同时在阴极一侧生成负氧化还原电位的碱性水溶液的装置。由氧化电位水生成机生成的酸性氧化电位水是一种具有高氧化还原电位(ORP)、低 pH、含低浓度有效氯的无色透明液体。它的生成原理是将适量低浓度的氯化钠溶液加入到隔膜式电解槽内,通过电解,在阳极侧氯离子生成氯

气,氯气与水反应生成次氯酸和盐酸。另外,水在阳极电解,生成氧气和氢离子,使阳极一侧产生 pH 2.0～3.0 的液体,氧化还原电位≥1100mV,有效氯浓度为 50～70mg/L,残留氯离子＜1000mg/L。酸性氧化电位水具有较强的氧化能力,对各种微生物有较强的杀灭作用,且杀菌速度快、使用范围广、安全可靠、不留残毒、对环境无污染。但酸性氧化电位水对光敏感,稳定性不高,对铜、铝和碳钢有轻度腐蚀性,杀灭微生物作用受有机物影响较大。

③使用方法(腔镜器械消毒):手工清洗后,用酸性氧化电位水流动冲洗浸泡消毒 2 分钟,净水冲洗 30 秒,取出干燥后进行包装、灭菌等处理。具体方法应遵循 WS 310.2—2016 的相关规定。内镜的消毒遵循卫生部《内镜清洗、消毒技术规范》。物体和环境表面消毒、卫生手消毒、卫生洁具和织物的消毒遵循卫生部《医疗机构消毒技术规范》。

④注意事项

a.由于酸性氧化电位水生成器在电解过程中会释放少量的氯气和氢气,故应将生成器和蓄水容器放置在干燥、通风良好且没有阳光直射的场所。

b.酸性氧化电位水消毒时只能用原液,宜现用现制备,贮存时应选用避光、密闭、硬质聚乙烯材质制成的容器,贮存不超过 3 天。

c.每次使用前,应在酸性氧化电位水出水口处分别测定 pH、有效氯浓度、氧化还原电位值,达到 pH 2.0～3.0、有效氯浓度 50～70mg/L、氧化还原电位值≥1100mV。

d.对不锈钢以外的金属物品有一定的腐蚀作用,应慎用。

e.使用酸性氧化电位水消毒前,应先清洗器械,彻底清除有机物。

f.不得将酸性氧化电位水和其他药剂混合使用。

g.酸性氧化电位水为外用消毒产品,不可直接饮用;碱性还原电位水不慎入眼内应立即用水冲洗。

h.如仅排放酸性氧化电位水,长时间可造成排水管道腐蚀,故排放后应再排放少量碱性还原电位水或自来水。

i.每半年应清理一次电解质箱和盐箱。

⑤有效指标的检测

a.有效氯含量:应使用精密有效氯检测试纸,其有效氯范围与酸性氧化电位水的有效氯含量接近。具体使用方法见试纸使用说明书。

b.pH:应使用精密 pH 检测试纸,其 pH 范围与酸性氧化电位水的 pH 接近。

c.氧化还原电位:取样时开启酸性氧化电位水生成器,等到出水稳定后,用 100mL 小烧杯接取酸性氧化电位水,立即进行检测。氧化还原电位检测可采用铂电极小于等于在酸度计"mV"档上直接检测读数。具体使用方法见使用说明书。

d.残留氯离子:取样时开启酸性氧化电位水生成器,等到出水稳定后,用 250mL 磨口瓶取酸性氧化电位水至瓶满后,立即盖好瓶盖,送实验室进行检测。

(2)含氯消毒剂

①作用原理:含氯消毒剂是指在水中能产生具有杀菌活性的次氯酸的消毒剂,可分为无机化合物和有机化合物类。含氯消毒剂杀菌谱广,能有效杀灭多种微生物和原虫,但对金属有腐蚀作用,腔镜器械消毒时不宜选用。

②使用范围:a.对朊毒体或气性坏疽、突发原因不明的传染病病原体污染的诊疗器械和器具的消毒;b.对消毒供应中心物表和环境的消毒遵循卫生部《医疗机构消毒技术规范》。

③注意事项:a.粉剂应于阴凉处避光、防潮、密封保存;水剂应于阴凉处避光、密闭保存;b.所需溶液应现配现用;c.配置溶液时应戴口罩、手套。

（3）醇类(乙醇)

①作用原理与特性:乙醇能够吸收细菌蛋白的水分,使其脱水、变性、凝固,从而达到杀灭细菌的作用。75%的乙醇与细菌的渗透压相近,可以在细菌表面蛋白质未变性前逐渐地向菌体内部渗透,使细菌所有蛋白质脱水、变性、凝固,达到杀死细菌作用。乙醇为中效消毒剂,能杀灭细菌繁殖体、结核杆菌及大多数真菌和病毒,但不能杀灭细菌芽胞,短时间不能灭活乙肝病毒,且受有机物影响大;易挥发,易燃烧。

②适用范围:乙醇适用于皮肤、环境表面及医疗器械的消毒。可用于不耐湿热消毒器械的消毒处理。

③使用方法:用75%乙醇无絮低纤维棉布擦拭器械表面。

④注意事项:a.乙醇易燃,忌明火;b.盛装乙醇的容器,用后盖紧、密闭,置于阴凉处保存;c.对乙醇过敏者勿用。

3.器械消毒操作流程

（1）基本要求及程序

①人员要求:a.操作人员须经过岗位培训;b.操作时,符合去污区人员的职业防护要求。

②基本原则

a.消毒处理方法首选机械热力消毒,消毒设备主要有清洗消毒器、煮沸消毒槽等。

b.不耐湿热腔镜器械,可采用75%乙醇、酸性氧化电位水或取得卫生行政部门卫生许可批件的消毒药液进行消毒。

c.对于不能水洗或不耐受高温的腔镜器械,可采用75%乙醇擦拭消毒。

d.腔镜器械厂商特别说明的器械材质接触化学消毒剂或高温水会导致材质变性及功能受损者,这类器械在确保清洗质量的情况下,可直接进行检查、包装、灭菌。

e.应建立消毒质量记录表,湿热消毒记录温度、时间、A_0值等参数,化学消毒记录消毒剂的名称、浓度、作用时间等参数。

③操作要点

a.有可遵循的技术操作规程,符合先清洗后消毒的原则。

b.评估器械材质与所采用消毒方法的兼容性,正确使用消毒方法,避免器械的损坏。

c.消毒时间、温度或浓度等指标符合要求。

d.填写消毒记录表,复核消毒指标,确保消毒质量。

（2）湿热(槽)消毒器操作

①操作前准备

a.人员准备:操作人员个人防护符合 WS 310.2—2016 附录 A 要求。

b.环境准备:在消毒供应中心去污区,环境整洁、光线充足。

c.物品准备:操作台、转运车、器械清洗篮筐、清洗架等,煮沸消毒槽、标识等物品,记录表或电脑记录系统处于备用状态。

②操作步骤

a.操作前评估,评估器械已完成清洗过程,有可遵循的消毒技术操作规程,评估器械属于耐湿热材质,可采用湿热消毒方法。

b.消毒槽注水,使用软水或纯化水进行湿热消毒,加水量不应超过最高水位线。

c.配置润滑剂,按照产品说明书进行。

d.开启设备,按照操作规程启动设备。

e.腔镜器械消毒,消毒的器械须放在清洗篮筐内,再浸入热水中;橡胶类材质器械物品水沸后放入,以免长时间浸泡于热水中使橡胶变软;玻璃类物品应冷水时放入。消毒的器械应全部浸没在水中;每次所放入量不应超过消毒器容量的3/4。

f.将消毒后的器械放在清洁的台面上,及时传送到清洁区进行干燥等处理。清洁处理台面指专用于清洗消毒后器械的车或操作台面。

③操作注意事项

a.正确选择消毒方式。

b.记录消毒方式及参数。

c.消毒人员取出消毒器械时,建议使用防护手套,避免烫伤。

(3)酸化水消毒操作

①操作前准备

a.人员准备:操作人员个人防护符合 WS 310.2—2016 附录 A 要求。

b.环境准备:在消毒供应中心去污区,环境整洁、光线充足。

c.物品准备:操作台、转运车,器械清洗篮筐、清洗架等,标识等物品,记录表或电脑记录系统处于备用状态。

②操作前评估

a.评估准备消毒的器械已经过清洗处理。

b.评估器械可使用酸化水消毒,有可遵循的技术操作规程。

c.评估酸性氧化电位水有效指标合格(pH、含氯浓度)。

③操作步骤

a.酸化水准备:开启酸化水阀门,并将酸化水接入消毒容器,容器放在清洗池中。

b.器械消毒:待水液量完全浸没器械后,开始器械消毒计时,始终保持酸化水阀门开启,使新鲜的酸化水不断加入容器。消毒的器械须放在清洗篮筐内,再浸入酸化水液中浸泡或直接冲洗消毒器械。消毒时间2分钟。

c.消毒结束,将消毒后的器械放在专用清洁处的台面上,即刻传送到清洁区进行干燥等处理。

d.酸化水用后处理:消毒结束后,关闭设备,倾倒容器内酸化水消毒液,用清水冲洗清洗水池,或打开酸化水碱性阀门,用碱性水冲洗。

④操作注意事项

a.彻底清除器械、器具、物品上的有机物,再进行消毒处理。

b.酸性氧化电位水对光敏感,有效氯浓度随时间延长而下降,消毒液宜现制备现用。

c.对铜、铝等非不锈钢的金属器械和物品有一定的腐蚀作用,应慎用。

d.酸性氧化电位水日常监测要求参阅化学消毒监测及操作的相关内容。

(4)化学消毒剂使用及操作

①操作前准备

a.人员准备:操作人员个人防护符合 WS 310.2—2016 附录 A 要求。

b.环境准备:在消毒供应中心去污区,环境整洁、光线充足。

c.物品准备:消毒剂,消毒剂配制使用容器、量杯,清洁擦布数块,操作台、转运车,器械清洗篮筐、标识等物品,记录表或电脑记录系统处于备用状态。

②操作步骤

a.操作前评估:评估器械已经过清洗过程。评估器械材质属于不耐湿热材质,符合消毒技术操作规程。确认消毒剂使用效期和配比浓度。含氯消毒剂对清洗后器械、物品消毒可采用 500mg/L 的消毒 10 分钟以上;直接对污染物进行消毒处理,用含有效氯 2000～5000mg/L 消毒 30 分钟以上。

b.配置消毒剂:容器或水槽上标注加水线,提示加水量。按照规定的消毒剂浓度和添加量,使用量杯配置。配置后,使用化学测试卡进行浓度测试,测试合格后方可使用。消毒剂配制量(放入器械后的水位)以在容器的 3/4 位置为宜;放入的器械量不超过容积的 3/4。

c.器械消毒:浸泡消毒将器械放在清洗篮筐中,然后浸泡于消毒剂中,消毒剂应浸没全部需消毒的器械,盖上消毒容器的盖子。达到消毒时间后,取出篮筐,不应直接用手拿取器械,避免损伤皮肤。浸泡消毒的器械使用清水漂洗或再用软水漂洗,以彻底去除消毒剂的残留。

d.消毒结束,将清洗后的器械放置于专用清洁台面,如转运车或操作台。

③注意事项

a.严格掌握化学消毒方法的适用范围。

b.准确配置消毒剂使用浓度和确定消毒时间。配置的含氯消毒剂应加盖保存,定时更换。

c.消毒后应彻底清洗,去除化学消毒剂残留。

d.记录消毒方式及参数。

(六)干燥

1.手工干燥

(1)适用范围及用具

①适用范围:适用于无干燥设备的及不耐热器械、器具和物品的干燥处理。

②用具:a.低纤维絮类擦布;b.压力气枪;c.95%乙醇。

(2)操作流程及注意事项

①操作前准备

a.人员准备:操作人员个人防护符合 WS 310.2—2016 附录 A 要求,洗手。

b.环境准备:在消毒供应中心清洁区,环境整洁、光线充足。

c.物品准备:清洁低棉絮擦布、压力气枪、操作台、转运车、器械清洗篮筐、标识等物品。

②操作步骤

a.操作前评估:有可遵循制定的技术操作规程;评估干燥方法是否适宜器械材质;评估腔镜器械清洗质量合格。

b.操作台准备:擦布擦拭器械,台面应留有适当的擦拭操作的空间和摆放干燥器械的空间。

c.干燥擦拭:擦拭动作柔和,宜单件处理。容器类物品的擦拭宜先擦拭外面而后擦拭内面。腔镜器械擦拭应首先擦拭器械表面的水迹,然后再擦拭关节、齿牙等局部的水迹。管腔器械可使用压力气枪清除腔内的水分,如穿刺针、妇科刮宫吸管、手术吸引管等的干燥。

d.干燥器械放置:将干燥后的器械分类、有序地摆放在台面上,避免再次接触水。

e.操作后处理:操作结束后,整理台面,物品归位。

③操作注意事项

a.保持擦布的清洁,擦布过湿影响干燥效果,应及时更换。

b.操作人员注意手卫生,在洗手或手消毒后进行腔镜器械的手工干燥操作。

2.机器干燥

(1)适用范围及用具

①适用范围:干燥设备具有工作效率高的特点,是器械干燥的首选方法,适用于耐热材质器械的干燥。使用机器干燥可以避免擦布脱屑以及擦布和人等因素可能造成的器械污染,保证器械消毒质量安全。

②工作原理:医用干燥箱以电阻丝、电热管为发热源,靠风机或水循环热量,采用机械触点控温,温度可设定在 $40\sim90℃$。具有自动控制温度和时间,数字显示并提示电压、超电流保护指示灯的功能。并配置器械标准的不锈钢网筛和管腔干燥架。

③用具:干燥设备。

(2)操作流程及注意事项

①操作前准备

a.人员准备:操作人员个人防护符合 WS 310.2—2016 附录 A 要求。

b.环境准备:在消毒供应中心清洁区,保持环境整洁、光线充足。

c.物品准备:干燥柜、操作台、转运车,器械清洗篮筐、清洗架等,标识等物品。

②操作步骤

a.操作前评估:评估干燥方法是否适宜腔镜器械材质,有可遵循的技术操作规程;评估器械是否经过清洗;评估设备处于备用状态。

b.腔镜器械装载:使用篮筐装载器械。

c.程序选择:根据标准和材料的适宜性选择干燥温度、时间。

d.干燥结束:干燥后,卸载腔镜器械。

③操作注意事项

a.装载的器械不超出器械篮筐,以利于干燥彻底。

b.装载和卸载均要防止烫伤。

（七）保养

1.器械保养原则及用具

（1）器械保养原则

①装有铰链或移动元件的器械都必须在每次使用后进行保养。

②应使用医用润滑剂进行器械保养,可使器械的铰链和套接灵活,减少器械关节之间的金属摩擦,减少起斑,并帮助器械耐氧化。

③器械的润滑保养应在包装前进行。

（2）用具:润滑剂、装有润滑剂的设备、低纤维絮擦布。

2.操作流程及注意事项

（1）润滑剂及使用方法:润滑剂应选择适用于不锈钢手术器械的,并与灭菌处理兼容的水溶性润滑剂,不应使用石蜡油等非水溶性的产品作为润滑剂。因为非水溶性的润滑剂可阻碍灭菌蒸汽充分接触器械表面,从而影响灭菌效果。不是所有的器械润滑剂都适用于蒸汽、等离子气体和环氧乙烷（EO）灭菌。在使用前一定要仔细阅读产品标签说明,并遵循厂家建议的浓度稀释,在有效期内使用。可采用机械润滑或手工润滑的方法。

（2）保养方法

①机械润滑

a.方法及原则:机械润滑是通过清洗消毒器完成器械润滑的方法。清洗消毒器在终末漂洗阶段中,由机械泵自动加入润滑剂。机械润滑的方法效率高,可以降低器械在润滑操作中的污染。须按照产品说明书的稀释比例,设定润滑剂用量。

b.机械润滑步骤:清洗消毒器→预洗→洗涤→漂洗→终末漂洗→消毒→润滑→干燥。

c.注意事项:根据器械材质选用润滑剂,塑胶类(如呼吸管路、电源器械电线等)、玻璃类(吸引瓶、湿化罐等)器械、物品及不锈钢容器(盘、盆、碗等)不需要使用润滑剂润滑;特殊器械如牙钻等电动器械应遵循厂家建议的润滑方法并使用相应的润滑剂;对经过机械润滑的器械,器械的关节、铰链,根据功能检查时的状况,酌情再进行手工润滑。

②手工润滑

a.方法及原则:采用手工进行器械润滑,可针对性地进行器械关节、铰链、移动部件的保养,如牙钻、手术电钻等手术器械。手工润滑可选用浸泡或喷涂的操作方法。浸泡方法:清洗后的器械,使用有孔的容器装载浸泡于配制好的润滑剂中。浸泡时间根据润滑剂使用说明书的建议。应每天更换润滑剂。手工喷涂方法:针对器械关节、铰链和移动部件等进行润滑。宜使用专用的气雾喷涂润滑剂,具有速干的效果。器械经手工润滑保养后,如果器械表面有过多的液体,需手工擦拭干燥。干燥时应注意使用清洁的、低棉絮的擦布。

b.操作步骤:包括在器械清洗、消毒、干燥之后进行手工润滑。一般步骤为:手工清洗→消毒→机械干燥(或手工干燥)→手工润滑。

c.注意事项:应按照产品说明的稀释比例配置润滑剂,稀释剂应使用纯水或蒸馏水;盛装润滑剂的容器必须是清洁的,防止润滑剂的污染;容器装载器械,避免工作人员将手伸入溶液中摸索器械造成皮肤损伤。

（八）新购器械的处理

新器械使用前应进行清洗和钝化处理。

工厂生产中沉积的工业污渍较难去除,清洗的方法是在自来水中加入碱性清洗剂,注意水温应符合清洗液使用说明书的要求,温度一般为 60～85℃,根据不锈钢的级别选择器械浸泡时间,一般 10～20 分钟,之后用自来水漂洗干净。采用机械清洗时,漂洗时间为 2 分钟。

对新器械进行表面钝化处理可以保护器械,防止器械腐蚀、生锈。方法是在去离子水中加入除锈除垢剂,水温应符合清洗液使用说明书的要求,一般为 60～85℃,根据不锈钢的级别,浸泡 30 或 60 分钟,再经过 2 次去离子水漂洗,1 次 85℃水温的纯化水漂洗,每次漂洗时间为 2 分钟。最后进行器械干燥。

第三节　物理消毒灭菌方法

一、热力灭菌方法

热力消毒和灭菌方法是一种应用历史久、效果可靠、应用广泛、使用方便的方法。热力消毒法分为干热方法和湿热方法,干热方法包括普通干热和远红外干热及碘钨灯热源干热;湿热方法包括煮沸法、流通蒸汽法和压力蒸汽法。

热对微生物杀灭的机制主要是对蛋白质的凝固和氧化、对细胞膜和细胞壁的直接损伤、对细菌生命物质核酸的作用等。

（一）干热

干热是由热源通过空气传导、辐射对物体进行加热,是在有氧而无水条件下作用于微生物的灭菌方法。干热包括焚烧、烧灼和干烤,医疗物品消毒与灭菌通常用于烤的方法。

1.适用范围

适用于耐热、不耐湿、蒸汽或气体不能穿透物品的灭菌,如玻璃、金属等医疗用品和油类、粉剂等制品的灭菌。

2.灭菌方法

采用干热灭菌器进行灭菌,灭菌参数一般为:150℃,150 分钟;160℃,120 分钟;170℃,60 分钟;180℃,30 分钟。

3.注意事项

(1)灭菌过程中不要开干烤箱,防止玻璃器皿剧冷破裂;灭菌结束时,需要待灭菌箱内温度降至 40℃以下才可打开。

(2)灭菌包体积不应超过 10cm×10cm×20cm,粉剂和油脂类厚度不超过 0.6cm,凡士林油纱条厚度不超过 1.3cm,转载高度不应超过灭菌器内腔高度的 2/3,物品间应留有空隙。

(3)玻璃器皿切勿与箱壁、箱底接触,以防损坏。

(4)设置灭菌温度应充分考虑灭菌物品对温度的耐受力;灭菌有机物品或用纸质包装的物

品时,温度应≤170℃。

(二)湿热

医院所用煮沸消毒是指在专用的煮沸消毒器内,将水加热至100℃,在此温度下,能有效杀灭包括细菌芽孢在内的各种微生物。

1.适用范围

煮沸消毒适合于金属器械、玻璃器材、棉织品、陶瓷制品及餐具茶具等的消毒与灭菌。

2.灭菌方法

煮沸消毒方法是在煮沸消毒器内加蒸馏水,将消毒物品完全淹没其中,然后加热待水达到100℃时,沸腾后维持≥15分钟。

3.注意事项

(1)物品在消毒前应清洗干净,所消毒的物品应全部浸没于水中,可拆卸物品应拆开。

(2)待水沸腾时开始计消毒时间,中途加入物品应重新计时。

(3)高海拔地区,应适当延长煮沸时间。

(4)煮沸消毒用水宜使用软水。

(三)压力蒸汽灭菌

压力蒸汽杀菌的基本要素是作用时间、作用温度及蒸汽质量等。饱和蒸汽必须满足干燥(含湿气<10%)和纯净(含不可冷凝气体<3.5%)、不可过热。压力蒸汽之所以有强大的杀菌作用,主要是蒸汽处于一定压力之下和冷凝成水时体积缩小至原体积的1/1673,使其能迅速穿透到物品内部;另外,蒸汽冷凝成水时能释放潜伏热。常压下把1g水从0℃加热到100℃需消耗418.68J热能,而再把1g的100℃水继续加热成蒸汽则需要消耗2250J热能,这种用温度计测不出的热能称作潜伏热。这种潜伏热在蒸汽接触冷的物体时冷凝成水时就释放热量传递给物体,使物体温度迅速升高。其主要优点是无毒、无害、无污染,投资少,效果可靠;缺点是不适合不耐高温物品的灭菌。

1.压力蒸汽灭菌器的基础结构

灭菌器一般分为3个部分:材料部分、控制部分、电气和机械控制部分。

(1)材料部分:含压力容器、配套部件、配套管线。压力容器是指腔体、夹套、门构成的一个整体,一般由304不锈钢和316L不锈钢制成。使用316L的灭菌器,寿命更长,更耐腐蚀,不易生锈。配套管线一般应为304或316L不锈钢材质。腔体表面经过抛光处理,不残留污迹,防止有死角。

无夹套型灭菌器,一般为小型、简易的灭菌器;卧式灭菌器一般都有夹套,用以避免腔体内出现温度不均匀的情况。

最早的卧式灭菌器是采用内胆式夹套,但是由于焊接点多、进汽口少,会出现焊接点过多后的焊接变形、耐压性能下降、夹套加热不均匀等。腰带式夹套,是目前使用最多、最新式的设计。其特点是进汽点多,热分布均匀。

门是灭菌器上的重要部件。灭菌器出现爆炸事故,一般都是门最先被炸飞出来。其原因是,相比腔体,门是活动部件,需要经常打开和关闭,比如,在121℃时,每平方米承受的压力为10t;在134℃时,每平方米承受的压力为20t,而这些力量都由榫头来支撑,强度相对薄弱。

同时由于门的内侧属于腔体的一部分,所以门的内侧是很烫的,设计时门内侧应该一直朝内,避免操作人员触碰到,以防烫伤。

（2）控制器部分:包括主控制硬件、显示屏、软件等。

灭菌器的控制器应该为工业上的可编程逻辑控制器（PLC）,能够实现对灭菌器的自动化控制。灭菌程序和控制方式更是不同灭菌器厂家的核心部分。不同厂家使用的软件控制原理和灭菌程序不尽相同,如不同的脉冲方式就各有优缺点。

（3）电气和机械控制部分:一般包含以下部件:

①水环式真空泵:利用机械原理,抽取腔体内的空气和蒸汽。需要使用软化水,同时水温尽量不大于 15℃,水温越低,冷却效果越好,则真空度越高。

②热交换器:用于冷却夹套和腔体内排出的蒸汽。一是大幅缩短抽真空时间,也保护真空泵;二是让灭菌器排出的为水而不是直接排出蒸汽,这也是目前脉动预真空灭菌器安装不再受限制的原因。目前最先进的热交换器为板式热交换器,特点是体积小、换热快、寿命长,但是由于是波纹式换热,所以对水质要求高,至少应为软化水。

③温度传感器:用来控制夹套温度、腔体温度。

④压力传感器:用来控制腔体压力。

⑤运行数据记录器:用来记录运行数据。这个记录器的压力传感器和温度传感器应该是采用独立的传感器,不能使用控制系统的压力和温度传感器。

⑥电磁阀:控制器直接用来自动控制注入蒸汽。但是由于电磁阀的口径小、易发热、易被杂质造成泄漏,故灭菌器一般是使用电磁阀来控制气动阀,以间接控制蒸汽。

⑦气动阀:由电磁阀自动控制压缩空气,再由压缩空气控制气动阀,其内部为气动活塞执行机构。由于为机械结构,所以其耐热好、口径大、密封性好、灵敏度高、寿命长。

⑧疏水器:负责蒸汽进灭菌器前、夹套蒸汽的冷凝水的排放。

⑨无菌空气过滤器:在压力平衡阶段,空气必须经过无菌级空气过滤器才能进入腔体,以保证灭菌有效性。其对直径 0.3μm 以上颗粒的滤除效率应不低于 99.5%。

⑩快开门的压力连锁装置:保证压力容器的安全。

⑪门关闭保护装置:防止门门关闭时,遇到人员或者物品时,即能停止,防止夹伤。

⑫蒸汽发生器:必要时,会有蒸汽发生器,用来给灭菌器提供蒸汽。为了保证蒸汽品质,蒸汽发生器、关联管路、关联阀门都为 316L 不锈钢材质。同时需要保证蒸汽供应量与灭菌器耗汽量相匹配。

⑬其他:有门驱动的马达或者活塞汽缸、压力表、安全阀、各类行程开关等。

2.压力灭菌器灭菌适用对象

从广义上讲,压力蒸汽灭菌器中处理物品必须在灭菌后不会改变其化学和物理特性,同时不影响其安全性和功能性。

压力蒸汽灭菌器广泛适用于医疗卫生事业、科研、食品等单位,对医疗器械、敷料、玻璃器皿、溶液培养基等进行灭菌。

对于医疗领域,压力蒸汽灭菌可以处理固体的、复用的耐热器材,如不锈钢手术器械、其他适合的医疗器械、耐热塑料制品、棉布敷料等;水基液体,如开口的、闭口的液体药品或者培养基。

处理固定和液体物品时,注意选择合适的灭菌温度和对应的灭菌程序。

3.压力蒸汽灭菌器的种类

(1)按照排除空气的方式区分:根据冷空气排放方式的不同,压力蒸汽灭菌器分为下排气式压力蒸汽灭菌器和预真空压力蒸汽灭菌器两大类。

①下排气式压力蒸汽灭菌器:也称为重力置换式压力蒸汽灭菌器,其灭菌是利用重力置换的原理,使热蒸汽在灭菌器中从上而下,将冷空气由下排气孔排出,排出的冷空气由饱和蒸汽取代,利用蒸汽释放的潜热使物品达到灭菌。

②预真空压力蒸汽灭菌器:其灭菌原理是利用机械抽真空的方法,使灭菌柜室内形成负压,蒸汽得以迅速穿透到物品内部进行灭菌。抽真空方式最早为射流阀,后由于耗水量大、效率低,逐渐被水环式机械真空泵替代。

根据抽真空次数的多少,分为预真空和脉动预真空两种。a.预真空,是指先抽真空,然后注入蒸汽,再开始灭菌。b.脉动预真空,是指先抽真空,注入蒸汽,然后重复上述过程3次或多次。脉动预真空好处就在于通过这样反复抽真空、反复注入蒸汽的过程,使残余空气和蒸汽反复混合,逐渐增加真空度,一般真空度达到99.9%,从而使灭菌器内的残留空气最少化,从而充分保证灭菌效果。

目前使用最广泛、最主流的压力蒸汽灭菌器为脉动预真空蒸汽灭菌器,其结构也最为复杂。

(2)按照腔体体积区分

1个灭菌单元为300mm×300mm×600mm,容积为60L。

①小型灭菌器:是指灭菌器腔体容积<60L,装载量不大于1个灭菌单元。

②大型灭菌器:是指灭菌器腔体容积≥60L,能装载1个或者多个灭菌单元。

(3)按照控制方式区分:采用手动方式设定与调节灭菌参数变量以及进行灭菌周期的运行,以实现灭菌的灭菌器,为手动控制型灭菌器,包括纯手动控制型、半自动控制型。带有自动控制器,根据预设定的参数,按照程序自动运行的灭菌器,为自动控制型灭菌器。

(4)按照外形区分:分为台式、立式和卧式。

(5)按照门的特点区分

①根据门的数量,分为单门式、双门式。传统的压力蒸汽灭菌器为单门。随着对无菌操作的要求越来越严,双侧开门的压力蒸汽灭菌器越来越多。医院、药厂的一些灭菌物品在生产过程中也常使用双门压力蒸汽灭菌器。

②根据门的开门方向,分为上开门、侧开门、垂直升降门、侧移门。考虑到安全因素、避免烫伤工作人员,欧洲普遍采用的原则是:$1m^3$ 以下灭菌器采用垂直升降门,再大型的灭菌器采用侧移门。

③根据门的固定方式,分为合页式和榫头式。

④根据门的开启方式,分为手轮式和自动式。

(6)按照移动性区分:分为手提式、固定式。

(7)按照灭菌物品区分:分为固体灭菌、液体灭菌。

①固定物品灭菌:根据物品的气动流程速度限制,控制空气排除、蒸汽注入的速率。如用纸塑袋包装灭菌,如果空气排除速度太快,会造成纸塑袋的封口处破裂;如用过滤器灭菌,如果空气排除、蒸汽注入时不考虑过滤器的特点,会造成过滤器被击穿。

②液体灭菌:有专门的程序和硬件支持,同时还分为开口容器液体灭菌和闭口容器液体灭菌,即使用不同的灭菌程序。液体容器需要耐温和耐压。液体灭菌时,必须将专门的负载温度传感器放置在液体内,而且应该放在最大的容器内。温度传感器温感部分应该摆放在液体的冷点,即近底部或者中心,不能触碰到容器壁。

(8)按照蒸汽供应方式区分:分为外供蒸汽型、自带电加热蒸汽发生器型、自带工业蒸汽换清洁蒸汽发生器型。

外供蒸汽型,即由外部提供蒸汽。按照最新国家标准,医院内、实验室内灭菌器需要提供清洁蒸汽。药厂内,部分特定要求时,需要供应纯蒸汽。

(9)按照夹套特点区分:分为无夹套型、内胆式夹套型、腰带式夹套型。

(10)按照腔体形状区分:分为圆形腔体、椭圆形腔体、方形腔体。方形腔体由于装载时利用率高,故为主流产品。

(11)按照物品的用途区别:分为无菌物品生产用、垃圾物品用。

无菌物品生产,是指灭菌完的物品需要再次使用。垃圾物品灭菌,是指保护环境的需要,一些特殊医疗垃圾,在抛弃前,需要做灭菌的无害化处理。

(12)按照装载式腔体的高低区分:部分腔体大于 $1m^3$ 的灭菌器,由于腔体太大,如果地面有条件做下沉处理,考虑到装载的便捷性,会有地坑安装式,即灭菌器腔体跟装载区和卸载区的水平一致,这样操作人员可以将装载车直接推进腔体,避免了二次搬运。

直接安装在地面上,腔体最低端比装载区高的,为地面安装式。

(13)按照灭菌程序的特点区分:分为普通下排气、下排气正压脉冲、负压脉冲、跨压脉冲、正负压脉冲。随着对灭菌有效性的重视,正负压脉冲正成为主流。

4.压力蒸汽灭菌器操作方法

(1)检查冷水阀(软化水),确保打开,正常压力在 300kPa 以上,水温尽量低。如果自带蒸汽发生器,应检查纯水阀门,确保打开,正常压力在 300kPa 以上。

(2)检查压缩空气压力,正常压力范围为 600~800kPa。

(3)打开电源箱上开关,并且把灭菌器的电源开关由"0"旋至"1"的位置。

将待灭菌的物品装进灭菌器腔内,关上前门。等关门指示灯亮后,按 ◇ 键,即自动运行。

(4)前处理:含有多次预真空和多次正脉冲,反复排出空气(包括腔体、包裹间隙、器械腔孔),多次注入蒸汽,保证空气排除充分,同时充分加热、加湿物品。加热阶段,蒸汽持续缓慢进入,蒸汽冷凝成水,释放热量,温度上升到灭菌温度。要保证腔体内蒸汽冷凝水排出通畅。

(5)灭菌:注意观察压力、温度,需要同时维持在合理范围内。对于 134℃,灭菌时间保持 4 分钟以上;对于 121℃,灭菌时间保持 16 分钟以上。具体灭菌器温度和时间取决于物品的产品说明书。

(6)选择程序时,一定要跟物品对应,既要保证灭菌效果,又要防止温度太高,损坏物品。

(7)干燥处理:缓慢抽真空,排空蒸汽,腔体内水挥发成蒸汽排出,使物品干燥。

对于不同物品,为了保证良好的干燥效果,可以选择延长干燥时间、增加特定的蒸汽干燥脉冲或者特定的空气干燥脉冲。

(8)程序完成后,后门会自动打开,应立即卸载无菌物品,并关上后门(无菌区)。由于灭菌器夹套持续高温,所以应避免无菌物品长时间摆放在灭菌器腔体内,以防止无菌物品的高温氧化和物品温度升高后的二次吸湿。

5.压力蒸汽灭菌注意事项

(1)每天使用前需对灭菌设备进行安全检查及清洁记录,检查内容包括:①灭菌器压力表处在"零"位;②记录打印装置处于备用状态;③灭菌器柜门密封圈平整无损坏,灭菌器柜门安全锁扣灵活,安全有效;④灭菌器冷凝水排出口通畅;⑤柜内壁清洁;⑥压缩空气符合设备运行要求。

(2)早晨缓慢打开蒸汽总阀门,再手动打开排冷凝水阀门,尽量排除冷凝水。每天早上第一锅做 B-D 测试,定期更换门封圈和无菌空气过滤器,定期校验压力表和安全阀,每年校准一次压力传感器和温度传感器;液体灭菌,必须有专门的程序。

(3)在操作前认真阅读使用手册,并接受正规的使用培训。必需持有上岗证方可进行操作。

(4)根据灭菌器的产品说明书熟知它有哪些禁忌证。脉动真空压力蒸汽灭菌器正常灭菌程序,只针对固体、耐温、非密闭物品;所有粉状、膏状、油状东西不能在此灭菌。

(5)在维修前,请认真阅读维修手册,同时需要接受维修培训,经过授权的人员才能维修灭菌器。

(6)使用或维修时,注意相关的安全事项,如电气安全、介质安全、机械安全、感染防护、操作安全等。

(7)灭菌器新安装、移位和大修后的监测应进行物理监测、化学监测和生物监测。物理监测、化学监测通过后,生物监测应空载连续监测 3 次,合格后灭菌器方可使用。监测方法应符合 GB/T 20367 的有关要求。对于小型压力蒸汽灭菌器,生物监测应满载连续监测 3 次,合格后灭菌器方可使用。预真空(包括脉动真空)压力蒸汽灭菌器应进行 B-D 测试并重复 3 次,连续监测合格后,灭菌器方可使用。

(8)开口液体灭菌前,液体温度尽量为室温,或者说小于 40℃。所有过程中防止液体爆沸。液体灭菌,整个运行时间会很长,2~5 小时不等;必须使用液体专用程序。液体容器需要耐高温和耐压;建议为水基溶液。不能灭菌易燃和易挥发液体。开口液体只能使用开口液体程序,哪怕有盖子,亦应尽量打开多点,防止盖子粘连。

(9)闭口液体只能使用闭口液体程序,每锅次灭菌,应该尽量是同一类型的液体,同样体积、同样形状的容器。容器体积越小,整个运行时间越短;尽量使用更小容量的容器,液体量为容器容积一半。

(10)玻璃瓶比塑料瓶传导快;瓶子放在不锈钢装载架上比放在塑料托盘上升温快。液体灭菌时一定要放置 LOAD 温度传感器(负载传感器),且一定要放在液体内,应该放在最大的容器内,温感部分应该摆放在液体的冷点-底部或者中心,不能触碰到容器壁;日常工作注意保护探头。

(11)液体灭菌结束开门时,一定要站在门的侧面,防止蒸汽和水雾烫伤,同时防止液体沸腾、容器炸裂;出现问题,千万不能强制开门,只能等待冷却结束,或者隔天处理。任何情况下,需要开门时,一定要确认液体内部的腔体压力表、压力传感器和负载温度传感器在安全值之内。

(12)产品灭菌和垃圾灭菌,必须使用不同的灭菌器。

6.压力蒸汽灭菌器的常见故障与处理

(1)维修灭菌器须注意的原则

①首先要接受培训。

②遇到问题,先断电、关闭蒸汽总阀门、关闭压缩空气阀门、断水。

③灭菌器冷却后再维修,避免烫伤。

④不能随意修改参数。

⑤不要尝试强制开门。

⑥做维修工作前,应该了解和学习灭菌器的结构。

(2)压力蒸汽灭菌器常见故障处理

①漏蒸汽、漏水:断水、断电、断蒸汽,寻找泄漏点,紧固管线或者更换部件。

②泄漏测试不合格:寻找泄漏点,常见的是门封问题、管线松动、阀门泄漏。

③B-D 测试不合格:a.做泄漏测试,判断是否有泄漏;b.更换另外一个批次 B-D 包。

④灭菌器抽真空达不到设定值:管线漏气、热交换器泄漏、水压不足或者过热、真空泵故障、压力传感器不准。

⑤生物监测阳性:a.首先确认泄漏测试结果、B-D 测试结果;b.确认是否是假阳性;c.阅读器误判。

⑥湿包:a.包裹是否过大;b.器械是否使用了吸水巾;c.器械是否过多;d.是否为蒸汽含水量过大;e.是否为水倒灌。

⑦打印记录压力温度超出范围:a.主要检查压力传感器、温度传感器是否不准确;b.蒸汽质量不达标。

7.压力蒸汽灭菌器的日常维护

(1)每次程序结束,检查有无物品掉到腔体内,如有须及时取走。

(2)每周一次清洁灭菌器腔体内过滤器。

(3)每周一次移开导轨,清洁腔体内部,用不含氯的清洁剂,不能用铁丝刷。

(4)每周一次用不含腐蚀剂的不锈钢清洁剂或石蜡油清洁外部的不锈钢。

(5)每周一次对蒸汽发生器进行手动排污,为间歇打开,持续时间 1～2 分钟。

(6)每周一次检查门在关门时遇阻力后停止关门的功能。

(7)每周一次检查空气过滤器是否连接可靠。

(8)注意定期更换无菌空气过滤器。建议在 1 年内。

(9)定期润滑门封,必要时更换门封。建议在 1 年内。

(10)注意定期校验和维修保养。

(11)注意压力容器、压力表、安全阀的报验。

(12)详细的维修及保养说明参阅说明书。

二、紫外线消毒法

紫外线属电磁辐射中的一种,为一种不可见光,所以又称紫外光。根据紫外线的波长,将其分为 3 个波段,即 A 波、B 波、C 波。在消毒领域主要使用 C 波段,紫外线消毒灯所采用的波长为 253.7nm。

(一)适用范围及条件

(1)紫外线可以杀灭各种微生物,包括细菌繁殖体、芽孢、分枝杆菌、病毒、真菌、立克次体和支原体等,凡被上述微生物污染的表面,水和空气均可采用紫外线消毒。

(2)紫外线辐照能量低,穿透力弱,除石英玻璃可以穿透 80% 之外,大多数物质不能透过或只能透过少量紫外线。因此消毒时必须使消毒部位充分暴露于紫外线。

(3)紫外线对不同介质中的微生物杀灭效果不同,对空气中微生物杀灭效果比较好。

(4)紫外线消毒的适宜温度范围是 20~40℃,温度过高过低均会影响消毒效果,可适当延长消毒时间,用于空气消毒时,消毒环境的相对湿度以低于 80% 为好,否则应适当延长照射时间。

(5)紫外线对物体表面进行消毒受很多因素的影响,首先是粗糙的表面不适宜用紫外线消毒;表面污染有血迹、痰迹、脓迹等严重污染用紫外线消毒效果亦不理想;形状复杂的表面亦不适合用紫外线消毒。

(二)使用方法

1.对物品表面的消毒

(1)照射方式:最好使用便携式紫外线消毒器近距离移动照射,也可采取紫外灯悬吊式照射。对小件物品可放紫外线消毒箱内照射。

(2)照射剂量和时间:不同种类的微生物对紫外线的敏感性不同,用紫外线消毒时必须使用照射剂量达到杀灭目标微生物所需的照射剂量。

杀灭一般细菌繁殖体时,应使照射剂量达到 $10000\mu W \cdot s/cm^2$;杀灭细菌芽孢时应达到 $100000\mu W \cdot s/cm^2$;病毒对紫外线的免疫力介于细菌繁殖体和芽孢之间;真菌孢子的免疫力比细菌芽孢更强,有时需要照射到 $600000\mu W \cdot s/cm^2$,但一般致病性真菌对紫外线的免疫力比细菌芽孢弱;在消毒的目标微生物不详时,照射剂量不应低于 $100000\mu W \cdot s/cm^2$。辐照剂量是所用紫外线灯在照射物品表面处的辐照强度和照射时间的乘积。因此,根据紫外线光源的辐照强度,可以计算出需要照射的时间。例如,用辐照强度为 $70\mu W/cm^2$ 的紫外线表面消毒器近距离照射物品表面,选择的辐照剂量是 $100000\mu W \cdot s/cm^2$,则需照射的时间是:$100000\mu W \cdot s/cm^2 \div 70\mu W/cm^2 = 1429s \div 60s \approx 24$ 分钟。

2.对室内空气的消毒

（1）间接照射法：首选高强度紫外线空气消毒器，不仅消毒效果可靠，而且可在室内有人活动时使用，一般开机消毒 30 分钟即可达到消毒合格。

（2）直接照射法：在室内无人条件下，可采取紫外线灯悬吊式或移动式直接照射。采用室内悬吊式紫外线消毒时，室内安装紫外线消毒灯（30W 紫外灯，在 1.0m 处的强度＞70μW/cm²）的数量为不少于 1.5W/m³，照射时间不少于 30 分钟。

（3）对水和其他液体的消毒，采用水内照射法时，紫外光源应装有石英玻璃保护罩，无论采取何种方法，水层厚度均应小于 2cm，根据紫外光源的强度确定水流速度。消毒后水必须达到国家规定标准。

（三）注意事项

（1）在使用过程中，应保持紫外线灯表面的清洁，每两周用酒精棉球擦拭一次，发现灯管表面有灰尘、油污时，应随时擦拭。

（2）用紫外线灯消毒室内空气时，房间内应保持清洁干燥，减少尘埃和水雾，温度低于 20℃ 或高于 40℃、相对湿度大于 60% 时，应适当延长照射时间。

（3）用紫外线消毒物品表面时，应使消毒物品表面充分暴露于紫外线。

（4）不得使紫外线光源直接照射到人，以免引起损伤。

（5）照射强度监测应每半年 1 次，生物监测必要时进行，经消毒后的物品或空气中的自然菌应减少 90.90%。

（6）紫外线强度计至少 1 年标定 1 次。

（7）不应在易燃、易爆的场所使用。

（8）不应使紫外线光源直接照射到人。

三、低温等离子体消毒法

等离子体是一种高度电离的气体云，是气体在高温或者强烈的电磁场作用下达到一定的电离度（0.1%）而产生的。在这种状态下，物质发生一系列物理和化学变化，如电子交换、电子能量转换、分子碰撞、化学解离和重组等。这种变化使电离气体云产生出电子、离子和其他活性物质等组合成的带电状态云状物质。在等离子体系中，一方面是能量激发打开了气体分子键生成激发态原子、亚稳态原子、单原子分子并伴随辐射出紫外线、γ 射线、β 粒子等固体颗粒；另一方面可产生 OH、H_2O_2 等自由基及 O_3 等强氧化性分子。等离子体主要靠这些成分起到杀菌作用，如自由基、单态氧、紫外线等都具有很强的杀菌作用。

（一）适应范围

等离子体灭菌技术的突出特点是作用快速、杀菌效果可靠、作用温度低、清洁而无残留毒性。目前，等离子体灭菌技术已在许多国家得到应用，主要用于怕热医疗器材的消毒灭菌。其不适用于布类、纸类、水、油类、粉剂等材质的灭菌。

1.内镜灭菌

低温过氧化氢等离子体灭菌技术能在 45～75 分钟内达到对怕热内镜的灭菌要求，真正实现无毒、快速和灭菌彻底的要求。

2.不耐热器材灭菌

某些直接进入人体内的高分子材料对消毒方法要求极高,既怕湿,亦不可有毒,如心脏外科材料、一些人工器官及某些需植入到体内的医疗用品。这些器材都可以用低温等离子体进行灭菌处理。

3.各种金属器械、玻璃器械和陶瓷制品等的灭菌

现使用的 Sterrad 低温过氧化氢等离子体灭菌装置可用于各种外科器械的灭菌处理,某些玻璃和陶瓷器材也可以用等离子体进行灭菌。试验证明,外科使用的电线、电极、电池等特殊器材均可用低温等离子体灭菌处理。

(二)临床应用

1.过氧化氢等离子低温灭菌器

适用范围同上。特别对重复使用的精密器械、电子仪器和光子配件的损害性小,能延长其使用寿命,一般消毒灭菌过程为 55~75 分钟,较环氧乙烷灭菌时间短,无毒性,费用也较低。但吸收性材料纤维素、纸、布等能阻止其穿透,必须选择特定的包装材料;对灭菌物的长度和直径有所限制,灭菌细物品长度不超过 31cm,内径不能＜6mm;不能用于处理尼龙和聚纤维制品;不能处理液体;不能使血清与盐污染的医疗用品达到灭菌状态。

2.微波等离子体灭菌器

用于各种特殊玻璃器皿,如输血输液瓶、药用及其他特殊玻璃器皿的灭菌和去热源。还可用于心血管科和呼吸科的一些塑料、硅橡胶等高分子材料制品的灭菌,如血液氧合器这样形状复杂的设备,人工瓣膜、人工肾、假关节、心脏起搏器等体内人工植入器材。用环氧乙烷或甲醛气体灭菌,可能在仪器表面残留毒性,但等离子体进行灭菌可弥补此缺陷。

(三)注意事项

(1)不能用于被血和氯化钠污染器械的灭菌,尤其是狭窄腔体,如内镜的灭菌,如需使用,应先将器械清洗干净。

(2)等离子体中 γ 射线、β 粒子、强紫外光子对人体是有害的,可引起生物体的损伤。操作时,应注意灭菌腔门内衬及垫圈的绝缘性,以防外泄。

(3)气体等离子体的毒性与气体的种类有关,如氯气、溴和碘蒸气会产生对人有毒的残留气体,使用时应充分注意。

四、微波消毒法

微波是一种频率高(300~3000000MHz)、波长短(1mm~1m)的电磁波。干燥和消毒采用 915MHz 和 2450MHz 两个专用频率。微波对不同性质的材料具有不同反应,对各种金属材料几乎全部反射,不吸收亦不穿透;对玻璃、陶瓷、塑料几乎全部穿透、较少吸收;对生物体、水及含水材料具有良好吸收性能并可产生热能转换。微波的这些特性在消毒灭菌方面具有重要作用。

(一)杀菌机制

微波按其波长可分为分米波、厘米波和毫米波。目前,消毒中常用的 2450MHz±50MHz

与915MHz±25MHz微波,其波长均属分米波段。其热效应多以被消毒物品分子内部激烈运动、相互碰撞、彼此摩擦而发热,故从而内外加热均匀,速度快,杀菌作用强。另外,杀菌作用除热效应外,还来自非热效应作用,所以消毒灭菌的所需温度亦较电热或红外线为低(100~120℃)。一般物品在5~10kW的微波炉中,持续3~15分钟即可达灭菌要求。

(二)影响因素

1.输出功率和照射时间

在其他条件固定不变的情况下,微波杀菌作用随输出功率加大或照射时间延长而显著增强,特别是在低功率区更为明显。输出功率由90W增加到320W,其杀菌速度可提高20倍。微波输出功率和照射时间直接反映了微波杀菌的剂量强度,并且在两者之间存在着确定的交互作用关系,输出功率不变而延长时间或时间不变增加输出功率都可以提高杀菌速度,增强杀菌效果。

2.包装方法

灭菌物品的包装材料不仅需要能无阻留地透过微波和防止微生物的透入,而且需要防止热量扩散。研究证明,棉布包表层污染的细菌要比包中心部位污染菌难以杀灭,杀菌速度相差4倍。若用不透气的塑料膜把棉布包再进行密封包装,可完全消除内层和表层的差别,达到内外消毒效果一致。这种现象可能是密封隔热包装可防止热扩散,充分发挥热效应的缘故,其明显改善包内外灭菌的均匀性。

3.材料含湿率

水是微波最好的吸收材料,吸收微波是微波杀菌的必要条件,所以灭菌物品含水率对消毒效果影响明显。不含水分的材料难以用微波灭菌已被大量研究证实。含湿率可因微波输出功率大小和照射时间长短而最佳范围不同,微波快速灭菌器在650W功率下照射时间<10分钟,以200g吸湿载体为例其含湿率可为30%~50%。在其他条件不变的情况下,含湿率过大亦即负载率过大,使得能量分布密度降低,从而使微波杀菌效果降低。

4.场强均匀性

用微波炉消毒物品时存在冷点位置,在这个位置上的消毒物品不能接受像其余位置的微波辐射。因此,在使用微波炉时应注意避开微波炉中的冷区域,放在其电热转动器上,使其受到充分的微波照射。

(三)临床应用

1.应急性器械的快速灭菌

根据微波特性,微波对金属器材的消毒只能借助于吸收微波的材料包裹进行灭菌处理。由于微波作用快速,特别适合于应急性器材的灭菌。Cardoso VH等报道,用1000W微波消毒30秒可显著抑制多种细菌生长。还有些研究发现,用2450MHz±50MHz微波炉对医用插管、导管照射5~7分钟即可达到灭菌。可用WXD-650A型微波快速灭菌器2450MHz±50MHz、650W微波和0.5%氯己定协同作用5分钟灭菌,并可在手术台边进行灭菌。通常微波不能处理金属物品,但金属器械以湿布包裹后,用2450MHz±50MHz、3.0kW微波照射5分钟可达灭菌。

2.不耐热器材的灭菌

某些不耐高温的医疗器材,用环氧乙烷气体灭菌不仅时间长而且有残留毒性。用微波灭菌,既快又不损坏器材。如医院中由高分子整合材料制成的各种导管、手套、各种人工器官及手术缝线、刀片等用微波快速灭菌器处理 5 分钟即可达灭菌。对污染严重的麻醉装置,用720W 微波照射 4 分钟,可杀灭细菌和病毒。

3.口腔科器材灭菌

口腔科小型器械如口镜、牙托、注射器、小金属器械及输液瓶等置于含 0.5％氯己定溶液的塑料盒里,以 2450MHz±50MHz(650W)微波照射 5 分钟可达灭菌。牙钻手机与钻针采用WBy-1 型微波牙钻消毒器,用微波与增效液协同作用,只需照射 1 分钟即可杀灭细菌繁殖体、细菌芽孢,并可将 HBsAg 抗原性完全破坏。该法对牙钻手机与钻针无腐蚀,使用性能无影响。Ribeiro DG 等研究发现微波照射义齿 3 分钟可杀灭念珠菌、葡萄球菌、变形链球菌等多种微生物,可预防交叉污染的发生。

4.儿科器材的处理

乳胶奶头、玻璃奶瓶、药杯、毛巾、纱布、棉签等均可用微波消毒。用 ER-692 型家用微波炉 2450MHz±50MHz 对毛巾、玻璃奶瓶作用 20 分钟,对药杯、纱布和棉签照射 15 分钟,对乳胶奶嘴照射 10 分钟均能将类炭疽杆菌杀灭,除聚乙烯药杯经 10 次处理后开始变黄外,其余物品只要预湿水量适当均无损坏。

第三章 心内科疾病护理

第一节 原发性高血压

原发性高血压是以血压升高为主要临床表现伴或不伴有多种血管危险因素的综合征,通常简称为高血压病。原发性高血压是临床最常见的心血管疾病之一,也是多种心、脑血管疾病的重要危险因素,长期高血压状态可影响重要脏器如心、脑、肾的结构与功能,最终导致这些器官的功能衰竭。原发性高血压应与继发性高血压相区别,后者约占5%,其血压升高只是某些疾病的临床表现之一,如能及时治疗原发病,血压可恢复正常。

一、临床表现

1.症状

大多数患者早期症状不明显,常见症状有头痛、头晕、耳鸣、眼花、乏力、心悸,还可表现为失眠、健忘、注意力不集中、情绪易波动等。经常在体检或其他疾病就医检查时发现血压升高。

2.体征

血压受昼夜、气候、情绪、环境等因素影响波动较大。一般清晨起床活动后血压迅速升高,夜间血压较低;冬季血压较高,夏季血压较低;情绪不稳定时血压高。体检时可听到主动脉瓣区第二心音亢进、收缩期杂音。

3.恶性或急进性高血压

表现为患者发病急骤,舒张压多持续在130～140mmHg或更高。常有头痛、视物不清或失明,视网膜可发生出血、渗出及视盘水肿,肾损害突出,持续蛋白尿、血尿及管型尿,病情进展迅速,如不及时治疗,易出现严重的脑、心、肾损害。

二、主要并发症

1.高血压危象

在情绪激动、精神紧张、过度劳累、寒冷等诱因作用下,小动脉发生强烈痉挛,血压突然急剧升高,收缩压可达260mmHg,舒张压可达120mmHg以上,影响重要器官血液供应而出现危急症状。在高血压的早、中、晚期均可发生。患者出现头痛、恶心、呕吐、心悸、出汗、视物不清等征象。

2.高血压脑病

发生在重症高血压患者,是指血压突然或短期内明显升高,由于过高的血压干扰了脑血管的自身调节机制,脑组织血流灌注过多造成脑水肿。出现中枢神经功能障碍征象,表现为弥散性严重头痛、呕吐、烦躁、意识模糊、精神错乱、局灶性或全身抽搐,甚至昏迷。

3.主动脉夹层

指主动脉腔内的血液通过内膜的破口进入主动脉壁中层而形成的血肿,夹层分离突然发生时多数患者突感胸部疼痛,向胸前及背部放射,随夹层涉及范围可以延至腹部、下肢及颈部。疼痛剧烈难以忍受,起病后即达高峰,呈刀割或撕裂样。突发剧烈的胸痛常误诊为急性心肌梗死。高血压是导致本病的重要因素。患者因剧痛而有休克外貌,焦虑不安、大汗淋漓、面色苍白、心率加速,从而使血压增高。

三、护理评估

1.评估病史资料

(1)患者有无家族遗传性高血压病史,有无糖尿病、高血脂、冠心病、脑卒中或肾病家族史,有无长期精神紧张、吸烟、饮酒过度、肥胖、长期食盐过多。

(2)根据患者临床表现和症状,评估有无潜在并发症的危险。

(3)评估影响高血压病程及疗效的个人心理、社会和环境因素,包括家庭情况、工作环境及文化程度。

(4)测量血压。必要时测量双下肢血压,计算体重指数,测量腰围及臀围,检查眼底,观察有无 Cushing(皮质醇增多症)面容、神经纤维瘤性皮肤斑、甲状腺功能亢进性突眼征、下肢水肿;听诊颈动脉、胸主动脉、腹部动脉及股动脉有无杂音;甲状腺触诊,心肺检查,肾大,四肢动脉搏动情况,神经系统检查。

2.判断危险因素

(1)有高血压急症的危险,包括高血压脑病、颅内出血、急性心肌梗死、急性左心衰竭伴肺水肿、不稳定性心绞痛、致命性动脉出血或主动脉夹层动脉瘤等。

(2)有意外伤害的危险。

3.预防性护理措施

(1)对潜在高血压急症的护理措施:①患者应入住监护室,持续监测血压和尽快应用合适的降压药。首选静脉降压药,降压目标是 1 小时使动脉压迅速下降,但下降幅度不超过 25%;在 2～6 小时血压降至 160/100～110mmHg。防止血压过快降低引起肾、脑或冠状动脉缺血。如果降低的血压水平可耐受且临床情况稳定,在 24～48 小时逐步降低血压达到正常水平。②严密监护生命体征和神志,及时发现高血压急症各类的临床表现。当血压＞180/120mmHg 伴即将发生或进行性靶器官损害,需立即卧床休息,严密观察病情,持续监测血压,尽快应用适合的降压药物并进行有针对性的护理措施。

(2)预防意外伤害的发生:①评估患者有无发生坠床的危险。嘱患者起床或体位变化时避免用力过猛、突然变换体位,床上排尿,协助患者生活护理,加用床挡,避免坠床。②避免潜在的危险因素。如剧烈运动、迅速改变体位、活动场所光线昏暗、病室内有障碍物、地面湿滑等。
③警惕体位性低血压反应。使用降压药后如有晕厥、恶心、乏力，立即平卧，采取头低足高位，
增加脑部血流量；如有头晕、眼花、耳鸣等症状时应卧床休息。

四、观察与护理

（一）一般护理

1.病室环境

为患者提供一个安静、温湿度适宜的诊疗环境，衣服整洁宽松。

2.休息

早期高血压患者可以参加工作，但不要过度疲劳，坚持适当锻炼，如骑自行车、跑步、做体
操、打太极拳等。要保证充足的睡眠，保持心情愉悦，避免精神激动，消除恐惧、焦虑、悲观等不
良情绪。晚期血压持续增高，伴有心、肾、脑病时应卧床休息。

3.预防危险因素

积极预防和控制高血压的危险因素，如减轻体重、限制饮酒、戒烟、改进膳食结构、增加体
育锻炼。

4.饮食

给予低盐、低脂、低热量饮食，以减轻体重。鼓励患者多食水果、蔬菜和纤维素食物，控制
咖啡、浓茶等刺激性饮料。对服用排钾利尿药者应注意补充含钾高的食物，如蘑菇、香蕉、橘
子等。

（二）病情观察与护理

对血压持续增高的患者，应每日测量血压2～3次，并做好记录，掌握血压变化规律。如血
压波动过大，要警惕脑出血的发生。如在血压急剧增高的同时，出现头痛、视物模糊、恶心、呕
吐、抽搐等症状，应考虑高血压脑病的发生。如出现端坐呼吸、喘憋、发绀、咳粉红色泡沫痰等，
应考虑急性左心衰竭的发生。出现上述症状立即报告医师进行紧急救治。

（三）急救与护理

1.高血压危象的护理

(1)评估高血压程度，血压升高＞180/120mmHg并发进行性靶器官功能不全的表现。

(2)绝对卧床休息，根据病情选择合适卧位，给予吸氧。立即建立静脉通道，遵医嘱使用降
压药物。

(3)密切观察患者神志、心率、呼吸、血压及尿量的变化，及时调整降压药物，预防低血压的
发生。

(4)定时进行心电、血压、血氧饱和度的监测，在静脉滴注降压药物时前30分钟内，每5分
钟监测血压1次，使血压控制在理想范围内。硝普钠是治疗高血压危象时的首选药物，由于其
降压迅速，使用时应选用输液泵输注，以便随时调整剂量，控制血压。同时注意硝普钠应现用
现配，避光使用，防止见光变质。

(5)加强心理护理，消除患者紧张、恐惧感，必要时遵医嘱给予镇静药，保证患者充分休息，

以提高降压药物的疗效,控制血压于稳定状态。

2.高血压脑病护理

(1)评估患者头痛的程度、持续时间,是否伴有头晕、耳鸣、恶心、呕吐症状。

(2)严密观察生命体征。观察患者脉搏、心率、呼吸、血压、瞳孔、神志、尿量变化情况,在用药时特别注意观察血压变化,血压不宜降得过快、过低,1~2小时测量1次血压,以便掌握血压波动情况。如发现异常立即报告医师。对神志不清或烦躁不安、抽搐的患者应加床挡,防止发生坠床。除去义齿,于上下齿之间置牙垫,以防咬伤舌头,保持呼吸道通畅。

(3)迅速降低血压。应在1~2小时将平均动脉压降低25%左右,可选用硝普钠50~100mg加入5%~10%葡萄糖注射液250~500mL中静脉滴注,开始速度易慢,视血压和病情可逐渐加量。

(4)控制抽搐。凡抽搐者可用地西泮10~20mg静脉推注,必要时30分钟后再注射1次,或苯巴比妥钠0.1~0.2g肌内注射,直至抽搐停止。

(5)降低颅内压,减轻脑水肿。高血压脑病时应治疗颅内压增高所致的脑水肿,及时给予降颅内压药物。如20%甘露醇250mL或25%山梨醇250mL快速静脉滴注,每隔4~6小时重复1次。

3.主动脉夹层动脉瘤护理

(1)主动脉夹层动脉瘤70%~80%是由于高血压所致,该病是一种预后很差的血管疾病,临床诊断48小时内死亡率高达36%~75%,如病变累及肾动脉死亡率可达50%~70%。疑似病例应立即密切观察心率、血压、呼吸、氧饱和度、肾功能和下肢循环情况,疼痛的部位及性质。

(2)有效镇痛、减慢心率、平稳降压,防止夹层撕裂,病情平稳后即刻实施介入术。术后严密观察腔内隔绝术后综合征,表现为"三高二低",即体温升高、白细胞计数升高和C-反应蛋白升高;红细胞、血小板降低。轻者给予小剂量肾上腺糖皮质激素及消炎镇痛类药物对症处理后,一般2周逐渐恢复。症状重者,血红蛋白低于80g/L和血小板计数低于$60×10^9$/L时,遵医嘱输入全血和血小板治疗。

(四)健康教育

1.心理指导

高血压病的发病机制是除躯体因素外,心理因素占主导地位,强烈的焦虑、紧张、愤怒以及压抑常为高血压的诱发因素,因此教会患者自我调节和自我控制的能力。护士要鼓励患者保持豁达开朗愉快的心境和稳定的情绪,培养广泛的兴趣和爱好。同时指导家属为患者创造良好的生活氛围,避免引起患者情绪紧张、激动等不良刺激。

2.运动指导

高血压患者的休息与运动应根据患者的体质、病情适当调节。随病情好转,血压稳定,可适当从事一些工作、学习、劳动将有益身心健康。高血压患者应逐步控制体重在标准范围内,根据自身爱好和力所能及的运动量进行适当运动,如散步、慢跑、打太极拳、体操等有氧运动。运动时间初始为10~15分钟,一般为30分钟,3~5次/周,循序渐进。如运动出现胸闷、心慌等应立即停止运动。

3.血压监测指导

建议患者自购血压计,指导患者和家属正确测量血压的方法,做到"四定",即定体位、定血压计、定时间、定测量部位。观察血压变化每天 2 次,做好记录。复诊时为医师加减药物剂量提供参考。

4.用药指导

由于高血压是一种慢性病,需要长期的、终身的服药治疗,而这种治疗需要患者和家属配合,因此向其讲解服用药物的种类、用药方法、药物不良反应、服用药物的最佳时间,以便发挥药物的最佳效果和减少不良反应。出现不良反应,要及时报告医师,以便调整药物及采取必要的处理措施。服用降压药物期间,定时测量血压、脉搏,当血压突然升高或降低时要及时就医,不可随意增减或擅自停药。

第二节　心脏瓣膜病

心脏瓣膜病是心脏瓣膜及其附属结构(如瓣叶、瓣环、腱索及乳头肌等)因各种原因造成的以瓣膜增厚、黏连、纤维化、缩短为主要病理改变,以单个或多个瓣膜狭窄和(或)关闭不全为主要临床表现的一组心脏病。若瓣膜互相黏连、增厚、变硬、畸形致瓣膜开放受到限制,从而阻碍血液流通,称瓣膜狭窄;若瓣膜因增厚、缩短,以致不能完全闭合,导致部分血液返流,则称瓣膜关闭不全。二尖瓣最常受累,其次为主动脉瓣;若两个或两个以上瓣膜同时累及,临床上称为多瓣膜病。

引起本病的病因有炎症、黏液瘤样变性、退行性改变、先天性畸形、缺血性坏死、结缔组织疾病及创伤等。其中风湿性心脏病(简称风心病)是我国常见的心脏瓣膜病之一,它是由反复风湿热发生所造成的心脏瓣膜损害。风湿热是一种自身免疫性结缔组织疾病,主要累及心脏和关节,也可侵犯皮下组织、脑、浆膜及小血管等,与甲族乙型溶血性链球菌感染密切相关,患者多有反复链球菌扁桃体炎或咽峡炎病史。多发于冬春季节,寒冷潮湿环境下及医疗较差的地区。主要累及 40 岁以下人群,女性居多。最常累及的瓣膜是二尖瓣。急性风湿热后,至少需 2 年始形成明显二尖瓣狭窄。目前随着风湿热的减少,其发生率有所降低,而非风湿性的瓣膜病,如瓣膜黏液样变性和老年人的瓣膜钙化,日益增多。

一、二尖瓣疾病

(一)二尖瓣狭窄

1.病因、病理

二尖瓣狭窄的最常见病因是风湿热,近半数患者有反复链球菌感染病史如扁桃体炎、咽峡炎等。虽然青霉素在预防链球菌感染的应用,使风湿热、风湿性心瓣膜病的发病率下降,但是风湿性二尖瓣狭窄仍是我国主要的瓣膜病。急性风湿热后,需要两年多形成明显二尖瓣狭窄,急性风湿热多次发作较一次发作出现狭窄早。先天性畸形、结缔组织病也是二尖瓣狭窄的病因。

风湿热导致二尖瓣不同部位的粘连融合,导致二尖瓣狭窄,二尖瓣开放受限,瓣口截断面减少。二尖瓣终呈漏斗状,瓣口常为"鱼口"状。瓣叶钙化沉积常累及瓣环,使其增厚。

慢性二尖瓣狭窄可导致左心房扩大及房壁钙化,尤其在出现房颤时左心耳、左心房内易发生血栓。

2.病理生理

正常二尖瓣口的面积是 $4\sim6cm^2$,当瓣口面积减小到对跨瓣血流产生影响时,即定义为狭窄。二尖瓣狭窄可分为轻、中、重度三个狭窄程度,瓣口面积 $1.5cm^2$ 以上为轻度,$1\sim1.5cm^2$ 为中度,$<1cm^2$ 为重度。测量跨瓣压差可以判断二尖瓣狭窄的程度。重度二尖瓣狭窄跨瓣压差显著增加,可达 20mmHg。

随着瓣口的狭窄,当心室舒张时,血液自左房进入左室受阻,使左心房不能正常排空,致左心房压力增高,当严重狭窄时,左房压可高达 25mmHg,才可使血流通过狭窄的瓣口充盈左室,维持正常的心排血量。左房压力升高,致使肺静脉压升高,肺的顺应性减少,出现劳力性呼吸困难、心率增快,左房压会更高。当有促使心率增快的诱因出现时,急性肺水肿被诱发。

左心房压力增高,肺静脉压升高,使肺小动脉收缩,最终导致肺血管的器质性闭塞性改变产生肺动脉高压、增加右室后负荷,使右心室肥大,甚至右心衰竭,出现体循环淤血的相应表现。

3.临床表现

(1)症状:最常出现的早期症状是劳力性呼吸困难,常伴有咳嗽、咯血。首次出现呼吸困难常以运动、精神紧张、性交、感染、房颤、妊娠为诱因。随着瓣膜口狭窄加重,可出现阵发性夜间呼吸困难,严重时可导致急性肺水肿,咳嗽、咳粉红色泡沫痰。常出现心律失常是房颤,可有心悸、乏力、疲劳,甚至可有食欲减退、腹胀、肝区疼痛、下肢水肿症状。

部分患者首发症状为突然大量咯鲜血,并能自行止住,往往常见于严重二尖瓣狭窄患者。

(2)体征:可出现面部两颧绀红、口唇轻度发绀,称"二尖瓣面容"。

心尖部可触及舒张期震颤;心尖部可闻及舒张期隆隆样杂音是最重要的体征;心尖部第一心音亢进及二尖瓣开放拍击音;肺动脉瓣区第二心音亢进、分裂。

(3)并发症

①房颤:是早期常见的并发症,亦是患者就诊的首发症状。房颤发生率随左房增大和年龄增长而增加。发生前常出现房性期前收缩,初始是阵发性房扑和房颤,之后转为慢性房颤。

②急性肺水肿:是重度二尖瓣狭窄的严重并发症,如不及时救治,可能致死。

③血栓栓塞:约有20%患者发生体循环栓塞,偶尔为首发症状。发生栓塞的80%患者是有房颤病史。血栓脱落引起周围动脉栓塞,以脑动脉栓塞常见。左心房带蒂球形血栓或游离漂浮球形血栓可能突然阻塞二尖瓣口,导致猝死。而肺栓塞发生常是房颤或右心衰竭时,在右房有附壁血栓形成脱落所致。

发生血栓栓塞的危险因素有房颤。直径>55mm 的大左心房。栓塞史。心排血量明显降低。

④右心衰竭:是晚期常见并发症,也是二尖瓣狭窄主要死亡原因。

⑤感染：因本病患者常有肺淤血，极易出现肺部感染。

4.实验室检查

（1）X线：左房增大，后前位见左缘变直，右缘双心房影。左前斜位可见左主支气管上抬，右前斜位可见食管下端后移等。

（2）心电图：二尖瓣狭窄重者可有"二尖瓣型P波"，P波宽度＞0.12秒，并伴有切迹。

（3）超声心动图：是明确诊断和量化的可靠方法。

（4）心导管检查：当临床表现、体征与超声心动图检查的二尖瓣口面积不一致，而且考虑介入或手术治疗时，可进行心导管检查，正确判断狭窄程度。

5.治疗原则

内科治疗以保持和改善心脏代偿功能、积极预防及控制风湿活动及并发症发生为主。有风湿活动的患者应长期应用苄星青霉素肌内注射120万U/月。无症状者要避免剧烈活动和诱发并发症的因素。

外科手术是治疗本病的根本方法，如二尖瓣交界分离术、人工心瓣膜置换术等。对于中、重度单纯二尖瓣狭窄，瓣叶无钙化，瓣下组织无病变，左房无血栓的患者，也可应用经皮瓣膜球囊扩张术介入治疗。

（二）二尖瓣关闭不全

1.病因、病理

心脏收缩期二尖瓣的关闭要依靠二尖瓣的瓣叶、瓣环、腱索、乳头肌和左心室的结构及功能的完整性，任何部分出现异常均可导致二尖瓣关闭不全。

（1）瓣叶：风湿热损害最常见，约占二尖瓣关闭不全患者1/3，女性为多见。风湿性病变造成瓣膜僵硬、变性，瓣缘卷缩，瓣膜交界处的粘连融合，导致二尖瓣关闭不全。

各种原因所致二尖瓣脱垂，心脏收缩时进入左心房影响二尖瓣的关闭；感染性心内膜炎、肥厚型心肌病、先天性心脏病心内膜垫缺损均能使瓣叶结构及功能损害，导致二尖瓣关闭不全。

感染性心内膜炎、二尖瓣创伤性损伤、人工瓣损伤等都可造成瓣叶穿孔，发生急性二尖瓣关闭不全。

（2）瓣环：各种原因引起的左室增大或伴有左心衰竭，都可使瓣环扩大，导致二尖瓣关闭不全。但随心脏缩小、心功能改善，二尖瓣关闭不全情况也会改善。

二尖瓣环钙化和退行性变，多发生于老年女性患者，亦导致二尖瓣关闭不全。严重二尖瓣环钙化累及传导系统，可引起不同程度的房室或室内传导阻滞。

（3）腱索：先天性或各种继发性的腱索病变，如腱索过长、腱索的粘连挛缩或断裂，均可导致二尖瓣关闭不全。

（4）乳头肌：冠状动脉灌注不足致使乳头肌血供不足，使其功能失调，导致二尖瓣关闭不全。如是暂时性乳头肌缺血，出现二尖瓣关闭不全也是短暂的。乳头肌坏死是心肌梗死的常见并发症，会造成永久性二尖瓣关闭不全。虽然乳头肌断裂发生率低，但一旦发生，即可出现严重致命的二尖瓣关闭不全。

乳头肌脓肿、肉芽肿、淀粉样变和结节病等，也是二尖瓣关闭不全的病因。一侧乳头肌缺如、降落伞二尖瓣综合征等先天性乳头肌畸形,也可使二尖瓣关闭不全。

2.病理生理

心室收缩时,二尖瓣关闭不全,部分血液反流入左心房,使左心房承接肺静脉和反流的血液,而使左房压力增高,心室舒张期左心房有过多的血液流入左心室,左心室压力增高,导致左心房和左心室代偿性肥大。当左室功能失代偿,不仅心搏出量减少,而且加重反流,导致左房进一步扩大,最后引起左心衰竭,出现急性肺水肿,继之肺动脉高压。持续肺动脉高压又必然导致右心衰竭,最终为全心衰竭。

3.临床表现

(1)症状:轻者可无症状,风心病患者可从首次风湿热后,无症状期常可超过 20 年。重者出现左心功能不全的表现如疲倦、心悸、劳力性呼吸困难等,后期可出现右心功能不全的表现。

急性二尖瓣关闭不全,轻度反流可有轻度的劳力性呼吸困难。重度反流如乳头肌断裂,将立刻发生急性左心衰竭,甚至发生急性肺水肿或心源性休克。

(2)体征:心脏搏动增强并向左下移位;心尖区全收缩期粗糙吹风样杂音是最重要体征,第一心音减弱,肺动脉瓣区第二心音亢进。

(3)并发症:二尖瓣关闭不全的并发症与二尖瓣狭窄的并发症相似,但心力衰竭情况出现较晚。感染性心内膜炎较二尖瓣狭窄常见;房颤、血栓栓塞较二尖瓣狭窄少见。

急性二尖瓣关闭不全,重度反流,可短期内发生急性左心衰竭,甚至发生急性肺水肿或心源性休克,预后差。

4.实验室检查

(1)X 线:左房增大,伴肺淤血。重者左房左室增大,可有间质性肺水肿征。左侧位、右前斜位可见因二尖瓣环钙化而出现的致密、粗的 C 形阴影。

(2)心电图:急性者常见有窦性心动过速。重者可有左房增大左室肥厚,ST-T 非特异改变。也可有右心室肥厚征,常出现房颤。

(3)超声心动图:脉冲式多普勒超声、彩色多普勒血流显像明确诊断的敏感性高。

(4)放射性核素心室造影:通过左心室与右心室心搏量的比值评估反流程度,当比值>2.5则提示严重反流。

(5)左心室造影:左心室造影是二尖瓣反流程度的“金标准”,通过观察收缩期造影剂反流入左心房的量,评估二尖瓣关闭不全的轻重程度。

5.治疗原则

(1)急性:治疗的目的是降低肺静脉压,增加心排血量,纠正病因。内科治疗一般为术前过渡措施,降低心脏的前后负荷,减轻肺淤血,减少反流,增加心排血量。外科治疗是根本措施,根据病因、病情情况、反流程度和对药物治疗的反应,进行不同手术方式。

(2)慢性

内科治疗:①无症状、心功能正常者无需特殊治疗,应定期随访。②预防感染性心内膜炎;风心病患者应预防风湿活动。③房颤处理如二尖瓣狭窄,但除因心功能恶化需要恢复窦性心律外,多数只需控制心室率。慢性房颤、有栓塞史或左房有血栓的患者,应长期抗凝治疗。

外科治疗:是恢复瓣膜关闭完整性的根本措施。为保证手术效果,应在发生不可逆的左心室功能不全之前进行。手术方法有瓣膜修补术和人工瓣膜置换术两种。

二、主动脉瓣疾病

(一)主动脉瓣狭窄

1.病因、病理

(1)风心病:风湿性炎症使主动脉瓣膜交界处粘连融合,瓣叶纤维化、钙化、僵硬、挛缩畸形,造成瓣口狭窄。同时伴有主动脉瓣关闭不全和二尖瓣狭窄。

(2)先天性畸形:先天性二尖瓣畸形是最常见的先天性主动脉瓣狭窄的病因,而且二尖瓣畸形易并发感染性心内膜炎。成年期形成的椭圆或窄缝形狭窄瓣口,是成人孤立性主动脉瓣狭窄的常见原因。

(3)退行性病变:退行性老年钙化性主动脉瓣狭窄,常见于 65 岁以上老人,常伴有二尖瓣环钙化。

2.病理生理

由于主动脉瓣狭窄,使左心室后负荷加重,收缩期排血受阻而使左心室肥大,导致左心功能不全。

主动脉瓣狭窄严重时可以引起心肌缺血,其机制为:①左心室肥大、心室收缩压升高、射血时间延长,增加心肌耗氧量。②左心室肥大,心肌毛细血管密度相对减少。③心腔内压力在舒张期增高,压迫心内膜下冠状动脉。④左心室舒张末压升高使舒张期主动脉-左心室压差降低,冠状动脉灌注压降低。后两条造成冠状动脉血流减少。供血减少,心肌耗氧量增加,如果有运动等负荷因素,就可出现心肌缺血症状。

3.临床表现

(1)症状:劳力性呼吸困难、心绞痛、晕厥是主动脉瓣狭窄典型的三联征。劳力性呼吸困难为晚期肺淤血引起的首发症状,进一步可发生夜间阵发性呼吸困难、端坐呼吸,甚至急性肺水肿。心绞痛常因运动等诱发,休息后缓解。晕厥多数发生于直立、运动中或后即刻,少数也有在休息时发生。

(2)体征:主动脉瓣区可闻及响亮、粗糙的收缩期吹风样杂音是主动脉瓣狭窄最重要的体征,可向颈部传导。主动脉瓣区可触及收缩期震颤。

(3)并发症

①心律失常:约 10%患者可发生房颤,将导致临床表现迅速恶化,可出现严重的低血压、晕厥、肺水肿。心肌供血不足时可发生室性心律失常。病变累及传导系统可致房室传导阻滞。室性心律失常、房室传导阻滞常是导致晕厥,甚至猝死的原因。

②心脏性猝死:一般发生在有症状者。

③感染性心内膜炎:虽不常见,但年轻患者较轻的瓣膜畸形也比老年钙化性瓣膜狭窄的患者,发生感染性心内膜炎的危险性大。

④心力衰竭:可见左心衰竭。因左心衰竭发生后,自然病程明显缩短,因而少见终末期的右心衰竭。

⑤消化道出血:出血多为隐匿性慢性,多见于老年瓣膜钙化患者,手术根治后出血常可

停止。

⑥栓塞:少见。

4.实验室检查

(1)X线:心影正常或左心房、左心室轻度增大,升主动脉根部可见狭窄后扩张。重者可有肺淤血征。

(2)心电图:重度狭窄者左心房增大、左心室肥厚并有 ST-T 改变。可有房颤、房室传导阻滞、室内阻滞及室性心律失常。

(3)超声心动图:是明确诊断、判断狭窄程度的重要方法。特别二维超声心动图探测主动脉瓣异常十分敏感,有助于确定狭窄的病因,但不能准确定量狭窄程度。应用连续波多普勒,测定通过主动脉瓣的最大血流速度,计算出跨膜压和瓣口面积。

(4)心导管检查:当超声心动图不能确定狭窄程度,又要进行外科手术治疗,应进行心导管检查。常以左心室-主动脉收缩期压差,判断狭窄程度,平均压>50mmHg 或峰压≥70mmHg 为重度狭窄。

5.治疗原则

(1)内科治疗:治疗目的是明确狭窄程度,观察进展情况,选择合理手术时间。

①感染:预防感染性心内膜炎;预防风湿热活动。

②心律失常:积极治疗心律失常,预防房颤,一旦出现房颤,应及时转为窦性心律。

③心绞痛:可用硝酸酯类药治疗心绞痛。

④心力衰竭:限制钠盐摄入,谨慎使用洋地黄和利尿药药物,不可使用作用于小动脉的血管扩张药,避免使用 β 受体阻滞药等负性肌力药物。

⑤无症状:无症状的轻度狭窄患者要每 2 年复查 1 次。中、重度狭窄的患者每 6～12 个月复查 1 次,同时要避免剧烈体力活动。

(2)介入治疗:经皮球囊主动脉瓣成形术与经皮球囊二尖瓣成形术不同,临床应用范围局限。另外经皮球囊主动脉瓣成形术不能代替人工瓣膜置换术,只对高危患者在血流动力学方面产生暂时的轻微的益处,不能降低死亡率。

(3)外科治疗:人工瓣膜置换术是治疗成人主动脉瓣狭窄的主要方法。儿童、青少年的非钙化性先天性主动脉瓣严重狭窄者,可在直视下行瓣膜交界处分离术。

(二)主动脉瓣关闭不全

1.病因、病理

主要由于主动脉瓣和(或)主动脉根部疾病所致。

(1)急性

①创伤:造成升主动脉根部、瓣叶的损伤。

②主动脉夹层:使主动脉瓣环扩大、一个瓣叶被夹层挤压、瓣环或瓣叶被夹层血肿撕裂,常发生在马方综合征、特发性升主动脉扩张、高血压、妊娠。

③感染性心内膜炎:致使主动脉瓣膜穿孔、瓣周脓肿。

④人工瓣膜撕裂。

（2）慢性

①主动脉瓣疾病：绝大部分患者的主动脉瓣关闭不全是由于风心病所致，单纯主动脉瓣关闭不全少见，常因瓣膜交界处伴有程度不同狭窄，常合并二尖瓣损害。感染性心内膜炎是单纯性主动脉瓣关闭不全的常见病因，赘生物使瓣叶损害、穿孔、瓣叶结构损害、脱垂及赘生物介于瓣叶之间，均影响主动脉瓣关闭。即便感染控制，瓣叶纤维化、挛缩也继续发展。临床上表现为急性、亚急性、慢性主动脉瓣关闭不全。先天性畸形，其中在儿童期出现主动脉瓣关闭不全，二叶主动脉瓣畸形是单纯性主动脉瓣关闭不全的1/4。室间隔缺损也可引起主动脉瓣关闭不全。主动脉瓣黏液样变，瓣叶舒张期脱垂入左心室，致使主动脉瓣关闭不全。强直性脊柱炎也可瓣叶受损，出现主动脉瓣关闭不全。

②主动脉根部扩张疾病：造成瓣环扩大，心脏舒张期瓣叶不能对合。如梅毒性主动脉炎、马方综合征、特发性升主动脉扩张、重症高血压和（或）动脉粥样硬化而导致升主动脉瘤以及强直性脊柱炎造成的升主动脉弥散性扩张。

2.病理生理

由于主动脉瓣关闭不全，在舒张期左心室接受左心房流入的血液及主动脉反流来的血液，使左心室代偿性肥大和扩张，逐渐发生左心衰竭，出现肺淤血。

左心室心肌重量增加使心肌耗氧量增加，主动脉舒张压低致使冠状动脉血流减少，两方面造成心肌缺血，使左心室心肌收缩功能降低。

3.临床表现

（1）症状：轻者可无症状。重者可有心悸、心前区不适、心绞痛、头部强烈的震动感，常有体位性头晕。晚期可发生左心衰竭。

急性患者重者可出现低血压和急性左心衰竭。

（2）体征：第二主动脉瓣区可听到舒张早期叹气样杂音。颈动脉搏动明显；脉压增大；周围血管征常见，如点头征、颈动脉和桡动脉扪及水冲脉、股动脉枪击音、股动脉听诊可闻及双期杂音和毛细血管搏动征。主动脉根部扩大患者，在胸骨右侧第2、3肋间可扪及收缩期搏动。

（3）并发症：常见的是感染性心内膜炎；发生心力衰竭急性患者出现早，慢性患者则出现于晚期；可出现室性心律失常，但心脏性猝死少见。

4.实验室检查

（1）X线：急性期可有肺淤血或肺水肿征。慢性期左心房、左心室增大，升主动脉继发性扩张。并可累及整个主动脉弓。左心衰竭时可有肺淤血征。

（2）心电图：急性者常见有窦性心动过速和ST-T非特异改变，慢性者可有左心室肥厚。

（3）超声心动图：M型显示二尖瓣前叶或室间隔舒张期纤细扑动，是可靠诊断征象。急性患者可见二尖瓣期前关闭，主动脉瓣舒张期纤细扑动是瓣叶破裂的特征。

（4）放射性核素心室造影：可以判断左心室功能；根据左、右心搏量比值估测反流程度。

（5）磁共振显像：诊断主动脉疾病极为准确，如主动脉夹层。

（6）主动脉造影：当无创技术不能确定反流程度，并准备手术治疗时，可采用选择性主动脉造影，半定量反流程度。

5.治疗原则

（1）急性：外科人工瓣膜置换术或主动脉瓣修复术是根本的措施。内科治疗目的是降低肺静脉压，增加心排血量，稳定血流动力学。

（2）慢性

①内科治疗：积极控制感染；预防感染性心内膜炎；预防风湿热。应用青霉素治疗梅毒性主动脉炎。当舒张压>90mmHg时需用降压药。左心衰竭时应用血管紧张素转换酶抑制药和利尿药，需要时可加用洋地黄类药物。心绞痛可使用硝酸酯类药物。积极控制心律失常，纠正房颤。无症状的轻度、中度反流患者应限制重体力活动，每1~2年复查1次。无症状的中度主动脉瓣关闭不全和左室扩大者，也需使用血管紧张素转换酶抑制药，延长无症状期。

②外科治疗：人工瓣膜置换术或主动脉瓣修复术是严重主动脉瓣关闭不全的主要治疗方法，为不影响手术后的效果，应在不可逆心功能衰竭发生之前进行，但须遵守手术适应证，避免过早手术。

三、心瓣膜疾病护理措施

（一）活动与休息

按心功能分级安排适当的活动，合并主动脉病变者应限制活动，风湿活动时卧床休息，活动时出现不适，应立即停止活动并给予吸氧3~4L/min。

（二）饮食护理

给予高热量、高蛋白、高维生素易消化饮食，以协助提高机体免疫力。

（三）病情观察

1.体温观察

定时观测体温，注意热型，体温超过38.5℃时给予物理降温，半小时后测量体温并记录降温效果。观察有无风湿活动的表现，如皮肤出现环形红斑、皮下结节、关节红肿疼痛等。

2.心脏观察

观察有无心力衰竭的征象，监测生命体征和肺部、水肿、肝大的体征，观察有无呼吸困难、乏力、尿少、食欲减退等症状。

3.评估栓塞

借助各项检查评估栓塞的危险因素，密切观察有无栓塞征象，一旦发生应立即报告医师，给予溶栓、抗凝治疗。

（四）风湿的预防与护理

注意休息，病变关节应制动、保暖，避免受压和碰撞，可用局部热敷或按摩，减轻疼痛，必要时遵医嘱使用止痛药。

（五）心衰的预防与护理

避免诱因，积极预防呼吸道感染及风湿活动，纠正心律失常，避免劳累、情绪激动。严格控制入量及输液滴速，如发生心力衰竭置患者半卧位，给予吸氧，给予营养易消化饮食，少量多餐。保持大便通畅。

（六）防止栓塞发生

1.预防措施

鼓励与协助患者翻身,避免长时间蹲、坐,勤换体位,常活动下肢,经常按摩、用温水泡脚,以防发生下肢静脉血栓。

2.有附壁血栓形成患者护理

应绝对卧床,避免剧烈运动或体位突然改变,以免血栓脱落,形成动脉栓塞。

3.观察栓塞发生的征兆

脑栓塞可引起言语不清、肢体活动受限、偏瘫;四肢动脉栓塞可引起肢体剧烈疼痛、皮肤颜色及温度改变;肾动脉栓塞可引起剧烈腰痛;肺动脉栓塞可引起突然剧烈胸痛和呼吸困难、发绀、咯血、休克等。

（七）亚急性感染性心内膜炎的护理

应做血培养以查明病原菌;注意观察体温、新出血点、栓塞等情况。注意休息,合理饮食,补充蛋白质和维生素,提高抗病能力。

（八）用药护理

遵医嘱给予抗生素、抗风湿热药物、抗心律失常药物及抗凝治疗,观察药物疗效和不良反应。如阿司匹林导致的胃肠道反应,柏油样便,牙龈出血等不良反应;观察有无皮下出血、尿血等;注意观察和防止口腔黏膜及肺部有无二重感染;严密观察患者心率/律变化,准确应用抗心律失常药物。

（九）健康教育

1.解释病情

告诉患者及家属此病的病因和病程发展特点,将其治疗长期性和困难讲清楚,同时要给予鼓励,建立信心。对于有手术适应证的患者,要劝患者择期手术,提高生活质量。

2.环境要求

居住环境要避免潮湿、阴暗等不良条件,保持室内空气流通,温暖干燥,阳光充足,防风湿复发。

3.防止感染

在日常生活中要注意适当锻炼,注意保暖,加强营养,合理饮食,提高机体免疫力,加强自我保健,避免呼吸道感染,一旦发生,应立即就诊,用药治疗。

4.避免诱发因素

协助患者做好休息及活动的安排,避免重体力劳动、过度劳累和剧烈运动。要教育患者家属理解患者病情并要给予照顾。

要劝告反复发生扁桃体炎患者,在风湿活动控制后 2～4 个月可手术摘除扁桃体。在拔牙、内镜检查、导尿、分娩、人工流产等手术前,应告诉医师自己有风心病史,便于预防性使用抗生素。

5.妊娠

育龄妇女要在医师指导下,根据心功能情况,控制好妊娠与分娩时机。对于病情较重不能妊娠与分娩患者,做好患者及配偶的心理工作,接受现实。

6.提高患者依从性

告诉患者坚持按医嘱服药的重要性,提供相关健康教育资料。同时告诉患者定期门诊复诊,对于防止病情进展也是重要的。

第三节 心肌病

心肌疾病是除先天性心血管病、心脏瓣膜病、冠状动脉粥样硬化性心脏病、高血压心脏病、肺源性心脏病和甲状腺功能亢进性心脏病等以外的以心肌病变为主要表现,并伴有心肌功能障碍的一组心肌疾病。

心肌病分为四型即扩张型心肌病、肥厚型心肌病、限制型心肌病和致心律失常型右室心肌病。各类型心肌病病理生理特点为扩张型心肌病,左心室或双心室扩张,有收缩功能障碍;肥厚型心肌病,左心室或双心室肥厚,常伴有非对称性室间隔肥厚;限制型心肌病,收缩正常,心壁不厚,单或双心室舒张功能低下及扩张容积减小;致心律失常型右室心肌病,右心室进行性纤维脂肪变。

一、肥厚型心肌病

肥厚型心肌病(HCM)是以心肌非对称性肥厚,心室腔变小为特征,以左心室血液充盈受阻,舒张期顺应性下降为基本病态的心肌病。目前一般认为肥厚型心肌病的患病率为1/500,在中国人群中约为80/100000。HCM是青年及运动员猝死的首要原因,而猝死常为首发表现,因而诊治较为困难。临床上根据左心室流出道有无梗阻分为梗阻性和非梗阻性两种类型。

(一)病因与发病机制

40%～60%的肥厚型心肌病是因为肌节蛋白基因突变,故HCM被公认为是一种由编码与肌节蛋白有关的基因突变所致的常染色体显性遗传病。其最主要的基因突变包括以下三种:心脏肌球蛋白重链基因(MYHT)、肌球蛋白结合蛋白C基因(MYBPC3)和心肌肌钙蛋白基因(TNNT2)。还有研究表明,修饰基因也参与了HCM形成,而与HCM有关的修饰基因包括血管紧张素I转化酶、血管紧张素Ⅱ-I受体等。因此,有学者提出,诱发基因突变的重要背景是神经内分泌失常。

(二)临床表现

HCM患者的临床表现具有多样性,个体差异很大。多数患者可以长期无症状或者有轻度的临床表现,尤其是非梗阻性患者。临床上以梗阻性患者的表现较为突出。

1.症状

(1)呼吸困难:是最常见的表现,大多数患者在活动后出现,是由于心室舒张末期压力和顺应性降低,肺静脉压升高,肺淤血所致。

(2)胸痛:多发生在劳累后。胸痛持续时间较长,对硝酸甘油反应不佳,可与心肌梗死相鉴别。可能与肥厚的心肌内细冠状动脉受压,心肌需氧量增加而冠状动脉供血不足有关。

(3)晕厥与头晕:15%～25%的患者至少发生过一次晕厥。约20%的患者主诉黑矇或瞬间头晕。左心室舒张末容量降低、左心腔小、不可逆性梗阻和肥厚,非持续性室性心动过速等因素与晕厥发生相关。

(4)猝死:心源性猝死为HCM的首发临床表现。老年患者表现在左心室肥厚较重、范围较大,而在青少年患者中表现为心肌细胞结构紊乱严重。

2.体征

主要体征有心脏轻度增大。心尖区内侧或胸骨左缘中下段闻及粗糙的收缩期吹风样杂音。其心脏杂音特点为增加心肌收缩力或减轻心脏负荷可使杂音增强;反之则杂音减弱。

3.并发症

(1)心力衰竭:心力衰竭的决定因素有左心室流出道梗阻(LVOTO),心房颤动和舒张功能不全。左心室流出道阶差大于30mmHg(1mmHg=0.133kPa)是进展性心力衰竭和死亡的独立的决定性因素。

(2)心源性猝死:发生机制主要是原发性的室性心动过速和心室颤动。该并发症经常发生在无症状或者症状轻微的患者身上,而且没有任何先兆。

(三)实验室及相关检查

1.X线检查

心影增大多不明显,如有心力衰竭则心影明显增大。

2.心电图检查

最常见表现为左心室肥大,主要改变为ST-T压低,心房增大和左心室肥厚,可出现异常Q波。室内传导阻滞和室性心律失常亦常见。

3.超声心动图

是一项重要的非侵入性诊断方法,是临床主要诊断手段。典型表现为:室间隔非对称肥厚,室间隔与左心室后壁心肌厚度之比>1.3～1.5或室间隔厚度>15mm;左心室流出道狭窄;二尖瓣前叶收缩期前移贴近室间隔(SAM征);主动脉瓣收缩中期呈部分性关闭。彩色多普勒血流显像可评价左心室流出道压力阶差。

4.心脏磁共振(CMR)

可直接反映心室壁肥厚和心室腔狭窄,对于特殊部位心肌壁肥厚和对称性肥厚更有诊断价值;对可疑HCM者,在超声心动图诊断不确定时,可行CMR检查。

5.其他

心导管检查及心血管造影有助确诊。心内膜活检可见心肌细胞畸形肥大、排列紊乱,有助于诊断。

(四)治疗

1.药物治疗

(1)心力衰竭和流出道梗阻症状的治疗:出现心力衰竭症状时,首选是药物治疗,可用β受体拮抗药或者维拉帕米。β受体拮抗药能减少运动诱发的流出道阶差,从而减轻流出道梗阻症状。维拉帕米可改善左心室的充盈,从而改善症状。然而,当静息时梗阻严重,特别是晚期心力衰竭时需避免使用维拉帕米。心力衰竭症状非常严重时,可加用利尿药。终末期充血性心力衰竭症状的 HCM 患者治疗策略与其他疾病导致的心力衰竭相似,如使用利尿药、ACEI 和地高辛等,这些患者最终需考虑心脏移植。

(2)心房颤动的治疗:在心房颤动急性发作期,对于血流动力学不稳定的患者,2014 欧洲指南推荐使用直接电复律治疗。HCM 患者一般能耐受慢性心房颤动,此时一般使用 β 受体拮抗药和维拉帕米控制心室率。反复发作的心房颤动则需要行复律治疗,而此时胺碘酮可能是最有效的药物。另外,为了防止血栓事件发生,HCM 患者一旦发现有心房颤动需要长期使用抗凝药物治疗,并加用维生素 K 拮抗药,使国际标准化比值保持在 2.0～3.0。如不能使用华法林等维生素 K 拮抗药时,可使用阿司匹林合并氯吡格雷。

(3)无症状患者的治疗和猝死的预防:对于无症状性,尤其是有高危因素的患者,最重要的是预防心源性猝死。为了对猝死进行更好的预防,需对患者进行危险因素分层,尤其是非持续性的室性心动过速。植入除颤器(ICD)是一个行之有效的方法,无论是用于二级预防还是一级预防,用胺碘酮药物预防心源性猝死并不实际,文献支持也较少。由于有更有效的治疗方法(如 ICD),β 受体拮抗药或者维拉帕米不能降低猝死风险。

2.外科手术干预

对于左心室流出道阶差超过 50mmHg,且不能通过药物缓解症状的梗阻性肥厚型心肌病(HOCM)患者,需要采取室间隔减容术,包括室间隔切除术和室间隔酒精消融术。手术的主要并发症为房室结传导阻滞,室间隔穿孔和主动脉瓣反流,通过术中的经食管超声的指导可明显减少上述并发症的发生。

3.酒精消融手术

是将无水酒精注入室间隔穿动脉(有时是左前降支的其他分支),造成局部室间隔瘢痕形成。这种方法在改善患者症状和提高运动耐量方面,可获得与手术相似的治疗效果。由于室间隔动脉供应的多变性,术前应常规行超声心肌造影,如果对比剂不能局限于二尖瓣与室间隔接触部位的室间隔基部,则不能行酒精消融术。

二、扩张型心肌病

扩张型心肌病(DCM)是一种以左心室或双侧心室扩张及收缩功能障碍为特征,可通过超声心电图明确诊断,临床表现为进行性心力衰竭、左心室收缩功能下降、室性及室上性心律失常、传导系统异常、血栓栓塞及猝死,并可发生在病程中任何阶段的疾病,是心力衰竭的第三大病因及心脏移植最常见原因。

(一)病因与发病机制

大量研究证明,DCM 的发病与肠道病毒、肝炎病毒、疱疹病毒和艾滋病病毒等病毒感染有关。部分 DCM 患者血清中可检测出较高滴度的 IgM 类抗柯萨奇 B 病毒独特型抗体。近年来,也有国内外许多学者先后提出,在 DCM 患者的血清中存在抗心肌 β_1 肾上腺素受体和 M_2 胆碱受体的自身抗体,并认为它们与 DCM 发病有关,进一步证明 DCM 的发病与病毒感染或自身免疫有关。

遗传因素及基因突变与 DCM 的研究目前也逐渐成为研究热点,不断有关于家族性扩张型心肌病(FDCM)的报道。到目前为止,相关报道可见在扩张型心肌病的家系中采用候选基因筛查和连锁分析策略已定位了26个染色体位点与该病相关,并已从中成功鉴定出22个致病基因。同时,部分研究表示 DCM 是由心肌结构蛋白突变所致的心脏疾病。

此外,还有相关研究认为 DCM 的发生和发展中有细胞凋亡机制参与。

(二)临床表现

1.症状

扩张型心肌病是原发性心肌病中最常见的类型,DCM 的发病是一个缓慢、隐匿的过程,早期表现为心室扩大、心律失常,可以没有心力衰竭症状;然后逐渐发展为充血性心力衰竭,一旦发生心力衰竭,患者病情则进行性恶化。

临床将 DCM 的病程分为三个阶段:

第一阶段:为无症状阶段,体检可以正常,X 线检查心脏可以轻度增大,心电图有非特异性改变,左心室舒张末期内径(LVEDd)为 50～65mm,射血分数(LVEF)在 40%～50%。

第二阶段:主要表现为极度疲劳、乏力、气促、心悸等症状,舒张早期奔马律,二尖瓣反流性杂音,左心室舒张末期内径(LVEDd)为 65～75mm,射血分数(LVEF)在 20%～40%。

第三阶段:为疾病晚期,肝大、水肿、腹水等充血性心力衰竭的表现,其病程长短不一,有的可相对稳定,有的心力衰竭进行性加重,短期内死亡。

2.体征

心脏扩大最常见,心尖部第一心音减弱,由于相对性二尖瓣关闭不全,心尖常有收缩期杂音,偶尔心尖部可闻及舒张期杂音,心力衰竭加重时杂音增强,心力衰竭减轻时杂音减弱或消失,约 75%患者可闻及第三心音或第四心音。10%患者血压升高,可能与心力衰竭时儿茶酚胺分泌增高、水钠潴留有关。心力衰竭控制后,血压恢复正常,亦有并存高血压者。

(三)实验室及其他检查

1.X 线检查

心脏扩大为突出表现,以左心室扩大为主,伴以右心室扩大,也可见左心房及右心房均扩大。心力衰竭时扩大明显,心力衰竭控制后,心脏扩大减弱,心力衰竭再次加重时,心脏再次扩大,呈"手风琴效应"。心脏冲动幅度普遍减弱,病变早期可出现节段性运动异常。主动脉正常,肺动脉轻度扩张,肺淤血较轻。

2.心电图

QRS 低电压,ST-T 改变,少数病例有病理性 Q 波;可有各种心律失常,以室性期前收缩最多见,心房颤动次之;可有不同程度的房室传导阻滞,以右束支传导阻滞较常见。

3.超声心动图

主要表现为大、薄、弱。大即心脏增大,以左心室扩大为主,左心室流出道扩大;薄为室间隔和左心室室壁变薄;弱为室壁运动弥散性减弱,射血分数降低;附壁血栓多发生在左心室心尖部,多合并二尖瓣、三尖瓣反流;左心室舒张末期内径 $>2.7cm/m^2$、舒张末期容积 $>80mL/m^2$。

4.放射性核素检查

放射性核素心肌灌注显影,主要表现为心腔扩大,尤其两侧心室扩大,心肌显影呈弥散性稀疏,但无局限性缺损区,心室壁搏动幅度减弱,射血分数降低。放射性核素心肌灌注显影不但可用于本病的诊断,也可用于本病与缺血性心肌病的鉴别诊断。

5.心导管检查

左心导管检测左心室舒张末压和射血分数,心室和冠状动脉造影有助于与冠心病鉴别。

6.其他

心内膜心肌活检有助于特异性心肌疾病和急性心肌炎鉴别。

(四)治疗

1.内科常规治疗

目前,针对DCM患者尚缺乏特异性药物,临床用药主要以改善患者心功能、延缓患者病情进展为主。大量研究发现,DCM患者在临床上显著获益,包括降低患者心血管事件的发生,改善患者预后,提高生存质量及延长患者寿命,与使用血管紧张素转化酶抑制药(ACEI)、血管紧张素受体阻滞药(ARB)、β肾上腺素受体拮抗药、醛固酮拮抗药及血管扩张药相关。正如指南共识,"黄金三角"即ACEI+β受体拮抗药+醛固酮受体拮抗药,应当根据患者病情尽早使用,除非有不良反应或禁忌证。当DCM患者出现心功能不全时,肾素-血管紧张素-醛固酮系统(RAAS)、交感神经系统均被激活,进而易引起心肌细胞重构,加快DCM的恶化。近期研究再次表明,β受体拮抗药可通过降低交感神经系统活性,减少心肌耗氧来改善患者心功能及降低心源性猝死。故目前临床提倡应根据患者病情尽早加用β受体拮抗药,降低患者心血管事件的发生,改善预后。而ACEI或ARB可以通过抑制RAAS而抑制心室重构。对于有症状、为纽约心脏病协会(NYHA)分级Ⅱ~Ⅳ级的患者,可加用利尿药或者盐皮质激素受体拮抗药,预防或减少顽固性体液潴留、恶性心律失常、猝死等后期并发症的发生。另外,地高辛被推荐使用于并发有心房颤动或者NYHAⅡ~Ⅳ级的患者。对于经积极治疗后窦性心率仍≥70次/分者建议加用伊伐布雷定。多巴酚丁胺、磷酸二酯酶抑制剂或左西孟旦均可在短期内改善患者症状。新型小分子药物可以激动心脏肌球蛋白,增强心肌收缩力,目前正处于实验期,有望成为治疗HF的新药物。

2.置入器械治疗

对于部分DCM患者在使用优化药物治疗的基础上仍不能改善临床症状时,可通过介入手段进一步诊疗。据报道,置入双腔起搏器同步刺激左、右心室(CRT),可纠正双心室收缩不同步,改善心脏功能和血流动力学而不增加耗氧,能改善严重心力衰竭患者症状。置入CRT指征:NYHA分级的Ⅰ~Ⅲ级或不卧床的Ⅳ级、伴有不同步或起搏适应证的患者。

3.左心室减容手术

DCM患者特征之一表现为左心室扩大、收缩能力减弱。减容手术的原理是将扩大的左心室游离壁纵向部分切除,左心室心腔减小更趋向椭圆形,使左心室壁局部应力减小,减少心室耗氧量,从而改善心室功能,降低DCM患者病死率。

4.心脏移植

被认为是DCM患者终末期较为有效的外科治疗,目前也是一项较为成熟的治疗手段。

5.细胞移植

干细胞疗法在治疗缺血性心脏疾病的临床试验中已经显现出显著的疗效,但对 DCM 患者是否有显著疗效仍有待确定,目前缺少大规模临床试验,仍需进一步被证实。

6.基因治疗

有研究表明,DCM 患者中 20%～30% 是家族性的。该病具体遗传异质性特点,研究显示,DCM 发病机制是由于某些基因缺陷所导致,因此针对一些基因靶向治疗也渐渐成为该领域研究热点。基因治疗的探索将有助于寻找治疗家族遗传性 DCM 的方法。

7.免疫治疗及其他

NF-κB 诱导和 IgG3 心脏自身抗体的免疫吸附的临床应用已被用作免疫调节疗法,并且对于难治的 DCM 患者可提供新的治疗方法。用于治疗 DCM 患者慢性 HF 的常规药物,如 β 受体拮抗药、ACEI、ARB 及醛固酮拮抗药,这些药物在基础治疗上的抗炎免疫反应应当被重新评估。重组人生长激素、辅酶 Q10 及联合中药调理等其他治疗目前均有相关研究证实对 DCM 患者的预后有益。

三、常见护理问题

(一)疼痛

1.相关因素

与心脏扩大、心肌肥厚需要供血量增加,而冠状动脉供血相对不足有关。

2.临床表现

胸痛。

3.护理措施

(1)休息与活动:疼痛发作时应立即停止正在进行的活动,就地休息。

(2)心理护理:安慰患者缓解其紧张情绪,指导放松技术,如缓慢深呼吸、全身肌肉放松等。

(3)进行适当氧疗,采用 2～4L/min 的低流量持续吸氧。

(4)疼痛观察:评估患者疼痛的部位、性质、程度、持续时间并做好记录。嘱患者疼痛加剧时及时告知医护人员。密切观察患者的生命体征,包括呼吸、心率、血压等,严密观察心律失常和心力衰竭征象。

(5)用药护理:遵医嘱使用 β 受体拮抗药或钙通道阻滞药,注意有无心动过缓等不良反应。

(二)潜在并发症:心力衰竭

1.相关因素

与心肌病导致心脏增大、肥厚,收缩功能损害有关。

2.临床表现

呼吸困难、左侧心力衰竭和右侧心力衰竭症状均可出现。

3.护理措施

(1)休息:嘱患者卧床休息,限制活动,给予舒适体位,如抬高床头、半卧位。指导、协助患者有效翻身。

(2)吸氧:遵医嘱给予吸氧,保持鼻导管通畅。

（3）用药护理：扩张型心肌病患者对洋地黄耐受性差，使用时尤应警惕发生中毒。严格控制输液量与滴速，以免发生急性肺水肿。

（三）营养：低于机体需要量

1.相关因素

与患者胃肠道不适、腹痛、腹泻及饮食耐受性差有关。

2.临床表现

进食量少，食欲缺乏，体重减轻等。

3.护理措施

（1）基础护理：晨起、睡前及进食前后刷牙漱口，保持口腔清洁。进餐时指导患者采取半卧位或坐位以利于吞咽，并在饭后 2 小时内避免平卧姿势。

（2）饮食护理：指导患者少量多餐、细嚼慢咽。选择多样化、清淡易消化饮食，并保持食物的色、香、味、美，刺激患者食欲。避免干硬、油腻或者油炸食物。可少量多次摄取一些低脂肪食品。

（四）有感染危险

1.相关因素

与营养不良、机体免疫力降低有关。

2.临床表现

体温升高等。

3.护理措施

（1）基础护理：指导患者平时注意防寒保暖，防止受凉受湿，预防感冒和上呼吸道感染。保持室内空气流通，阳光充足。

（2）饮食护理：给予患者高蛋白、高热量、高维生素、易消化饮食。

（3）活动指导：指导患者平时坚持体育锻炼，增强体质。示范、指导患者经常进行深呼吸和有效咳嗽。

（4）用药护理：严格无菌操作，遵医嘱给予抗生素治疗。

四、健康教育

1.心理指导

指导患者保持乐观、平和心情，避免情绪激动，告诉家属当患者出现紧张焦虑或烦躁等不良情绪时，应给予理解并进行疏导。

2.饮食指导

患者应进食富含维生素、蛋白质和各种微量元素的食物，以促进心肌细胞功能恢复。有明显心力衰竭者应当合理控制钠盐的摄入量，每天维持 2～3g 的食用量。另外，还应当多摄入一些新鲜的果蔬食物和粗纤维食物，坚持少量多餐的进食原则，禁止食用各种刺激性食物，避免心律失常症状的发生。

3.用药指导

指导患者坚持服用抗心力衰竭、纠正心律失常的药物，以提高存活年限。说明药物的名称、剂量、用法,教会患者及其家属观察药物疗效及不良反应。对使用洋地黄类正性肌力药物者,示范并指导患者学会对脉搏情况进行观察,用药剂量应严格遵医嘱,若出现心律失常、恶心、呕吐和头痛等状况应及时就诊。使用血管扩张药过程中要避免用力过猛,因为血管扩张药容易引起患者直立性低血压,告知患者要严格观察血压变化情况,解释扩张药的使用容易出现嗅觉减退、虚脱、头晕、咳嗽等不良反应。

4.活动与休息指导

嘱患者保证充足的睡眠和适当的户外体育锻炼,提高体质,增强身体免疫能力。在天气寒冷时做好保暖措施,避免因寒冷而加重病情。

5.出院指导

嘱患者定期门诊随访,症状加重或出现不适时应立即就诊,防止病情进展、恶化。

第四章　消化内科疾病护理

第一节　胃炎

胃炎是指任何病因引起的胃黏膜炎症,常伴有上皮损伤和细胞再生,是最常见的消化道疾病之一。按临床发病的缓急和病程的长短,可分为急性胃炎和慢性胃炎。

一、急性胃炎

急性胃炎是多种原因引起的急性胃黏膜炎症。临床常急性发病,可有明显上腹部症状,内镜检查可见胃黏膜充血、水肿、出血、糜烂、浅表溃疡等一过性的急性病变。急性胃炎主要包括:急性幽门螺杆菌(H.pylori)感染引起的急性胃炎、除幽门螺杆菌之外的病原体感染及其毒素对胃黏膜损害引起的急性胃炎和急性糜烂出血性胃炎。后者是指由各种病因引起的、以胃黏膜多发性糜烂为特征的急性胃黏膜病变,常伴有胃黏膜出血和一过性浅溃疡形成。

(一)病因与发病机制
引起急性糜烂出血性胃炎的常见病因有以下几种。

1.药物

常见的有非甾体类抗炎药(NSAID)如阿司匹林、吲哚美辛等,某些抗肿瘤药、口服氯化钾及铁剂等。

2.应激

严重创伤、大面积烧伤、大手术、颅内病变、败血症及其他严重脏器病变或多器官功能衰竭等均可使机体处于应激状态而引起急性胃黏膜损害。

3.乙醇

由乙醇引起的急性胃炎有明确的过量饮酒史,乙醇有亲脂性和溶脂能力,高浓度乙醇可直接破坏胃黏膜屏障,引起上皮细胞损害、黏膜出血和糜烂。

(二)临床表现

1.症状

急性糜烂出血性胃炎通常以上消化道出血为主要表现,一般出血量较少,呈间歇性,可自止,但也可发生大出血引起呕血和(或)黑粪。部分 H.pylori 感染引起的急性胃炎患者可表现为一过性的上腹部症状。不洁食物所致者通常起病较急,在进食污染食物后数小时至 24 小时发病,表现为上腹部不适、隐痛、食欲减退、恶心、呕吐等,伴发肠炎者有腹泻,常有发热。

2.体征

多无明显体征,个别患者可有上腹轻压痛。

(三)辅助检查

1.内镜检查

胃镜检查最具诊断价值,急性胃炎内镜下表现为胃黏膜局限性或弥散性充血、水肿、糜烂、表面覆有黏液和炎性渗出物,以出血为主要表现者常可见黏膜散在的点、片状糜烂,黏膜表面有新鲜出血或黑色血痂。

2.粪便隐血检查

以出血为主要表现者,粪便隐血试验阳性。

(四)治疗要点

(1)针对病因,积极治疗原发疾病。

(2)去除各种诱发因素。嗜酒者宜戒酒,如由非甾体类抗炎药引起,应立即终止服药并用抑制胃酸分泌药物来治疗,如患者必须长期使用这类药物,则宜同时服用抑制胃酸分泌药物。

(3)对症治疗:可用甲氧氯普胺(胃复安)或多潘立酮(吗丁啉)止吐,用抗酸药或 H_2 受体拮抗药如西咪替丁、雷尼替丁或法莫替丁等以降低胃内酸度,减轻黏膜炎症。保护胃黏膜可用硫糖铝、胶体铋等。

(五)护理要点

1.常规护理

(1)一般护理

①休息:患者要注意休息,减少活动,避免劳累。急性出血时应卧床休息。

②饮食:一般进无渣、温热、半流质饮食。少量出血时可给牛奶、米汤等流质饮食,以中和胃酸,利于胃黏膜的修复。呕血者应暂禁食,可静脉补充营养。

③环境:为患者创造整洁、舒适、安静的环境,定时开窗通风,保证空气新鲜及温、湿度适宜,使其心情舒畅。

④出血期间协助患者用生理盐水漱口,每天 2 次。

⑤评估:评估患者的心理状态,有针对性地疏导,解除患者的紧张情绪。

(2)药物治疗的护理观察药物的作用、不良反应、服用时的注意事项,如抑制胃酸的药物多于餐前服用、抗生素类多于餐后服用;并询问患者有无过敏史,严密观察用药后的反应;应用止泻药时应注意观察排便次数,观察粪便的颜色、性状及量,腹泻控制后及时停药;保护胃黏膜的药物多是餐前服用,个别药例外;应用解痉镇痛药,如山莨菪碱或阿托品,使用后会出现口干等不良反应,并且青光眼及前列腺增生症者禁用。保证患者每天的液体入量,根据患者情况和药物性质调节滴注速度,合理安排所用药物的前后顺序。

(3)高热的护理高热 39℃ 以上者应行物理降温,如头置冰袋或用冰水冷敷,用酒精或温水擦浴。效果不理想者遵医嘱给予解热药。对畏寒患者应注意保暖。患者退热时往往大量出汗,应及时给予更换衣裤、被盖,并进行保暖,防止湿冷受寒而导致上呼吸道感染。

(4)消化道出血的急救与护理

①患者有呕血、便血等出血病史，出现面色苍白，表情淡漠，出冷汗，脉搏细数，肠鸣音亢进，应首先考虑有出血情况，严密观察血压。

②患者出现呕血，立即去枕平卧，头偏向一侧，绝对卧床，禁食，及时备好吸引器。

③立即通知值班医师或主管医师。

④迅速建立静脉通路（大号针头），同时验血型、交叉配血、加快患者的输液速度，如已有备血立即取血。

⑤测血压、脉搏、体温，每隔 15～30 分钟监测 1 次，并做好记录。

⑥给予吸氧，保持呼吸道通畅，同时注意保暖。

⑦密切观察病情变化，注意呕吐物及粪便的颜色、性质、量，做好记录。

⑧食管静脉曲张破裂出血，备好三腔二囊管，配合医师置三腔二囊管进行止血。

⑨按医嘱给予止血药及扩容药。

⑩正确记录 24 小时出入量，必要时留置导尿，做好重症护理记录。做好心理指导，消除紧张、焦虑情绪。如经内科治疗出血不止，应考虑手术治疗，做好术前准备。

（5）预防窒息及抢救护理

①应嘱患者呕血时不要屏气，尽量将血轻轻呕出，以防窒息。

②准备好抢救用品，如吸引器、鼻导管、气管插管和气管切开包等。

③出现窒息时立即开放气道，上开口器。

④立即清除口腔、鼻腔内血凝块，用吸引器吸出呼吸道内的血液及分泌物。

⑤迅速抬高患者床尾，使其成头低足高位。如患者意识清楚，鼓励用力咳嗽，并用手轻拍背部帮助支气管内淤血排出。如患者意识不清则应迅速将患者上半身垂于床边并一手托扶，另一手轻拍患侧背部。

⑥清除患者口、鼻腔内的淤血。用压舌板刺激其咽喉部，引起呕吐反射，使其能咯出阻塞于咽喉部的血块，对牙关紧闭者用开口器及舌钳协助。

⑦如以上措施不能使血块排出，应立即用吸引器吸出淤血及血块，必要时立即行气管插管或气管镜直视下吸取血块。气道通畅后，若患者自主呼吸未恢复，应行人工呼吸，给予高流量吸氧或按医嘱应用呼吸中枢兴奋药。

（6）腹痛的护理

①明确诊断后可遵医嘱给予局部热敷、按摩、针灸，或给予镇痛药物等缓解腹痛症状，同时应安慰、陪伴患者以使其精神放松，消除紧张、恐惧心理，保持情绪稳定，以增强患者对疼痛的耐受性。

②非药物镇痛方法：可以用分散注意力法，如数数、谈话、深呼吸等。

③行为疗法：如放松技术、冥想、音乐疗法等。

（7）恶心、呕吐与上腹不适的护理

①评估症状是否与精神因素有关，关心和帮助患者，消除紧张情绪。

②及时为患者清理呕吐物、更换衣物，协助患者采取舒适体位。

③避免不良刺激。严重呕吐患者要密切观察，及时纠正水、电解质平衡紊乱。一般呕吐物为消化液和食物时有酸臭味，混有大量胆汁时呈绿色，混有血液呈鲜红色或棕色残渣。

（8）呕血、黑粪的护理

①排除鼻腔出血及进食大量动物血、铁剂等所致呕吐物呈咖啡色或黑粪。

②必要时遵医嘱给予输血、补液、补充血容量治疗。

2.健康指导

（1）饮食指导

①急性期病情较重，排便次数多，常伴呕吐，严重者会出现脱水和电解质紊乱。此时应禁食，使胃肠道彻底休息，依靠静脉输液补充水和电解质。

②病情较轻的患者，可饮糖盐水，补充水和盐，纠正水盐代谢紊乱。

③病情缓解后的恢复期，首先试食流质饮食。

④一般患者呕吐停止后可选用清流质软食，注意少量多餐，以每天6~7餐为宜。开始可给少量米汤、藕粉、杏仁露等，待症状缓解、排便次数减少，可改为全流质食物。

⑤尽量少用产气及其他含脂肪多的食物，如牛奶及其他奶制品、蔗糖、过甜食物以及肉类。

（2）心理指导

①解释症状出现的原因：患者因出现呕血、黑粪或症状反复发作而产生紧张、焦虑、恐惧心理。护理人员应向其耐心说明出血原因，并给予解释和安慰。应告知患者，通过有效治疗，出血会很快停止，并通过自我护理和保健，可减少疾病的复发。

②心理疏导：耐心解答患者及家属提出的问题，向患者解释精神紧张不利于呕吐的缓解，特别是有的呕吐与精神因素有关，紧张、焦虑还会影响食欲和消化能力，而树立信心及情绪稳定则有利于症状的缓解。

③应用放松技术：利用深呼吸、转移注意力等放松技术，减少呕吐的发生。

（3）出院指导：向患者及家属进行卫生宣传教育，本病是胃的一种急性损害，只要去除病因和诱因就能治愈，也可以防止其发展为慢性胃炎。应向患者及家属讲明病因，如是药物引起，应告诫今后禁用此药；如疾病需要必须使用，应遵医嘱配合服用制酸药以及胃黏膜保护药。指导患者饮食要有规律性，少食多餐，避免刺激性食物和对胃有损害的药物，或遵医嘱从小量开始、饭后服药；要节制烟、酒。遵医嘱坚持服药，如有不适，及时来医院就诊，并定期门诊复查。嘱患者进食要有规律，避免食生、冷、硬及刺激性食物和饮料。

二、慢性胃炎

慢性胃炎系指不同病因引起的胃黏膜的慢性炎症或萎缩性病变，是一种十分常见的消化道疾病，占接受胃镜检查患者的80%~90%，男性多于女性，随年龄增长发病率逐渐增高。根据病理组织学改变和病变在胃的分布部位，将慢性胃炎分为非萎缩性、萎缩性和特殊类型三大类。

（一）病因与发病机制

1.幽门螺杆菌（H.pylori）感染

目前认为 H.pylori 感染是慢性胃炎主要的病因。

2.饮食和环境因素

长期 H.pylori 感染增加了胃黏膜对环境因素损害的易感性；饮食中高盐和缺乏新鲜蔬菜

及水果可导致胃黏膜萎缩、肠化生以及胃癌的发生。

3.自身免疫

胃体萎缩为主的慢性胃炎患者血清中常能检测出壁细胞抗体和内因子抗体,尤其是伴有恶性贫血的患者检出率相当高。

4.其他因素

机械性、温度性、化学性、放射性和生物性因子,如长期摄食粗糙性与刺激性食物、酗酒、咸食、长期服用非甾体类抗炎药或其他损伤胃黏膜的药物、鼻咽部存在慢性感染灶等。

(二)临床表现

1.症状

大多数慢性胃炎患者无任何症状。有症状者主要表现为非特异性的消化不良症状,如上腹部隐痛、进食后上腹部饱胀、食欲缺乏、反酸、嗳气、呕吐等。少数患者有呕血与黑粪,自身免疫胃炎可出现明显厌食和体重减轻,常伴贫血。

2.体征

本病多无明显体征,有时可有上腹部轻压痛,胃体胃炎严重时可有舌炎和贫血的相应体征。

(三)辅助检查

1.胃镜及胃黏膜活组织检查

它是最可靠的确诊方法,并常规做幽门螺杆菌检查。

2.幽门螺杆菌检测

包括侵入性(如快速尿素酶测定、组织学检查等)和非侵入性(如^{13}C 或^{14}C 尿素呼气试验等)方法检测幽门螺杆菌。

(四)治疗要点

1.消除或削弱攻击因子

(1)根除 H.pylori 治疗:目前根除方案很多,但可归纳为以胶体铋药为基础和以质子泵抑制药为基础的两大类。

(2)抑酸或抗酸治疗:适用于有胃黏膜糜烂或以胃烧灼感、反酸、上腹饥饿痛等症状为主者,根据病情或症状严重程度,选用抗酸药。

(3)针对胆汁反流、服用非甾体类抗炎药等作相关治疗处理。

2.增强胃黏膜防御

适用于有胃黏膜糜烂出血或症状明显者,药物包括兼有杀菌作用的胶体铋,兼有抗酸和胆盐吸收的硫糖铝等。

3.动力促进药

可加速胃排空,适用于上腹饱胀,早饱等症状为主者。

4.中医中药

辨证施治,可与西药联合应用。

5.其他

应用抗抑郁药,镇静药。适用于睡眠差,有精神因素者。

（五）护理措施

1.基础护理

（1）休息与体位：急性发作或症状明显时应卧床休息，以患者自觉舒适体位为宜。平时注意劳逸结合，生活有规律，避免晚睡晚起或过度劳累，保持心情愉快。

（2）饮食：注意饮食规律及饮食卫生，选择营养丰富易于消化的食物，少量多餐，不暴饮暴食。避免刺激性和粗糙食物，勿食过冷过热易产气的食物和饮料等。养成细嚼慢咽的习惯，使食物和唾液充分混合，以帮助消化。胃酸高时忌食浓汤、酸味或烟熏味重的食物，胃酸缺乏者可酌情食用酸性食物如山楂等。

（3）心理护理：因腹痛等症状加重或反复发作，患者往往表现出紧张、焦虑等心理，有些患者因担心自己所患胃炎会发展为胃癌而恐惧不安。护理人员应根据患者的心理状态，给予关心、安慰，耐心细致地讲授有关慢性胃炎的知识，指导患者规律的生活和正确的饮食，消除患者紧张心理，使患者认真对待疾病，积极配合治疗，安心养病。

2.疾病护理

（1）疼痛护理：上腹疼痛时可给予局部热敷与按摩或针灸合谷、足三里等穴位，也可用热水袋热敷胃部，以解除胃痉挛，减轻腹痛。

（2）用药护理：督促并指导患者及时准确服用各种灭菌药物及制酸药等，以缓解症状。

3.健康教育

（1）适当锻炼身体，保持情绪乐观，提高免疫功能和增强抗病能力。

（2）避免服用对胃有刺激性的药物（如水杨酸钠、吲哚美辛、保泰松和阿司匹林等）。

（3）嗜烟酒者与患者、家属一起制订戒烟酒的计划并督促执行。

（4）经胃镜检查肠上皮化生和不典型增生者，应定期门诊随访，积极治疗。

第二节　消化性溃疡

消化性溃疡（PU）主要指发生在胃和十二指肠球部的慢性溃疡，由于溃疡的形成与胃酸及胃蛋白酶的消化作用有关，故称为消化性溃疡，凡是能与酸接触的胃肠道任何部位均可发生溃疡，但以胃溃疡（GU）和十二指肠溃疡（DU）多见，其中十二指肠溃疡更为常见。消化性溃疡在人群中发病率约为10%，可发病于任何年龄，以中年多见。DU好发于青壮年，GU好发于中老年，男性患病较女性多见。

一、病因与发病机制

PU的病因及发病机制迄今尚不完全清楚，比较一致的观点是：PU的发生是多种因素相互作用，尤其是对胃十二指肠黏膜有损害，作用的侵袭因素与黏膜自身防御/修复因素之间失去平衡所致。当侵袭因素增强和（或）防御/修复因素削弱时，就可能出现溃疡，这是溃疡发生的基本机制。GU和DU发病机制各有侧重，前者着重于防御/修复因素的削弱而后者则侧重于侵袭因素的增强。

(一)胃十二指肠黏膜防御和修复机制

(1)胃黏膜屏障。

(2)黏液-HCO_3^-屏障。

(3)黏膜的良好血液循环和上皮细胞强大的再生能力。

(4)外来及内在的前列腺素和表皮生长因子等。

一般而言,只有当某些因素损害了这一机制才可能发生胃酸/胃蛋白酶侵袭黏膜而导致溃疡形成。

(二)胃十二指肠黏膜损害机制

近年的研究已明确,幽门螺杆菌(Hp)感染和非甾体类抗炎药(NSAID)是损害胃十二指肠黏膜屏障导致 PU 的最常见病因。

1.幽门螺杆菌感染

胃黏膜受 Hp 感染,在其致病因子如尿素酶、细胞空泡毒素及其相关蛋白等作用下,出现局部炎症反应及高促胃液素血症,生长抑素合成、分泌水平降低,胃蛋白酶及胃酸水平升高,造成胃、十二指肠黏膜损伤引起炎症,进而发展成溃疡。

2.非甾体类抗炎药

NSAID 除了降低胃、十二指肠黏膜的血流量,对胃黏膜的直接刺激和损伤作用外,还可抑制环氧化酶活性,从而使内源性前列腺素合成减少,削弱胃黏膜的保护作用。

3.胃酸和胃蛋白酶

消化性溃疡的最终形成是由于胃酸/胃蛋白酶对黏膜的自身消化所致。胃蛋白酶是主细胞分泌的胃蛋白酶原经盐酸激活转变而来,它能降解蛋白质分子,对黏膜有侵袭作用,其活性受到胃酸制约,胃酸的存在是溃疡发生的决定因素。

4.其他因素

吸烟、遗传、胃十二指肠运动异常、应激和精神因素、饮食失调等。

二、临床表现

典型的 PU 具有以下特点:①慢性过程;②发作呈周期性;③发作时上腹部疼痛呈节律性。

1.症状

(1)上腹痛:是消化性溃疡的主要症状,性质可为钝痛、灼痛、胀痛或剧痛,但也可仅为饥饿样不适感。一般不放射,范围比较局限,多不剧烈,可以忍受。GU 疼痛多位于剑突下正中或偏左,DU 多位于上腹正中或稍偏右。节律性疼痛是消化性溃疡的特征性临床表现,GU 多在餐后 0.5~1 小时痛,下次餐前消失,表现为进食-疼痛-缓解的规律;而 DU 疼痛常在两餐之间发生(饥饿痛),直到再进餐时停止,规律为疼痛-进食-缓解,疼痛也可于睡前或午夜出现,称夜间痛。

(2)部分病例无上述典型疼痛,而仅表现为上腹隐痛不适、反酸、嗳气、恶心、呕吐等消化不良的症状,以 GU 较 DU 为多见。病程较长的患者因影响摄食和消化功能而出现体重减轻,或因慢性失血而有贫血。

2.体征

发作期于上腹部有一固定而局限的压痛点,缓解期无明显体征。

3.并发症

(1)出血:是消化性溃疡最常见的并发症,DU 比 GU 易发生。出血量与被侵蚀的血管大小有关,可表现为呕血与黑粪,出血量大时甚至可排鲜血便,出血量小时,粪便隐血试验阳性。

(2)穿孔:当溃疡深达浆膜层时可发生穿孔,若与周围组织相连则形成穿透性溃疡。穿孔通常是外科急诊,最常发生于十二指肠溃疡。表现为腹部剧痛和急性腹膜炎的体征。当溃疡疼痛变为持续性,进食或用抗酸药后长时间疼痛不能缓解,并向背部或两侧上腹部放射时,常提示可能出现穿孔。此时腹肌紧张,呈板状腹,有压痛、反跳痛,肝浊音界缩小或难以叩出,肠鸣音减弱或消失,X 线片可见膈下游离气体。

(3)幽门梗阻:见于 2%～4% 的病例,主要由 DU 或幽门管溃疡周围组织充血水肿所致。表现为餐后上腹部饱胀,频繁呕吐宿食,严重时可引起水和电解质紊乱,常发生营养不良和体重下降。

(4)癌变:少数 GU 可发生癌变,尤其是 45 岁以上的患者。

三、实验室检查

1.胃镜及胃黏膜活组织检查

是确诊 PU 的首选检查方法,胃镜下可直接观察胃和十二指肠黏膜并摄像,还可以直视下取活组织做幽门螺杆菌检查和组织病理学检查,对诊断消化性溃疡和良恶性溃疡的鉴别准确性高于 X 线钡剂检查。

2.X 线钡剂检查

适用于对胃镜检查有禁忌或不愿接受胃镜检查者。多采用钡剂和空气双重对比造影方法。

3.幽门螺杆菌检测

可分为侵入性和非侵入性两大类。侵入性方法需经胃镜取胃黏膜活组织进行检测,目前常用的有快速尿素酶试验、组织学检查和幽门螺杆菌培养。其中快速尿素酶试验操作简便、快速、费用低,是侵入性检查中诊断 Hp 感染的首选方法。非侵入性检查主要有 ^{13}C 或 ^{14}C 尿素呼气试验、血清学检查和粪便 Hp 抗原检测等,前者检测 Hp 感染的敏感性和特异性高,可作为根除 Hp 治疗后复查的首选方法。

4.胃液分析

GU 患者胃酸分泌正常或稍低于正常,DU 患者则常有胃酸分泌过高。但溃疡患者胃酸分泌水平个体差异很大,与正常人之间有很大的重叠,故胃酸测定对 PU 诊断的价值不大,目前临床已较少采用。

5.粪便隐血试验

活动性 DU 或 GU 常有少量渗血,使粪便隐血试验阳性,经治疗 1～2 周转阴。若 GU 患者粪便隐血试验持续阳性,应怀疑有癌变可能。

四、治疗要点

消化性溃疡以内科治疗为主,目的是消除病因、控制症状,促进溃疡愈合、防止复发和避免并发症的发生。目前根除 Hp 和抑制胃酸的药物是治疗溃疡病的主流,黏膜保护药物也起重要的作用。

(一)药物治疗

1.降低胃酸药物

包括抗酸药和抑制胃酸分泌药两类。

(1)抗酸药:为一类弱碱药物,口服后能与胃酸作用形成盐和水,能直接中和胃酸,并可使胃蛋白酶不被激活,迅速缓解溃疡的疼痛症状。常用药物有氢氧化铝凝胶、铝碳酸镁、复方氢氧化铝、乐得胃等。

(2)抑制胃酸分泌的药物

①H_2 受体拮抗药(H_2RA):能阻止组胺与其 H_2 受体相结合,使壁细胞分泌胃酸减少。常用药物有西咪替丁、雷尼替丁和法莫替丁。不良反应较少,主要为乏力、头晕、嗜睡和腹泻。

②质子泵抑制药(PPI):作用于壁细胞分泌胃酸终末步骤中的关键酶 H^+-K^+-ATP 酶(质子泵),使其不可逆失活,从而有效地减少胃酸分泌,其抑酸作用较 H_2RA 更强而持久,是已知的作用最强的胃酸分泌抑制药。常用的药物有奥美拉唑、兰索拉唑、泮托拉唑、雷贝拉唑和埃索美拉唑等。

2.保护胃黏膜药物

(1)胶体次枸橼酸铋(CBS):在酸性环境中,通过与溃疡面渗出的蛋白质相结合,形成一层防止胃酸和胃蛋白酶侵袭的保护屏障。CBS 还能促进上皮分泌黏液和 HCO_3^-,并能促进前列腺素的合成;此外,CBS 还具有抗 Hp 的作用。一般不良反应少,但服药能使粪便成黑色。为避免铋在体内过量的蓄积,不宜长期连续服用。

(2)硫糖铝:其抗溃疡作用与 CBS 相仿,但不能杀灭 Hp。由于该药在酸性环境中作用强,故应在三餐前及睡前 1 小时服用,且不宜与制酸剂同服,不良反应轻,主要为便秘。

(3)米索前列醇:具有抑制胃酸分泌、增加胃十二指肠黏膜的黏液和碳酸氢盐分泌和增加黏膜血流等作用。常见不良反应为腹泻,因可引起子宫收缩,孕妇忌服。

3.根除幽门螺杆菌治疗

根除 Hp 可使大多数 Hp 相关性溃疡患者完全达到治疗目的。目前推荐以 PPI 或胶体铋为基础加上两种抗生素的三联治疗方案。疗程 1 周,Hp 根除率 90% 以上。对于三联疗法失败者,一般用 PPI＋铋剂＋两种抗生素组成的四联疗法。

(二)手术治疗

适用于伴有急性穿孔、幽门梗阻、大量出血经内科积极治疗无效者和恶性溃疡等并发症的消化性溃疡患者。

五、护理措施

1.病情观察

观察腹痛的部位、性质、程度、发作规律及与饮食、服药的关系,以判断是胃溃疡还是十二指肠溃疡,为疾病的治疗提供依据。剧烈腹痛要警惕穿孔及上消化道出血。注意观察大便颜色,及早发现黑便。

2.起居护理

生活要有规律,避免过度劳累和精神紧张。对溃疡活动期、大便隐血试验阳性者应嘱其卧床休息,以促进溃疡愈合。

3.饮食护理

(1)进餐方式:指导患者定时进餐,细嚼慢咽,避免暴饮暴食,以维持正常消化活动的节律。在溃疡活动期,以少量多餐为宜,每天进餐4～5次,避免餐间零食和睡前进餐,使胃酸分泌有规律。一旦症状控制,应尽快恢复正常的饮食规律。饮食不宜过饱,以免胃窦部过度扩张而增加促胃液素的分泌。

(2)食物结构:选择营养丰富,易消化的食物,补充足够的热量、蛋白质、维生素。除并发出血或症状较重外,一般无需规定特殊食谱。主食最好以面食为主或以软饭、米粥为主。蛋白质食物具有中和胃酸的作用,可以促进溃疡的愈合和修复,但牛奶中的钙含量高,吸收后刺激胃酸分泌,故不宜多饮,可在两餐间适量摄取脱脂牛奶。脂肪到达十二指肠时虽能刺激小肠分泌抑促胃液素而抑制胃酸分泌,但同时又可引起胃排空减慢,胃窦扩张,致胃酸分泌增加,故脂肪摄取应适量。

(3)食物禁忌:避免食用生、冷、硬、油炸、辛辣食物和粗纤维多的蔬菜及水果,忌食浓茶、咖啡。戒除烟酒嗜好。

4.用药护理

指导患者正确服药,注意服药时间、服药禁忌及药物不良反应。

(1)碱性抗酸剂:饭后1小时服用,片剂嚼服,乳剂摇匀。避免与奶制品同时用,不宜与酸性食物及饮料同用。

(2)H_2受体拮抗剂:餐中或餐后即刻服用,也可一日剂量睡前服。若需同时服用抗酸剂,则两药应间隔1小时以上。西咪替丁有乏力、皮疹、血清氨基转移酶升高、粒细胞减少、男性乳房发育等不良反应;雷尼替丁疗效优于西咪替丁,且不良反应少,无抗雄激素作用;法莫替丁疗效优于前两者,极少数人有头痛、头晕、腹泻和便秘不良反应。药物可随母乳排出,哺乳期应停止用药。

(3)质子泵抑制剂:每日晨餐前或空腹口服。奥美拉唑可引起头晕,特别是用药初期,应嘱患者用药期间避免开车等须高度集中注意力的工作。此外,奥美拉唑有延缓地西泮及苯妥英钠代谢和排泄的作用,联合应用时需谨慎。

(4)胃黏膜保护剂:餐前1小时与睡前服用,片剂要嚼碎。合并应用制酸药,须在硫糖铝服前半小时或服后1小时给予。不宜与多酶片同服。不良反应有便秘、口干、恶心等。

5.对症护理

(1)疼痛:疼痛较重时嘱患者卧床休息。详细了解疼痛的规律和程度,指导患者缓解疼痛的方法。如 DU 表现为空腹痛或午夜痛,指导患者在疼痛前或疼痛时进食碱性食物或服用碱性抗酸剂。轻度疼痛可采取局部热敷或压迫止痛。

(2)出血:当出现大出血时应嘱患者卧床休息,并立即配合医生进行抢救,给予紧急输血、补充血容量、吸氧、止血等处理。

(3)穿孔:若出现穿孔应早期发现病情,立即给予禁食、禁水、胃肠减压、静脉输液等处理,争取在穿孔后 6~8 小时内明确诊断,及早手术。

(4)幽门梗阻:如发生幽门梗阻,严重者应立即禁食,给予胃肠减压、静脉输液和补充电解质,以维持水、电解质及酸碱平衡,必要时可每晚睡前用 3% 盐水做胃灌洗,准确记录出入水量。完全性梗阻,需手术治疗时,应立即配合做好术前准备。

6.心理护理

不良的心理因素可诱发和加重病情,而消化性溃疡的患者因疼痛刺激或并发出血,易产生紧张、焦虑不良情绪,使胃黏膜保护因素减弱,损害因素增加,病情加重,故应为患者创造安静、舒适的环境,减少不良刺激;同时多与患者交谈,使患者了解本病的诱发因素、疾病过程和治疗效果,增强治疗信心,克服焦虑、紧张心理。

六、健康教育

(1)帮助患者及家属了解本病的主要病因,诱发和加重溃疡病的相关因素,建立合理的饮食习惯和食物结构。

(2)指导患者生活规律,劳逸结合,保持乐观情绪,避免精神过度紧张,注意季节转换对溃疡病的影响。

(3)指导患者按医嘱正确服药,学会观察药效及不良反应。慎用或勿用致溃疡的药物,如阿司匹林、咖啡因、泼尼松、利血平等。

(4)嘱患者按期复诊。平素注意观察上腹痛的节律性及大便颜色,若上腹疼痛节律发生变化或加剧,或出现黑便时,应及时就诊。

第三节 胃癌

一、流行病学特征及病因

(一)流行病学特征

胃癌是世界上也是我国最常见的恶性肿瘤之一。据报道 2002 年全球每年估计新发胃癌 934000 例,在所有恶性肿瘤中位于第 4 位,仅次于肺癌、乳腺癌和大肠癌。世界范围内胃癌死亡数居恶性肿瘤第 2 位,仅次于肺癌。2007 年中国胃癌标化发病率男性为 32.33/10 万,女性为 13.89/10 万,标化死亡率男性为 22.55/10 万,女性为 9.98/10 万。全国胃癌 5 年发病率和死亡率变化趋势不明显。2008 年上海市胃癌标化发病率男性为 26.59/10 万,女性为 13.06/10 万,分别位于肿瘤发病率的第 2 位和第 4 位。胃癌标化死亡率男性为 17.83/10 万,女性为 9.11/10 万,分别位于肿瘤死亡率的第 2 位和第 3 位。

(二)相关危险因素和保护因素

1.饮食因素

膳食在胃癌发生过程中扮演着重要角色,盐腌、烟熏食品被认为是胃癌危险因素,高盐食物可破坏胃黏膜完整性,表现为黏膜变性坏死及糜烂灶形成,长期高盐饮食可使胃黏膜上皮呈现不同程度的异型增生,乃至癌变。烟熏食物中含有 3,4-苯并芘,具有很强的致癌作用。新鲜蔬菜、水果则具有保护作用,蔬菜、水果中含有大量重要的维生素及香豆素类、黄酮类、异黄酮类等复杂的复合物,其抗癌具体机制并不十分明确。已知抗氧化剂维生素 C、β-胡萝卜素等能抑制硝酸盐向亚硝酸盐转化这一内源性的过程,大蒜素不但能杀伤体外培养的胃癌细胞,而且能抑制体内胃癌移植瘤的生长。绿茶中丰富的茶多酚具有抗氧化活性,能抑制有很强致癌作用的亚硝基化合物的产生以抑制多种化学致癌物如苯丙芘、黄曲霉毒素等诱导的突变。研究显示随饮绿茶年限增长、浓度增高和饮用量的增加,保护作用增强,呈明显的剂量效应关系。

2.环境因素

从对日本移民研究中发现,夏威夷的日本移民第 1 代胃癌发病率与日本本土居民相似。第 2 代即有明显下降,而至第 3 代则接近当地的胃癌发病率,提示环境因素与胃癌发病有关。

3.微生物因素

(1)幽门螺杆菌:流行病学调查表明,胃癌发病率与当地胃幽门螺杆菌(HP)感染率呈正相关。目前认为 HP 感染是胃癌的致病因素,在胃癌发病过程中发挥重要作用。Meta 分析发现,HP 感染患者发生胃癌的比数比为 1.92。研究提示感染 HP 可使胃黏膜产生急性、慢性炎症,黏膜上皮损伤,细胞增殖增加;HP 使胃液中氨浓度增高,中和胃酸,便于细菌生长,并促使硝酸盐降解为亚硝酸盐及亚硝胺而致癌。这提示 HP 感染可能协同导致胃癌。

(2)其他微生物因素:研究证实真菌所产生的毒素是强烈的致癌物,也与胃癌的发生有关。我国胃癌高发区居民常食霉变食物,在胃液中可检出杂色曲菌、黄色曲菌等真菌。此外真菌本身也可合成亚硝胺,从而起到间接致癌作用。

(3)遗传因素:A 型血者胃癌发病率比其他人群高 15%～20%,也有研究发现胃癌发病有家族聚集倾向,均提示胃癌发病可能与遗传因素相关。

(4)肥胖:是贲门癌的一项重要危险因素,肥胖能加剧胃食管反流,导致 Barrett 食管,一种胃食管连接处的癌前病变。

(5)基因改变:胃癌发生和发展是多阶段、多步骤的过程,出现了一系列基因改变,包括原癌基因激活、抑癌基因失活、细胞间黏附减弱、新生血管形成以及微卫星不稳定等。

(三)癌前状态和癌前病变

1.癌前状态

(1)胃溃疡:胃溃疡虽可癌变,但恶变率不高。溃疡周围的黏膜上皮在反复炎性刺激和修复过程中,再生上皮易受致癌因素的作用而发生恶变。

（2）胃息肉：多发性息肉的癌变率高于单发性息肉，腺瘤性息肉高于增生性息肉。息肉直径大于 2cm，基底范围大，无蒂者，易于癌变，应积极予以手术切除。

（3）慢性萎缩性胃炎：与胃癌发生有密切关系。由于壁细胞萎缩而导致胃酸分泌量减少，患者常有胃溃疡胃酸低下或缺乏，促进胃内亚硝胺类化合物的合成，增加了胃内致癌物质的浓度。慢性萎缩性胃炎的患者其胃排空时间延长，增加胃黏膜与致癌物的接触时间。

（4）残胃：常见于胃大部切除胃空肠吻合术后，残胃黏膜慢性炎性病变，术后5～10 年有残胃癌发生的可能，但以术后 20～25 年发生者最多。

2.癌前病变

（1）胃黏膜不典型增生：大部分良性、慢性胃病患者的胃黏膜上皮，可以产生异型性增生，是主要的癌前病变，分轻、中、重三级，重度异型性增生易与分化较高的早期癌混淆。有重度异型性增生者 75%～80% 可能发展成胃癌。

（2）肠上皮化生：好发于胃窦部，并可逐渐向移行带及体部小弯侧扩展。分为完全型肠上皮化生（Ⅰ型）和不完全肠上皮化生（Ⅱ）两种类型。完全型肠上皮化生胃黏膜变成几乎与小肠上皮一样的形态，不完全型肠上皮化生即杯状细胞间有分泌黏液的柱状细胞，但缺乏吸收细胞。有研究显示肠上皮化生发生胃癌的危险度为 6.4。

二、病理分类

（一）胃癌的大体分型

（1）早期胃癌是指肿瘤浸润不超过黏膜下层者。早期胃癌的分型由日本胃肠道内镜学会于 1962 年制定，目前广泛运用。

Ⅰ型为隆起型，癌灶突向胃腔。

Ⅱ型为浅表型，病灶比较平坦没明显的隆起或凹陷，分为 3 个亚型：Ⅱa 浅表隆起型、Ⅱb 浅表平坦型、Ⅱc 浅表凹陷型。

Ⅲ型为凹陷型，有较深的溃疡。

（2）进展期胃癌是指肿瘤浸润超过黏膜下层或浆膜层，此时肿瘤可发生直接浸润性扩散，且多伴有淋巴、腹膜和（或）血行转移，故也称中、晚期胃癌。进展期胃癌分期主要根据肿瘤在黏膜面的形态和胃壁内浸润方式确定。

Borrmann Ⅰ型（结节伞型）：肿瘤主要向腔内生长，隆起呈结节、息肉状，表面可有溃疡，溃疡较浅，切面界限较清楚。该型病变局限，浸润倾向不大，转移发生较晚。

Borrmann Ⅱ型（局限溃疡型）：溃疡较深，边缘隆起，肿瘤较局限，周围浸润不明显。

Borrmann Ⅲ型（浸润溃疡型）：溃疡基底较大，边缘呈坡状，周围及深部浸润明显，切面界限不清。

Borrmann Ⅳ型（弥漫浸润型）：癌组织在胃壁内呈弥漫浸润性生长，主要是在黏膜下层、肌层及浆膜下浸润。临床上常称之为"革囊胃"或"皮革胃"。

（二）组织学分型

胃癌的组织学分类主要使用 WHO 的国际分型标准，分为腺癌肠型、腺癌弥漫型、乳头状腺癌、管状腺癌、黏液腺癌、印戒细胞癌、腺鳞癌、鳞状细胞癌、小细胞癌、未分化癌、类癌、其他。

不同的组织学类型具有不同的生物学表现,其与肿瘤的预后、发病年龄、转移方式有密切的关系,在肿瘤诊治中具有重要意义。

(三)胃癌的浸润和转移

1.直接浸润

是指肿瘤细胞沿组织间隙向四周扩散。其向上可浸润至食管下段,向下可浸润至幽门下、十二指肠上段;其向外可浸出浆膜,继而侵犯临近器官,如肝、胆、胰、脾、横结肠、肠系膜、腹膜等,是肿瘤切除困难和切除不能的主要原因。

2.淋巴道转移

文献报道早期胃癌淋巴结转移率为 3.3%～33%,进展期胃癌的淋巴结转移率为 56%～77%。胃癌的远处淋巴结转移有沿胸导管的锁骨上淋巴结转移和少数左腋下淋巴结转移,以及沿圆韧带淋巴管的脐部转移。

3.血道转移

胃癌最常见的血道转移部位是肝,其主要通过门静脉转移,其次是肺,少数可转移到胰腺、骨、脑等部位。

4.腹腔种植转移

是指胃癌细胞浸润浆膜后,脱落至腹膜腔,形成种植性转移。种植性病灶可以分布在腹腔的任何器官表面。腹膜的转移在临床上体检时可发现腹壁增厚、变韧、紧张度增加,盆底的种植转移可通过肛指检查发现盆底的种植结节。

三、临床表现

(一)症状

胃癌的发生和发展是一个缓慢长期的过程,因此,症状的出现也是一个从隐匿、间断逐渐到持续加重的过程。胃癌的常见症状如下。

1.腹部胀痛

是最常见的症状,初始疼痛比较隐匿、间断,逐渐发展为持续。约 80%的患者有疼痛的表现。

2.食欲减退和消瘦

是常见症状,肿瘤引起胃蠕动减弱致食欲减退,以至消瘦,个别患者消瘦非常明显。

3.进食梗阻和呕吐

进食梗阻多见于贲门癌;呕吐是幽门或胃窦肿瘤造成梗阻所致,这种呕吐往往量大,有大量宿食。

4.呕血、黑便、贫血

约 30%的胃癌患者有上消化道出血的表现。一般出血量小,多数可以自行停止,但多表现为反复出血。长期出血可以造成贫血。大量出血表现为呕血,有时需急诊手术止血。

(二)体征

早期胃癌多无明显的体征,大多数体征是晚期胃癌的表现。

1.上腹部压痛

压痛往往较弥散,定位不明确,少数患者压痛明显,并伴有肌紧张、肌卫、反跳痛。

2.淋巴结肿大

锁骨上淋巴结转移及腋下淋巴结转移。

3.腹水、盆底种植结节

由于肿瘤在腹腔内播散,造成腹水以及盆底种植结节。通过腹水检查可以查出癌细胞;通过肛指检查可以查出盆底的种植转移结节。

4.梗阻、黄疸

由于胃窦或幽门部肿瘤可使胃腔变小,导致幽门梗阻,胃癌腹腔播散可以造成肠道粘连,形成消化道梗阻;肝门的淋巴结肿大和广泛的肝转移可以造成黄疸。

5.贫血貌、消瘦、恶病质

均是晚期肿瘤的表现,在胃癌中非常常见。

四、诊断

(一)病史

胃癌早期诊断困难,因此仅占胃癌住院患者的15%左右。

(1)原因不明的食欲缺乏,上腹不适,消瘦。

(2)原因不明的呕吐,黑便或大便隐血阳性。

(3)有长期胃病史,近期症状加重或既往无胃病史,短期出现胃部症状。

(4)胃溃疡、息肉、萎缩性胃炎,应有计划地随访。多年胃良性疾患做胃大部切除,近期出现消化道症状。

(二)X线检查

X线检查是胃癌主要的检查方法,具有无创、价廉、高效的特性,可以获得90%的诊断准确率。数字胃肠X线检查与低张双重造影相结合,可以检出大多数早期胃癌病灶。

(三)胃镜检查

胃镜经历多年的发展,从硬管、半可屈式、纤维胃镜,直到现今广泛使用的电子胃镜、超声胃镜。胃镜对胃黏膜病变和胃癌的诊断,特别是早期诊断具有极大的意义。胃镜的定性价值极大,但定位价值欠佳,而X线钡剂检查定位诊断非常可靠,两者结合可获得准确的定性和定位诊断。

(四)CT检查

CT检查是一种常用的胃癌检查方法,胃癌的CT检查主要通过对胃壁厚度、肿瘤的浸润深度、周围器官的侵犯、淋巴结的肿大、腹腔其他器官的改变来诊断胃癌。对于胃癌的定位、范围的确定、浸润深度、周围器官的侵犯、淋巴结的转移有极大的临床价值,特别在术前帮助判断肿瘤能否切除有肯定价值。

(五)螺旋CT仿真内镜

CT仿真内镜成像(CTVE),CTVE可清楚显示胃的大体解剖形态,对于进展期胃癌

（AGC），可以较好地显示肿瘤的隆起、环堤、黏膜纠集中断等征象，进而对病变分型。目前运用 CTVE 对早期胃癌（EGC）的诊断价值尚不明确。胃 CTVE 成像是一种新的影像技术。在评价胃腔内、外结构和远处转移及肿瘤分期等诸多方面具有一定优势。

（六）MRI 检查

MRI 检查弥补了传统方法的不足，它能清楚地显示癌肿在胃腔内外、壁内生长，周围器官的侵犯和远处转移情况，尤其是胃癌的异常信号特征，在胃癌的诊断和鉴别诊断上具有其他影像学检查无法比拟的优越性。随着 MRI 技术的迅速发展，目前 MRI 胃癌诊断与术前分期可为临床提供丰富有价值的信息，尤其对不适宜 CT 检查的患者，MRI 可作为一种有效的替代检查方法。

（七）PET 检查

PET 检查是通过探测人体内代谢功能的动态变化来诊断肿瘤性病变，通常采用氟脱氧葡萄糖（FDG）作为示踪剂。PET 检查可用于辅助胃癌的术前分期、随访复发、对治疗的反应以及判断预后。

（八）超声内镜检查

超声内镜是将内镜与超声相结合，既可以通过胃镜直接观察到黏膜表面的病变形态，又可进行超声扫描获得胃壁各层次的组织学特征及周围邻近重要脏器的超声影像，它能更清楚地显示胃壁各层的结构从而明确病灶的性质和肿瘤的浸润深度。超声胃镜对判断病变的浸润深度、有无邻近脏器的侵犯以及周围有无肿大淋巴结等准确性较高，能在术前对肿瘤浸润胃壁的深度和范围做出较为准确的估计，从而对确定治疗或手术方案等提供了方便，可以最大限度地减少晚期胃癌患者不必要的开关腹手术。

（九）细胞和病理学检查

1.脱落细胞学检查

胃脱落细胞学检查是一种简单、有效的定性检查方法。但是由于脱落细胞较少，细胞形态变化大，诊断较困难，需有丰富的临床经验。胃的脱落细胞获得有下列途径：线网气囊法、加压冲洗法、胃镜刷片法。由于脱落细胞的检查有一定的漏诊、误诊率，在临床上多以病理活检确诊。

2.胃黏膜活组织检查

胃黏膜的活检主要通过胃镜检查进行。胃组织活检的诊断正确率较高，误诊主要由于没活检到肿瘤组织，有时由于胃活检所取组织较小，无法鉴别诊断。

五、治疗

胃癌治疗已经取得了很大的发展，目前国内早期胃癌的 5 年生存率为 89％～95％，进展期胃癌的治愈性手术后 5 年生存率为 37％～53％，总的胃癌 5 年生存率为 20％～30％。胃癌的手术率、手术切除率、治愈性切除率、5 年生存率均取得了很大的提高。近年来胃癌的微创手术治疗也在临床开展应用。外科手术仍是胃癌首选的治疗方法，手术及术前、术后辅助放化疗，已成为胃癌标准治疗模式。

（一）外科治疗

目前,将切除 2/3 以上胃的 D2 根治术作为胃癌根治切除的标准术式,据此进一步将胃切除和(或)淋巴结清扫范围小于标准根治术的手术定义为缩小手术,反之则定义为扩大手术,缩小手术包括内镜下黏膜切除术(EMR)、内镜黏膜下切除术(ESD)、经腹腔镜胃局部切除术、腹腔镜辅助胃部分切除术以及剖腹局限性手术。扩大手术包括淋巴结清扫范围超过第 2 站的 D2$^+$～D3 根治术,以及各种类型的联合脏器切除术。

1.早期胃癌的术式选择

对早期胃癌的手术治疗正日益趋向缩小手术和微创手术。

(1)EMR:对于小于 2cm 的黏膜内癌(分化良好,无溃疡形成)首选 EMR。

(2)缩小手术:其他黏膜内癌及小于 1.5cm 的黏膜下癌(分化良好)行缩小手术。

2.进展期胃癌的术式选择

一般认为,Ⅲa 期之前的进展期胃癌经手术为主的综合治疗后可获得治愈效果,而Ⅲb 期和Ⅳ期患者多数只能实行姑息性手术。

(1)根治性手术:胃癌的治愈性手术是指将原发肿瘤与转移淋巴结以及受侵犯的周围组织一并切除,以达到治愈目的的手术。它强调三个方面:远近切端无肿瘤残留;清除的淋巴结站数大于转移的淋巴结站数;临近组织器官中无肿瘤残留。肿瘤手术分为两大部分:肿瘤切除和淋巴结清扫,消化道的重建。其中肿瘤切除是主要的。依据切除的大小可将其分为:胃局部切除术、胃大部切除术、全胃切除术、胃合并联合器官切除术。具体切除范围和适用病情如下。

①胃大部切除:是胃癌切除的主要形式,根据切除胃的部位又分为近端胃大部切除和远端胃大部切除。

②全胃切除:主要用于肿瘤病变超过两个分区以上的胃癌。但近年多数专家认为在保证切缘和淋巴结清扫的情况下,尽量保留部分胃,对于减少手术并发症、改善术后生活质量有重要价值。

③胃合并联合器官切除:肿瘤侵犯临近器官时要做胃的联合器官切除。

④手术切缘:胃癌的手术切缘是胃癌手术很重要的部分。保证手术切缘阴性是根治性手术的标准之一。在手术过程中,避免切缘阳性主要靠直接观察和冰冻病理检查。

⑤淋巴结清扫:胃癌手术的淋巴结清扫根据淋巴结清扫的站数分为 D1、D2、D3、D4,其分别清扫第 1、第 2、第 3、第 4 站淋巴结。D2 淋巴结清扫作为胃癌根治手术的标准术式已趋向共识,进展期胃癌根治术中原则上应常规进行 D2 淋巴结清扫。

(2)姑息性切除:指肿瘤晚期无法根治性切除时,尽量切除肿瘤原发灶的手术。姑息手术的目的在于缓解临床症状,提高生活质量,甚至延长生存期。可分为近端胃大部切除、远端胃大部切除、全胃切除、短路手术。短路手术是指原发肿瘤已无法切除,并造成幽门梗阻,可做胃空肠吻合术,起到解除梗阻,缓解症状,提高生活质量的作用。

（二）胃癌的化疗

胃癌确诊时大部分病例已属进展期,单纯手术疗效差,作为综合治理的重要组成,化疗是胃癌治疗的重要手段之一。

1.术前新辅助化疗

主要适用于Ⅲb期和Ⅳ期胃癌患者。新辅助化疗能起到降低肿瘤分期,提高根治性切除率,延长生存期的目的。目前新辅助化疗大多采用术前3个疗程的方案,一般采用ECF方案(表柔比星+顺铂+氟尿嘧啶)。

2.术后辅助化疗

化疗的目的是杀灭超出术野的、腹腔种植的、肝脏转移的少量肿瘤细胞,以减少复发和转移,延长生存时间。术后辅助化疗方案2011年胃癌临床实践指南(中国版第1版)建议采用ECF方案、改良ECF方案、氟尿嘧啶+铂类。

3.姑息性化疗

指对肿瘤姑息性切除或未能切除肿瘤的化学治疗,化疗的目的是杀灭或抑制肿瘤、减轻患者痛苦、延长生存期。

4.胃癌化疗的常用化疗方案

(1)单药化疗

①S-1:是氟尿嘧啶类口服剂,由替加氟(FT)结合吉美嘧啶(CDHP)、奥替拉西(Oxo)的复方制剂。每日$50\sim80mg/m^2$,连续$14\sim21$日,每$3\sim4$周重复。

②卡培他滨每日$1650\sim2500mg/m^2$,连续14日,每$3\sim4$周重复。

(2)联合化疗

①CF方案:亚叶酸钙(LV)$200mg/m^2$,静脉滴注,第$1\sim5$日;氟尿嘧啶$425mg/m^2$,静脉滴注第$1\sim5$日。每3周重复。

②FOLFOX4:奥沙利铂$85mg/m^2$,静脉滴注(2小时)第1日;亚叶酸钙$200mg/m^2$,静脉滴注(2小时),第$1\sim2$日;氟尿嘧啶$400mg/m^2$,静脉推注,第$1\sim2$日,氟尿嘧啶$600mg/m^2$,静脉滴注(22小时),第$1\sim2$日。每2周重复。

③FOLFOX6:奥沙利铂$100mg/m^2$,静脉滴注(2小时)第1日;亚叶酸钙$400mg/m^2$,静脉滴注(2小时),第$1\sim2$日;氟尿嘧啶$400mg/m^2$,静脉推注,第1日,氟尿嘧啶$2400\sim3000mg/m^2$,静脉滴注(46小时)。每2周重复。

④ECF方案:表柔比星$50mg/m^2$,静脉滴注,第1日;顺铂$60mg/m^2$,静脉滴注,第1日;氟尿嘧啶$200mg/m^2$,持续静脉滴注,连续21日。每4周重复。

⑤EOX方案:表柔比星$50mg/m^2$,静脉滴注,第1日;奥沙利铂$130mg/m^2$,静脉滴注(2小时)第1日;卡培他滨$825mg/m^2$,口服,第$1\sim14$日。每3周重复。

⑥DCF方案:多西他赛$75mg/m^2$,静脉滴注,第1日;顺铂$60mg/m^2$静脉滴注,第1日;氟尿嘧啶$750mg/m^2$,静脉滴注,第$1\sim5$日。每4周重复。

(三)放射治疗

1.术前放疗

主要适用于局部晚期胃癌,肿瘤与周围组织浸润或粘连,估计完全切除肿瘤有困难,通常与化疗同步进行,放疗剂量在$20\sim40Gy$。目前有关胃癌术前放疗或放化疗尚无规范方案,疗效有待进一步评估。

2.术中放疗

主要适用于胃癌原发灶已切除,肿瘤浸润浆膜面或伴有周围组织浸润,以及伴有胃周围淋巴结转移者。术中放疗具有可给予残余肿瘤或肿瘤床单次较大剂量的照射,而周围的正常组织可得到较好的保护。

3.术后放疗

胃癌术后辅助放疗主要适用于伴有浆膜浸润和(或)区域淋巴结转移的患者。术后放疗常与化疗同步进行,放射剂量为 20～60Gy,常规分割照射。术后放化疗可降低局部复发率。

4.放疗并发症

常见的放疗并发症包括放射性胃肠炎、造血功能抑制、肝肾功能损害和一过性胰腺炎等。并发症较轻时可在停止放疗后数周内自愈,严重时可导致消化道出血、穿孔等。

六、护理要点

1.一般护理

早期胃癌经过治疗后可从事轻体力工作,但应避免劳累。中、晚期患者则多卧床静养,避免体力消耗。保持环境安静、舒适,减少不良刺激。长期卧床的患者,应鼓励其进行深呼吸和有效咳嗽,定时更换体位,以防止肺炎及肺不张。鼓励患者多进食,给予适合患者口味的高热量、高蛋白易消化饮食,可少量多餐。对有吞咽困难者及不能进食的中晚期患者,遵医嘱给予胃肠外营养,以维持机体营养平衡。

2.病情观察

胃癌疼痛时,应密切观察疼痛的部位、性质、程度,有无伴随恶心、呕吐、消化道出血,有无进行性加重的吞咽困难及幽门梗阻等表现。如有突发腹部剧痛及腹膜刺激征,应怀疑急性穿孔,须及时通知医生并协助做好相关检查或术前准备。

3.用药护理

近年来,新一代的化疗药物被用于胃癌患者,提高了胃癌的治疗水平。这些化疗药物除了具有细胞毒性药物的一般不良反应(静脉炎、胃肠反应、骨髓抑制、脱发等)外,也具有各自特殊的毒性反应,护士应做好相应的护理,使药物的毒性不良反应降至最低。

(1)神经毒性:奥沙利铂骨髓抑制轻微,不产生心脏毒性,没有肾损害及听力损害,但周围神经损害是奥沙利铂最常见的不良反应。神经毒性以急性、短暂的症状较为常见,并可能出现可逆的累积性的感觉神经异常,主要表现为四肢麻木、刺痛感,有时可以出现口腔周围、上消化道及上呼吸道的痉挛及感觉障碍。冷刺激可激发或加重急性感觉障碍及感觉异常。护理如下:

①奥沙利铂必须用 5％葡萄糖注射液溶解、稀释,禁用生理盐水、碱性制剂等一起使用,也不能用含铝的静脉注射器具,以免产生难溶物质及铂被铝氧化置换而增加其毒性。

②化疗前必须向患者详细告知奥沙利铂的神经毒性,以利于患者观察发现,及时告知医务人员。

③从用药之日起至用药周期结束,每天评估患者口周、肢端感觉及其他外周神经反应的程

度及持续时间,做好记录,并及时反馈给医生。

④指导患者化疗期间不能接触冷刺激,应使用温水洗脸、漱口及避免进食冷饮等,天气寒冷时在注射肢体远端置热水袋,热水袋温度低于50℃,并加棉被,穿贴身松软保暖衣服,戴手套等。

⑤遵医嘱配合应用神经营养剂,如Vit B_1、Vit B_6 或复合维生素B等。

⑥滴注奥沙利铂出现外渗禁止冷敷,以免诱发或加重毒副反应,可选用5% GS 20mL＋地塞米松5mg＋2%普鲁卡因2mL局部封闭,疗效较好。

(2)腹泻:胃癌患者接受FOFIRI(伊立替康联合氟尿嘧啶)、XELIRI(伊立替康联合卡培他滨)方案治疗容易出现腹泻。腹泻分为急性腹泻和迟发性腹泻,多在化疗第一周期出现。护理如下:

①注药前嘱患者禁食2小时,遵医嘱给予预防性药物,如阿托品等。

②一旦出现稀便即遵医嘱给予苯丁哌胺(易蒙停)抗腹泻治疗。

③指导患者进食少渣、无刺激性饮食,鼓励多饮水,每日3000mL以上。

(3)口腔黏膜炎:胃癌患者使用氟尿嘧啶时口腔黏膜损害发生率较高,护理如下:

①指导患者进食高蛋白、高热量、细软、温度适宜,不含辛辣刺激性的食物,戒烟酒。

②餐前、餐后及睡前及时漱口,清除食物残渣,宜用软毛牙刷及无刺激性牙膏刷牙,禁用牙签剔牙。

③出现口腔黏膜炎时及时用生理盐水250mL＋庆大霉素8万U与碳酸氢钠交替漱口;疼痛者可用庆大霉素与Vit B_{12}＋0.5%普鲁卡因交替漱口;在溃疡面上涂以0.5%金霉素甘油或锡类散等促进溃疡愈合。

(4)手足综合征:手足综合征(HFS)也叫肢端红斑,目前已被证明是卡培他滨的剂量限制性毒性所致,有较高的发病率。按照美国国立癌症研究所(NCI)的分级标准分为3度,Ⅰ度:轻微的皮肤改变或皮炎(如红斑、脱屑)或感觉异常(如麻木感、针刺感、烧灼感),但不影响日常活动;Ⅱ度:皮肤改变伴疼痛,轻度影响日常活动,皮肤表面完整,Ⅲ度:溃疡性皮炎或皮肤改变伴剧烈疼痛,严重影响日常生活,明显组织破坏(如脱屑、水疱、出血、水肿)。护理如下:

①做好关于化疗药物的健康宣教,促使患者自觉监测HFS症状和体征,减少HFS发生率和程度。

②告知患者用药期间避免日光照射,洗浴时水温不可过高。穿宽松的衣服和舒适、透气的鞋袜,以避免对皮肤产生不必要的压迫;坐或躺在松软的表面上且尽可能抬高腿部促进血液回流,减轻水肿。

③遵医嘱进行预防性治疗,口服大剂量Vit B_6 预防治疗能减少HFS的发生。对于出现HFS的患者,给予大剂量Vit B_6 治疗的同时保持患者皮肤湿润,可控制患者局部症状的加重。

4.对症护理

(1)吞咽困难:贲门癌患者出现吞咽困难时应评估患者进食梗阻的程度,是否仅在进食干燥食物时有哽噎感,还是逐步加重,甚至发展到进半流食、饮水都有困难。指导患者饮食以温热食物为宜,避免进食冷食及辛辣刺激性食物,以免引起食道痉挛,发生恶心呕吐,疼痛等。当患者出现哽噎感时,不要强行吞咽,否则会刺激局部癌组织出血、扩散、转移和疼痛。在哽噎严重时应进流食或半流食,对于完全不能进食的贲门癌患者,应采取静脉输注高营养物质以维持机体代谢需要。

(2)幽门梗阻:禁食,进行胃肠减压,遵医嘱静脉补充液体和营养物质。

5.心理护理

护士应及时了解患者及家属的心理状态,并给予心理上的安慰和支持。适时提供疾病治疗及检查的信息,及时解答患者及家属所提出的疑问。帮助患者面对现实,调整情绪,以积极的态度应对疾病。对采取了保护性隐瞒病情措施的患者,应与医生沟通,统一内容回答患者的疑问。对晚期患者要充满爱心,给予人文关怀,使患者能较安详、无憾有尊严地离开人世。

6.健康教育

(1)宣传与胃癌发生的相关因素,指导群众注意饮食卫生,避免或减少摄入可能的致癌物质,如熏烤、腌制和霉变食物。提倡多食富含维生素C的新鲜蔬菜、瓜果。

(2)防治与胃癌有关的疾病,如慢性萎缩性胃炎、胃息肉、胃溃疡等,定期随访并做内镜检查,以便及时发现癌变。

(3)重视可疑征象,对下列情况应深入检查并定期复查:原因不明的上腹部不适、隐痛、食欲缺乏及进行性消瘦,特别是中年以上者;原因不明的呕血、黑便或大便潜血阳性者;原有长期胃病史,近期症状加重者;中年既往无胃病史,短期出现胃部症状者;多年前因胃良性疾病做胃大部切除手术,近年又出现消化道症状者。

第五章 神经外科疾病护理

第一节 颅内压增高

颅内压增高指各种疾病如颅脑损伤、脑出血、脑肿瘤、脑积水等使颅腔内容物体积增加或颅腔容积减少超过颅腔可代偿的容量,导致颅内压持续在1.96kPa(200mmH₂O)以上,并出现头痛、呕吐和视盘水肿等临床表现的综合征。持续颅内压增高可导致部分脑组织被挤嵌入颅腔裂隙或孔道,形成脑疝,是颅脑疾病致死的重要原因。

一、病因和分类

1.病因

(1)颅腔内容物体积或量增加

①脑体积增加:脑组织损伤、炎症、缺血缺氧、中毒导致脑水肿。

②脑脊液增多:脑脊液分泌增加、吸收障碍或脑脊液循环受阻导致脑积水。

③脑血流量增加:如恶性高血压、颅内动静脉畸形、体内二氧化碳潴留、高碳酸血症,脑血管扩张导致脑血流量增加。

(2)颅内空间或颅腔容积缩小

①先天因素:如狭颅症、颅底凹陷症等先天性畸形使颅腔容积变小。

②后天因素:颅内占位性病变如颅内血肿、脑肿瘤、脑脓肿等,或大片凹陷性骨折,导致颅内空间相对变小。

2.分类

(1)根据病因分类

①弥散性颅内压增高:如颅腔狭窄或脑实质体积增大,颅腔内各部分及分腔内压力增高,无压力差,脑组织无明显移位。如弥散性脑水肿、弥漫脑膜炎等。

②局灶性颅内压增高:局部病变导致病变部位压力首先增高,周围脑组织受压移位,颅内各个腔隙出现压力差,导致脑组织移位,局部受压。局部受压过久导致该处血管的张力消失,血管壁肌群失去正常的舒缩力,当颅内压下降脑血管扩张,血管壁的通透性增加出现渗出,脑实质出现出血性水肿。

(2)根据病情进展速度分类

①急性颅内压增高:病情进展快,生命体征变化明显,颅内压增高引起的症状和体征严重。

如高血压性脑出血、急性硬膜下血肿等。

②亚急性颅内压增高:病情进展较快,颅内压增高反应较轻或不明显。如颅内恶性肿瘤、颅内炎症等。

③慢性颅内压增高:病情进展缓慢,时好时坏。如慢性硬膜下血肿、颅内良性肿瘤等。

二、病理生理

1.颅内压的形成

颅内压(ICP)是指颅腔内容物对颅腔壁所产生的压力,颅腔是由颅骨组成的半封闭,成年后总体积固定不变的体腔。颅腔内容物包括脑组织、脑脊液及供应脑的血液,它们的总体积和颅腔容积是相适应的,通过生理调节来维持动态的平衡。通常以脑脊液的静水压代表颅内压力。成人正常值为 $0.69 \sim 1.96$ kPa($70 \sim 200$ mmH$_2$O),儿童为 $0.49 \sim 0.98$ kPa($50 \sim 100$ mmH$_2$O)。

2.颅内压的调节

正常颅内压有一定的波动范围,随心脏搏动、血压、呼吸有细微波动,咳嗽、喷嚏、憋气、用力等均可引起 ICP 明显的波动。颅内压调节主要依靠脑脊液量的增减来实现。当颅内压增高时,脑脊液被挤入蛛网膜下隙并被吸收,同时脑脊液的分泌减少,吸收增加;当颅内压降低时,脑脊液分泌增加,吸收减少,以维持颅内压。

3.颅内压增高的后果

引发一系列中枢神经系统功能紊乱和病理生理改变。主要导致脑血流量减少,脑组织缺血、缺氧加剧颅内压的增高,导致脑灌注压下降,当脑灌注压低于 40mmHg,脑血流调节作用消失,当颅内压接近平均动脉压脑灌注几乎停止。组织缺血、缺氧,加重脑水肿和颅内压增高,脑疝形成,导致脑组织移位,压迫脑干、抑制循环和呼吸中枢。

三、临床表现

头痛、呕吐、视盘水肿是 ICP 的"三主征",但出现的时间有所不同。

1.头痛

常见症状,是脑膜、血管或神经受牵扯或挤压所致。初始较轻,呈持续性疼痛,进行性加重。头痛的部位及特性与颅内原发病变的部位和性质有一定关系,多在前额及双颞,后颅窝占位性病变的后枕部疼痛。常呈搏动性,改变体位时、咳嗽、喷嚏、用力、弯腰、低头、清晨或傍晚时分头痛程度加重。

2.呕吐

常在头痛剧烈时出现,多呈喷射性呕吐,与进食无关,但常在饭后发生,因迷走神经受激惹所致,呕吐后头痛可有所缓解。

3.视盘水肿

为颅内压增高的客观征象。因神经受压、眼底静脉回流受阻导致。出现视盘充血、边缘模糊、中央凹陷变浅或消失,视网膜静脉怒张、迂曲、搏动消失。严重可致视盘周围火焰状出血。早期无明显视力障碍,仅有视野缩小。持续视盘水肿,可致视神经萎缩,甚至失明。

4.意识障碍及生命体征变化

慢性颅内压增高的患者会出现神志淡漠、反应迟钝；急性颅内压增高者常有进行性意识障碍甚至昏迷。患者可伴有典型的生命体征改变，出现 Cushing 综合征，即血压升高、心跳和脉搏缓慢、呼吸减慢（两慢一高）。后期失代偿出现血压下降，脉搏细速，呼吸浅而不规则，甚至呼吸停止。

5.脑疝

脑疝是颅内压增高的严重后果，当颅腔内某一分腔存在占位性病变，该分腔压力就高于邻近分腔，脑组织从高压区向低压区移位，其中部分脑组织被挤入颅内生理空间或裂隙，出现相应的受压症状和体征，称为脑疝。常见的有小脑幕切迹疝、枕骨大孔疝及大脑镰下疝。

（1）小脑幕切迹疝：又称颞叶沟回疝，经小脑幕切迹缘颞叶的海马回和沟回疝入小脑幕裂孔下方。

①颅内压增高：进行性加剧的头疼，伴频繁呕吐；②进行性意识障碍：脑干内网的上行激活系统被阻断，随着脑疝的加重患者出现进行性意识障碍；③瞳孔变化：初期患侧动眼神经受刺激出现患侧瞳孔缩小，随着脑疝加重受压动眼神经麻痹，患侧瞳孔开始散大，直接及间接对光反射消失；晚期，对侧动眼神经受压，出现类似改变；④运动障碍：沟回压迫大脑脚，导致锥体束受累。出现病变对侧肢体肌力下降或麻痹，病理征阳性；⑤生命体征改变：如不及时解除脑疝，患者出现深昏迷，双侧瞳孔散大固定，去皮质强直，血压下降，脉搏细速，呼吸浅弱且不规则，相继出现呼吸、心跳停止而亡。

（2）枕骨大孔疝：又称小脑扁桃体疝，小脑扁桃体及延髓经枕骨大孔被挤入椎管内。脑脊液循环通路被堵塞，后颅窝体积较小，颅内压迅速增高，患者表现为后枕部剧烈头痛、频繁呕吐、颈项强直或强迫头位、肌张力减退、四肢呈弛缓性瘫痪。因脑干缺氧，瞳孔可忽大忽小。早期出现生命体征紊乱，意识障碍出现较晚。位于延髓的呼吸中枢严重受损，患者可早期突发呼吸骤停而亡。

（3）大脑镰下疝：又称扣带回疝，为一侧大脑半球扣带回经镰下孔被挤入对侧。出现对侧肢体轻瘫及排尿困难等。

6.其他症状

如头晕、复视、耳鸣、猝倒。婴儿头皮静脉怒张、囟门饱满及骨缝分离。

四、辅助检查

1.头颅 X 线

可发现骨缝分离、颅骨局部破坏或增生、颅骨内板变薄，蝶鞍扩大等。

2.CT 和 MRI

颅内占位性病变首选方法是 CT，能显示病变的部位和范围。当 CT 不能确诊时采用 MRI，有助确诊。

3.脑血管造影

主要用于动脉瘤和脑血管畸形的诊断。

4.腰椎穿刺

可测量颅内压和治疗,同时取脑脊液检查。但颅内压增高症状体征明显者应禁做腰穿,以免发生脑疝。

五、治疗要点

原则是首先处理原发病,抢救生命。若发生急性脑疝应该立即手术。

1.非手术治疗

(1)脱水治疗:适用于暂不明原因的或明确病因但目前不能手术的患者。临床常用高渗性和利尿性脱水剂,通过渗透作用使脑组织水分进入血液循环经肾脏排出体外。首选的高渗性脱水剂为 20%甘露醇,15~30 分钟快速静脉滴注,2~4 次/天。利尿剂有速尿(呋塞米)20~40mg,口服、肌内注射或静脉注射。2~4 次/天。目前临床对降颅压、减轻脑水肿还使用 20%白蛋白 20~40mL 静脉注射。

(2)糖皮质激素治疗:糖皮质激素可改善毛细血管通透性缓解脑水肿。地塞米松 5~10mg 静脉或肌内注射;氢化可的松 100mg 静脉注射;泼尼松 5~10mg 口服。注意观察有无消化性溃疡出血。

(3)抗感染:根据药敏试验选用合适的抗生素,伴颅内感染患者应早期使用抗生素控制感染。

(4)冬眠低温治疗:通过药物和物理降温来降低机体的温度,从而降低脑组织的代谢率、耗氧量和血流量,增加脑组织对缺氧的耐受力,防治脑水肿,降低颅内压。

(5)对症治疗:疼痛者可遵医嘱给予镇痛剂,但忌用吗啡和哌替啶等,防止呼吸中枢受抑制,导致患者死亡;抽搐患者,可给予抗癫痫药物;躁动患者可给予镇静剂。

2.手术治疗

对于颅内占位性病变应尽早手术切除;对暂时不能确诊的患者可采用脑脊液分流术、脑室穿刺外引流、颞肌下减压术等手术方式降颅压争取时间,暂缓病情。

六、护理评估

1.术前评估

(1)健康史:通过收集资料,评估以下内容。

①基本资料。

②颅内压增高的相关因素,如评估患者有无脑外伤、高血压、动脉硬化等。

③诱发颅内压骤升的因素,评估患者有无便秘、咳嗽等。

(2)身体状况

①局部:评估患者头痛的性质、程度、持续时间。

②全身表现:评估患者是否因头痛出现喷射状呕吐,患者进食情况和水、电解质情况,有无视力减退和意识障碍等。

(3)辅助检查:CT、MRI 可证实颅内占位性病变;血生化可反映是否存在电解质紊乱等。

（4）心理-社会支持状况

①头痛、呕吐等不适会引发患者焦虑、烦躁的心情。

②亲属对患者的疾病的认知程度,对患者的关心程度、支持力度,家庭对手术的经济承受能力。

2.术后评估

（1）术中情况:了解手术、麻醉方式与效果、术中出血、补液、输血情况和术后诊断。

（2）全身情况:着重了解患者的生命体征是否平稳、意识状况以及瞳孔变化。

（3）术后恢复情况:了解患者术后颅内压的变化,恢复是否顺利,有无并发症发生。

（4）预后判断:根据患者的临床症状、手术情况、辅助检查及术后恢复情况,评估预后情况。

七、常见护理问题

1.头疼

与颅内压增高引起的脑膜、血管或神经受牵扯,挤压有关。

2.脑组织灌注异常

与颅内高压有关。

3.有体液不足的危险

与频繁呕吐有关。

4.有受伤的危险

与意识障碍有关。

5.潜在并发症

脑疝、误吸、感染等。

八、护理措施

（一）一般护理

1.体位

抬高床头 15°～30°,利于颅内静脉回流,减轻脑水肿。

2.给氧

持续或间断吸氧,改善脑缺氧,使脑血管收缩,降低脑血流量。

3.适当限制入液量

不能进食者,成人每日补液量不超过 2000mL,每日尿量不少于 600mL。神志清醒者,可予普通饮食,适当限盐,注意水、电解质平衡。

4.维持正常体温和防治感染

高热可使机体代谢率增高,加重脑缺氧,故应及时给予高热患者有效的降温措施。遵医嘱应用抗生素预防和控制感染。

（二）病情观察

密切观察病情变化,预防及处理并发症,注意观察患者的意识状态、生命体征及瞳孔变化及肢体功能,警惕颅内压增高危象的发生。有条件者可做颅内压监测。

1.意识状态

目前临床对意识障碍的分级方法不一。传统方法分为清醒、模糊、浅昏迷、昏迷和深昏迷五级(表 5-1-1)。

表 5-1-1　意识状态的分级

意识状态	语言刺激反应	痛刺激反应	生理反应	大小便自理	配合检查
清醒	灵敏	灵敏	正常	能	能
模糊	迟钝	不灵敏	正常	有时不能	尚能
浅昏迷	无	迟钝	正常	不能	不能
昏迷	无	无防御	减弱	不能	不能
深昏迷	无	无	无	不能	不能

Glasgow 昏迷评分法:评定睁眼、语言及运动反应,三者得分相加表示意识障碍程度,最高15 分,表示意识清醒,8 分以下为昏迷,最低 3 分,分数越低表明意识障碍越严重。

2.生命体征

注意呼吸节律和深度、脉搏快慢和强弱以及血压和脉压的变化。若血压上升、脉搏缓慢有力、呼吸深慢,提示颅内压增高。

3.瞳孔变化

正常瞳孔等大、圆形,在自然光线下直径 3～4mm,直接、间接对光反应灵敏。颅内压增高时注意观察双侧瞳孔是否等大、等圆,有否扩大或缩小,有无对光反射。

4.肢体功能

观察病变对侧肢体肌力是否减退和麻痹,双侧肢体自主活动是否消失,有无阳性病理征。

5.颅内压监护

将导管或微型压力感受器探头安置于颅腔内,另一端与 ICP 监护仪连接,将 ICP 压力变化动态转变为电信号,显示于示波屏或数字仪上,并用记录器连续描记压力曲线,以便随时了解 ICP 情况。监护前调整记录仪与传感器的零点,一般位于外耳道水平。患者保持平卧或头抬高 10°～15°,保持呼吸道通畅,躁动患者适当使用镇静药,避免外来因素干扰监护。防止管道阻塞、扭曲、打折及传感器脱出。监护过程严格无菌操作,预防感染。监护时间不宜过长,通常不超过 1 周。

(三)治疗配合

1.高渗性利尿、脱水疗法的护理

利用高渗性脱水剂和利尿剂减少脑组织的水分,达到降低颅内压的目的。常用高渗性脱水剂有 20％甘露醇,作用快、强、作用时间长,是严重颅内压增高患者的首选降低颅内压的药物,250mL 静脉滴注,每日 2～4 次,每次在 15～30 分钟内快速滴完,用药后 10～20 分钟颅内压开始下降,可维持 4～6 小时,同时使用速尿,20～40mg 肌内注射或静脉滴注,每日 1～2 次。在输液过程中注意输液的速度,观察脱水治疗的效果。使用高渗性液体后,血容量突然增加,可加重循环系统负担,导致心力衰竭或肺水肿,儿童、老人及心功能不良者尤应注意。

2.糖皮质激素疗法护理

糖皮质激素可以改善毛细血管的通透性,防治脑水肿,降低颅内压。常用药物为地塞米松5～10mg,每日1～2次。注意观察有无因应用激素诱发应激性溃疡出血、感染等不良反应。

3.冬眠疗法的护理

可降低脑代谢率,稳定细胞膜,减轻脑肿胀和降低颅内压,提高局部脑灌注压,在其他降颅内压的方法失败后才应用,必须在监护室,结合应用颅内压监护仪。

(1)环境和物品准备:将患者安置于单人病房,室内光线宜暗,室温18～20℃,室内备氧气、吸引器、血压计、听诊器、水温计、冰袋或冰毯、导尿包、集尿袋、吸痰盘、冬眠药物、急救药物及器械和护理记录单等,专人护理。

(2)降温方法:根据医嘱给予足量冬眠药物,如冬眠Ⅰ号合剂(包括氯丙嗪、异丙嗪及哌替啶)或冬眠Ⅱ号合剂(哌替啶、异丙嗪、氢化麦角碱),待患者御寒反应消失,进入昏睡状态后,方可加用物理降温措施,降温速度以每小时下降1℃为宜,体温以降至肛温32～34℃较为理想。

(3)严密观察病情:密切观察患者生命体征、意识状态、瞳孔和神经系统症状。冬眠低温期间,若脉搏超过100次/分,收缩压低于13.3kPa(100mmHg),呼吸次数减少或不规则时,应及时通知医生,停止冬眠疗法或更换冬眠药物。

(4)缓慢复温:冬眠低温治疗时间一般为2～3天,可重复治疗。停用冬眠低温治疗时,应先停物理降温,再逐步减少药物剂量;为患者加盖被毯,让体温自然回升,必要时加用电热毯或热水袋复温,温度应适宜,严防烫伤;复温不可过快,以免出现颅内压"反跳"、体温过高或酸中毒等。

4.防止颅内压骤然增高的护理

①休息:劝慰患者安心休养、避免情绪激动。②保持呼吸道通畅:及时清除呼吸道分泌物和呕吐物;舌根后坠者,可托起下颌或放置口咽通气道;防止颈部过曲、过伸或扭曲;对意识不清的患者及咳痰困难者,应配合医生尽早行气管切开术;重视基础护理,定时为患者翻身拍背,以防肺部并发症。③避免剧烈咳嗽,及时治疗感冒、咳嗽;避免便秘,颅内压增高患者因限制水分摄入及脱水治疗,常出现大便干结,应鼓励患者多吃蔬菜和水果,并给缓泻剂以防止便秘。对已有便秘者,予以开塞露或低压小剂量灌肠,必要时,戴手套掏出粪块;禁忌高压灌肠。④及时控制癫痫发作:癫痫发作可加重脑缺氧及脑水肿。⑤遵医嘱定时定量给予患者抗癫痫药物。⑥躁动的处理:应寻找并解除引起躁动的原因,不盲目使用镇静剂或强制性约束,以免患者挣扎而使颅内压进一步增高。适当加以保护以防外伤及意外。若躁动患者变安静或由原来安静变躁动,常提示病情发生变化。

5.脑疝急救和护理

①脱水治疗和护理:快速静脉输入甘露醇、山梨醇、呋塞米等强力脱水剂,并观察脱水效果。②维持呼吸功能:保持呼吸道通畅,吸氧,以维持适当的血氧浓度。对呼吸动能障碍或呼吸骤停者,立刻行气管插管和人工辅助呼吸。③密切观察病情变化,尤其注意呼吸、心跳、瞳孔及意识变化。④紧急做好术前特殊检查及术前准备。

九、护理评价

(1)患者颅内压增高症状是否得到缓解,头痛是否减轻,意识状态是否改善。

(2)患者体液是否平衡,生命体征是否平稳,尿比重是否在正常范围,有无脱水症状和体征。

(3)患者是否出现脑疝或出现脑疝征象是否被及时发现和处理。

十、健康教育

若患者存在可能导致颅内压增高的因素,如脑外伤、颅内炎症、脑肿瘤及高血压、脑动脉硬化,经常头痛、恶心应及时就医,除去相关因素。

第二节　颅脑损伤

颅脑损伤多见于交通、工矿作业等事故,以及自然灾害、爆炸、火器伤、坠落、跌倒、锐器、钝器对头部的伤害等。占全身损伤的 15%～20%,仅次于四肢损伤,复合伤多见,其致残率及致死率均高于其他部位损伤。颅脑损伤可分为头皮损伤、颅骨骨折和脑损伤,三者可单独也可合并存在,其核心问题是脑损伤。

一、头皮损伤

(一)头皮血肿

1.分类

按血肿出现在头皮中的位置可分为以下三类、皮下血肿、帽状腱膜下血肿和骨膜下血肿。

2.病因

皮下血肿多见于撞击或产伤。帽状腱膜下血肿多因头部受斜向暴力,头皮产生剧烈滑动,导致血管撕裂所致。骨膜下血肿常由颅骨骨折导致。

3.临床表现

(1)皮下血肿:血肿在皮肤表层与帽状腱膜之间。位于损伤部位中央,中心硬,周围软,无波动感。因皮下组织连接紧密,血肿体积小,张力高,有明显压痛。

(2)帽状腱膜下血肿:该处组织疏松,血肿易扩展,严重者血肿边界可蔓延整个帽状腱膜下,覆盖整个穹窿部,仿佛戴一顶有波动的帽子。儿童或年老体弱者,可导致休克或贫血。

(3)骨膜下血肿:血肿位于骨膜和颅骨外板间。血肿局限于颅缝,张力高,可有波动感。

4.辅助检查

X 线检查,了解有无颅骨骨折。

5.治疗要点

为减轻疼痛,24 小时内进行冷敷,之后热敷。较小的头皮血肿伤后 1～2 周内可自行吸收,无须特殊处理;若血肿较大,应严格备皮和消毒,分次穿刺抽吸后加压包扎。骨膜下血肿,要注意是否并发颅内血肿。若血肿发生感染均需切开引流。

(二)头皮裂伤

1.病因

多由锐器或钝器伤所致。锐器伤伤口边缘整齐,钝器伤伤口边缘不规则,形态、大小、深浅不一。

2.临床表现

头皮血管丰富,头皮裂伤出血较多.不易止血,易导致休克。

3.辅助检查

X线检查是否合并颅骨骨折和脑损伤。

4.治疗要点

现场立即压迫止血,按开放性损伤原则处理,争取24小时内清创缝合,在合理使用抗生素前提下,延迟至48~72小时也可达到一期愈合。给予抗菌药药及破伤风抗毒素。头皮缺损者可进行减张缝合、皮下松解或植皮。

(三)头皮撕脱伤

1.病因

多因发辫卷入转动的机械中,使头皮部分或整块撕脱,往往自帽状腱膜下间隙全层撕脱,有时连同部分骨膜一并撕脱。

2.临床表现

受牵扯的发根面积大头皮撕脱的范围就大,有时可造成耳廓撕脱。患者剧烈疼痛及大量出血,可导致失血性或疼痛性休克。但较少合并颅骨骨折及脑损伤。

3.治疗原则

急救时加压包扎止血,抗休克。争取在伤后6~8小时内清创做头皮皮瓣复位再植或自体皮移植。对于骨膜已撕脱不可再植者,需清洁创面,在颅骨外板钻孔达板障,待骨孔内肉芽生长后再二期植皮。

条件允许,可在显微外科技术下行小血管吻合术,头皮原位缝合,有望头发重生。

二、颅骨骨折

(一)病因和病理

颅骨骨折指受暴力因素所致颅骨结构的改变。颅盖骨外板厚,内板较薄,内、外板表面均有骨膜覆盖,在颅骨的穹窿部,内骨膜与颅骨板结合不紧密,颅顶部骨折容易形成硬脑膜外血肿。颅底部的硬脑膜与颅骨贴附紧密,当颅底骨折时易导致硬脑膜撕裂,产生脑脊液漏,形成开放性骨折。

颅骨骨折临床意义不在于骨折本身,而在于因骨折所引起的脑膜、脑、血管和神经损伤,可合并脑脊液漏、颅内血肿及颅内感染等。

(二)分类

1.按骨折的部位

分颅盖骨折和颅底骨折,发生比例为4:1。

2.按骨折线形态

分线性骨折和凹陷性骨折。

3.按骨折是否和外界相通

分闭合性骨折和开放性骨折。

(三)临床表现

1.颅盖骨折

(1)线性骨折:发生率最高。骨折线多为单发,若多条骨折线交错则可形成粉碎性骨折。局部有压痛、肿胀,患者多伴发局部骨膜下血肿。当骨折线跨越脑膜中动脉或静脉窦,应警惕形成硬膜外血肿。

(2)凹陷性骨折:多见于额、顶部。多为颅骨全层凹陷,局部可扪及局限性下陷区。少数患者出现仅内板凹陷。成人凹陷性骨折多为粉碎性骨折,婴幼儿多为"乒乓球"样凹陷。可能出现脑组织受压的症状,如失语、偏瘫、癫痫等神经系统定位病征。

2.颅底骨折

多因暴力直接作用于颅底所致,线性骨折多见。颅底骨折可因出现脑脊液漏而确诊。根据骨折的部位不同分颅前窝、颅中窝和颅后窝骨折。

(四)辅助检查

1.X 线检查

颅盖骨骨折的诊断主要依靠的是 X 线检查确诊。凹陷性骨折 X 线可显示骨折碎片凹陷的深度。

2.CT 检查

有助于了解骨折情况及是否合并脑损伤。

(五)治疗原则

1.颅盖骨折

(1)单纯线性骨折:无须特殊处理,患者卧床休息,对症止痛、镇静。关键在于积极处理因骨折引起的脑损伤或颅内出血,特别是硬膜外血肿。

(2)凹陷性骨折:出现下列情况立即手术取出骨折碎片。①合并脑损伤或骨折面积直径＞5cm,骨折片陷入颅腔,导致颅内压升高;②骨折片压迫脑重要部位引起神经功能障碍;③非功能区部位的小面积凹陷骨折,无颅内压增高,但深度超过 1cm 可考虑择期手术;④开放性粉碎性凹陷骨折。

2.颅底骨折

本身无须特殊治疗,重点处理合并的脑损伤、脑脊液漏。出现脑脊液漏时即属开放性损伤,应使用 TAT 及抗菌药物预防感染,患者取头高位休息,避免填塞或冲洗耳道及鼻腔,避免用力咳嗽、打喷嚏或擤鼻涕。大部分脑脊液漏在伤后 1～2 周可自愈。若超过 4 周仍有脑脊液漏,可行手术修补硬脑膜。若骨折片压迫视神经,应尽早手术减压。

三、脑损伤

脑损伤是指脑膜、脑组织、脑血管以及脑神经受到外力作用后发生的损伤。

1.脑损伤根据脑损伤病理改变的先后分类

分为原发性和继发性脑损伤。

(1)原发性脑损伤:指暴力作用于头部后立刻出现的脑损伤,如脑震荡、脑挫裂伤等。

(2)继发性脑损伤:指头部受伤后一段时间出现的脑受损病变、脑水肿和颅内血肿。

2.脑损伤根据伤后脑组织是否和外界相通分类

分为闭合性脑损伤和开放性脑损伤。

(1)闭合性损伤:颅脑与外界不相通。

(2)开放性损伤:头皮裂伤、颅骨骨折、硬脑膜破裂并存。

3.脑损伤根据脑损伤机制分类

分直接损失、间接损失和旋转损伤。

(1)直接损伤:①加速性损伤:运动的物体敲击静止的头部,导致头部加速运动出现损伤,损伤多出现在受损部位。②减速性损伤:运动的头部撞击到静止的物体,使头部突然停止产生损伤,损伤多出现在受损的对侧。③挤压伤:两个相反方向的力同时作用在头部,导致颅骨变形颅内压骤升。

(2)间接损伤:①传递性损伤:足部或臀部着地,外力通过下肢或脊柱传至颅底发生的脑损伤。②挥鞭样损伤:外力导致躯干极速运动,头部运动落后于躯干,导致头部发生过屈过伸似挥鞭样运动,造成脑干和脊髓损伤。③创伤性窒息:胸腹部受猛烈撞击或挤压胸腹腔压力骤升,上腔静脉血逆流导致脑、头面部毛细血管破裂。

(3)旋转损伤:外力导致头颅沿着其某条轴线旋转运动出现的损伤。

(一)脑震荡

1.临床表现

脑震荡是最轻微、最常见的原发性脑损伤。患者在伤后立即出现短暂的意识障碍,持续数秒或数分钟,一般不超过 30 分钟。同时可出现头痛、头晕、恶心、呕吐、皮肤苍白、出汗、血压下降、心动过缓、呼吸微弱、肌张力减低、各生理反射迟钝或消失等症状。清醒后大多不能回忆受伤前及当时的情况,称为逆行性遗忘。

2.辅助检查

神经系统检查无阳性征,CT 检查无异常,脑脊液无红细胞。

3.治疗要点

无须特殊治疗,卧床休息1～2周,期间可给予镇静对症处理,患者一般2周后痊愈,不留后遗症。

(二)脑挫裂伤

常见的原发性脑损伤,分为脑挫伤和脑裂伤。脑挫伤脑组织受损轻,软脑膜完整;脑裂伤时软脑膜、脑血管、脑组织同时裂开并伴外伤性蛛网膜下隙出血。由于两者常同时存在,合称为脑挫裂伤。

1.临床表现

(1)意识障碍:脑挫裂伤最突出的症状,伤后立即出现,多数患者超过半小时,严重者可出现长期昏迷。

（2）局灶症状和体征：伤及脑皮质功能区可出现相应的神经功能障碍或体征。如语言中枢受损出现失语，运动区损伤出现锥体束征，肢体抽搐、偏瘫等。

（3）蛛网膜下隙出血：出现脑膜刺激征，脑脊液检查有红细胞。

（4）颅内压增高：因继发脑水肿，患者恶心、呕吐，严重者可出现脑疝。

2.辅助检查

CT 是首选，MRI 检查也有助于确诊。

3.治疗要点

非手术治疗为主，防治脑水肿，促进脑复苏，预防并发症。

（1）非手术治疗：①一般处理：卧床休息，头部抬高 $15°\sim30°$。保持呼吸道通畅，必要时可做气管切开。营养支持，维持水、电解质、酸碱平衡。应用抗菌药物。对症处理，如镇静、止痛、抗癫痫等。②防治脑水肿：是关键措施。可给予脱水治疗、糖皮质激素治疗、冬眠低温疗法等降颅压。③促进脑功能恢复：可用神经营养药改善细胞代谢和促进脑细胞功能恢复。如辅酶 A、细胞色素 C、三磷酸腺苷等。

（2）手术治疗：非手术治疗无效，出现脑疝迹象时，应做脑减压或局部病灶清除术。

（三）颅内血肿

颅内血肿是颅脑损伤中最危险、最多见却又是可逆的继发性病变。由于血肿直接压迫脑组织，常引起局部脑功能障碍的占位性病变症状和体征以及颅内压增高的病理生理改变，若未及时处理，可导致脑疝危及生命，早期发现和及时处理可在很大程度上改善预后。

1.分类

（1）根据血肿来源和部位：分为硬膜外血肿、硬膜下血肿、脑内血肿。

（2）根据血肿引起颅内压增高及早期脑疝所需时间：分为急性（3 天内）、亚急性（3 天至 3周）、慢性（3 周以上）血肿。

2.临床表现

（1）硬膜外血肿：发生在颅骨与硬脑膜之间，发生率占外伤性颅内血肿的 30%。

①意识障碍：伤后当时有短暂的意识障碍，随即清醒或好转，继之因颅内出血导致颅内压增高，再度出现意识障碍，并进行性加重。两次昏迷之间称为中间清醒期。若原发性脑损伤较严重或血肿形成较迅速，可能不出现中间清醒期。

②颅内压增高及脑疝：头痛、恶心、呕吐剧烈。一般成人幕上血肿超过 20mL、幕下血肿超过 10mL，可引发颅内压增高症状。幕上血肿者大多先经历小脑幕切迹疝，后合并枕骨大孔疝，故先有意识障碍和瞳孔改变继而出现严重的呼吸循环障碍。幕下血肿者可直接发生枕骨大孔疝，早期发生呼吸骤停。

（2）硬膜下血肿：最常见，占颅内血肿的 50%，血肿位于硬脑膜下腔。表现为意识障碍进行性加重，多不存在中间清醒期。较早出现颅内压增高和脑疝的症状。急性亚急性硬膜下血肿常继发于对冲性脑挫裂伤。慢性硬膜下血肿多见于老年人，大多有轻微头部外伤史，与脑萎缩及桥静脉撕裂有关。

（3）脑内血肿：发生率较低，占颅内血肿的 5%。血肿位于脑实质内。以进行性意识障碍为主，若血肿累及重要脑功能区，可出现偏瘫、失语、癫痫等症状。

3.辅助检查

CT、MRI可协助诊断。

4.治疗要点

一经确诊,尽早通过手术清除血肿。如钻孔引流术、开颅血肿清除术、血肿碎吸或脑室外引流术等。

四、颅脑损伤患者的护理

(一)护理评估

1.健康史

了解患者的受伤过程,包括受伤的部位、时间、因素、伤后的处理情况。了解患者一般资料和既往病史。

2.身体状况

①呼吸系统:呼吸道是否出现梗阻,有无血液、呕吐物、分泌物或异物阻塞呼吸道或出现舌后坠。②生命体征:监测患者的体温、脉搏、呼吸、血压,注意病情变化。③意识状况:评估患者意识障碍程度和持续时间。有无逆行性遗忘或中间清醒期。④神经系统:检查双侧瞳孔的大小及对光反射,双侧肢体的肌力和肌张力以及自主运动、感觉、生理反射和病理反射。⑤头皮及五官:检查患者是否存在头皮损伤,伤口的大小、位置、波动感,有无口鼻腔漏出脑脊液或血液。⑥其他:检查是否合并其他部位损伤。如四肢或脊柱骨折、胸腹部损伤等。

3.辅助检查

评估CT、X线、MRI检查的结果。

4.心理-社会支持状况

了解意识清醒的患者是否存在焦虑、恐惧;评估患者家属对疾病的认知及治疗的信心。

(二)常见护理诊断/问题

1.意识障碍

与颅脑损伤、颅内压增高有关。

2.感知觉的改变

与脑神经损伤有关。

3.清理呼吸道无效

与意识障碍有关。

4.恐惧/焦虑

与颅脑损伤及担心预后有关。

5.营养失调:低于机体需要量

与颅脑损伤机体处于高代谢状态、中枢性高热、呕吐有关。

6.有感染的危险

与头皮损伤、开放性颅骨骨折、误吸有关。

7.有受伤的危险

与意识障碍、感知觉障碍、癫痫发作等有关。

8.潜在并发症

应激性溃疡、颅内出血、脑疝、癫痫等。

（三）护理措施

1.院前急救

院前急救是指伤者在入院前的处置,包括受伤现场和转院过程的处置。

(1)院前急救的基本原则:先救命、后治病。当救护人员到达现场后,首先应简洁了解伤情,迅速而果断地处理直接威胁伤者生命的病症,简要系统地检查患者全身情况,迅速脱离现场,转运医院。

(2)院前急救的意义和目的:在急危重症患者的发病初期就给予及时有效的现场抢救,维持患者的生命,防止患者的再损伤,减轻患者的痛苦,并快速安全地将患者护送到医院进行进一步的救治,为院内急救赢得时间和条件。院前急救的主要目的是挽救患者的生命,减少伤残率和死亡率。

院前急救对于突发疾病或者遭遇意外创伤的患者来说,至关重要,甚至关系到患者的生命能否延续。重型颅脑损伤患者伤后 1 小时呈现第 1 个死亡高峰,此刻死亡的数量占创伤死亡的 50%,有组织的创伤救治体系比无组织的创伤救治体系死亡率下降 20%～50%,这个阶段抢救患者必须分秒必争,因此该时段又被称为"黄金 1 小时"。

(3)现场处理

①缩短反应时间:反应时间是指从接到呼叫电话至救护车抵达事故现场所需要的时间。在该时间段内,可利用电话指导现场目击者或呼救者进行自救,正确使患者脱离危险场地,迅速就近救治。

②保证在最短的时间内到达现场:为使患者能在最短的时间内得到及时、有效的救治就必须设法缩短急救半径和院前急救时间。到达现场后,急救人员首先了解患者的受伤时间和部位,对伤情做出综合判定,按轻重缓急进行重点救治。

(4)院前急救的工作特点

①随机和突发性:任何事故或灾害的发生均具有随机性和突发性。

②紧急:一有呼救必须立即出动,一到现场立即抢救,抢救后根据病情立即运送或就地监护治疗。

③流动性大:院前急救系统平时在急救医疗服务区域内活动,求救地点可以散在于所管辖的任何街道、工厂、学校及居民点。当遇有重大突发性灾害事故时,还可能按需要跨区去增援。

④急救环境条件差:现场急救的环境大多较差,有时在马路街头,人群拥挤、声音嘈杂、光线暗淡;有时甚至险情未排除可能会造成人员再伤亡。运送途中,车辆颠簸、震动和噪声可能给一些必要的医疗护理操作如听诊、测量血压、吸痰、注射等带来困难。

⑤伤情多样且复杂:伤情有轻重,复合伤或合并伤和原有病变使诊治更加困难。

⑥对症治疗为主:院前急救因无充足时间和良好的条件做鉴别诊断,要做出明确的医疗诊断非常困难,只能以对症治疗为主。

⑦费心劳力:随车救护人员到现场前要使用运载工具,或徒步奔走或攀爬,随身携带急救设备,到现场后必须立即抢救伤者,抢救后又要帮助搬运伤者,运送途中还要密切观察病情。

因此,精神压力和体力劳动强度很大。

(5)实施急救措施:注意伤者体位的安置,疑有颈椎骨折者取平卧头正位,一律予以颈托固定保护。对休克的患者,就地抢救,以免搬动引起血压波动,导致休克加重,危及生命。

①开放气道,保持呼吸道通畅:迅速清理伤者呼吸道内的血块、分泌物、污物及义齿。开放气道可采用仰头抬颏法,即左手小鱼际置于患者前额,手掌用力向后压使其头部后仰,右手中指、食指剪刀式分开上提下颌,使下颌角与耳垂连线垂直地面。疑似颈椎损伤者,用托举下颌法,即将肘部支撑在患者所处的平面上,双手放置在患者头部两侧并握紧下颌角,同时用力托起下颌。舌后坠或昏迷者安置口咽管或气管插管或简易环甲膜切开气管插管。无自主呼吸者,应行人工呼吸。

②纠正低血压,保持血液循环稳定:正常血压是保证有效脑循环的基本条件。如伤者面色苍白、神志淡漠、四肢冰冷、脉搏细弱、收缩压<90mmHg,提示休克状态,即应建立静脉通道,必要时静脉切开,不可因穿刺失败贻误抢救时机。低血压患者一般应用等渗补液。

③止血:头皮血运极丰富,单纯头皮裂伤有时即可引起致死性外出血。开放性颅脑损伤可累及头皮的大小动脉,颅骨骨折可伤及颅内静脉窦,同时颅脑损伤往往合并有其他部位的复合伤均可造成大出血引起失血性休克,而导致循环功能衰竭。因此制止活动性外出血,维持循环功能极为重要。包扎是外伤急救最常用的方法,具有保护伤口、减少污染、固定敷料、压迫止血、防止继续再出血、防止休克、防止病情进一步发展、有利于伤口早期愈合的作用。同时,也便于患者的搬运,减轻痛苦。开放性伤口进行局部包扎,以减少污染和出血;有严重出血和活动性出血可对伤口进行加压包扎止血。

④合并伤的处理

a.心包积血的处理:心包积血常是心脏创伤、心包内大血管损伤或心包损伤引起的并发症,多为心前区部位的锐器或火器伤所致,部分可由胸部严重闭合性损伤引起。患者可表现为胸闷、烦躁不安、面色苍白、皮肤湿冷、呼吸困难,甚至意识丧失。体征表现为呼吸急促、发绀、颈静脉怒张、脉快弱、血压下降、脉压变小、中心静脉压增高、心前区有伤口(随呼吸或心跳有血液外溢)、心尖搏动减弱或消失、心音远弱,可有奇脉(吸停脉)。在急性心包积血时,心包短时间内积血150~200mL便足以引起压迫,造成致命的心包压塞。心包穿刺术可即刻缓解心包压塞症状,改善血流动力学。心包穿刺治疗后在严密监护下可暂时观察。若再出现压塞症状,应考虑手术探查。

b.骨折的处理:可用木板附在患肢一侧,在木板和肢体之间垫上棉花或毛巾等松软物品,再用带子绑好。松紧要适度。木板要长出骨折部位上下两个关节,做超过关节固定,这样才能彻底固定患肢。现场可用树枝、擀面杖、雨伞、报纸卷等物品代替。皮肤有破口的开放性骨折,由于出血严重,可用干净消毒纱布压迫,在纱布外面再用夹板。压迫止血无效时,可用止血带,并在止血带上标明止血的时间。大腿骨折时,内出血可达1000mL。包扎固定过紧也能引起神经麻痹,造成不可挽回的后果。

c.合并离体肢(指)体的处理

抗休克:因离断伤出血多,血容量不足而引起的低血容量休克时,应找出失血原因及部位,并迅速采取止血措施。及时准确快速补血、补液,并注意配伍禁忌和观察各种再灌注的反应。

止血:断肢(指)近端有活动性出血,应加压包扎。局部加压包扎仍不能止血时,应用充气止血带并调节合适的止血带压力(成人:上肢压力 250～300mmHg,下肢压力 400～500mmHg;儿童:上肢压力 150～200mmHg,下肢压力 200～250mmHg)。无压力表时以刚止住血为宜。用止血带时应下垫纱布以保护皮肤,注意松紧度及缚扎时间。

断肢保存:合并断肢(指)者,若断肢(指)完全离断,应用已消毒的纱布对离断肢体进行包裹,避免或减少离断肢体的污染;若断肢(指)为不完全离断,则可用木棍、木板等硬物进行支撑,以使未完全离断肢(指)体与近端的良好固定,避免使连接组织发生牵拉、撕扯而导致二次损伤,从而保证再植成活。

(6)安全转运:颅脑损伤是一种急危重症疾病,其救治要求专科性很强,救护措施要求全面、及时、得力,安全转运是一个监护、抢救、治疗、护理的过程。及时有效的现场急救后,需要快速送到医院,配合专科进一步诊治。在转运患者的途中应做到快速、平稳,避免紧急刹车可能造成的损伤。在注意观察病情变化的同时,及时与医院相关科室取得联系,制订好抢救和检查流程。

①体位:正确的搬运可减少伤者痛苦,并获得及时治疗。注意急救搬运时的体位:一般清醒患者多为平卧、侧卧或半卧位,部分患者因严重呼吸困难呈端坐位。对于合并脊柱损伤的患者,禁止抱背,身体应保持自然正中位,颈椎骨折者可在头部两边放沙袋或给予颈托并由专人固定。对于合并创伤性血气胸患者,应双手托患者的躯干部,保护患者的受伤部位,搬运的动作要轻柔,避免再损伤。严重休克未纠正前禁止搬动患者,一般待休克纠正,病情基本稳定后方可运送患者。

②保持呼吸道通畅:运送中注意观察伤者面色、呼吸情况,注意清除口腔分泌物及呕吐物,保持呼吸道通畅,并给予持续有效地吸氧。如患者发生高而尖的喉鸣音时,应考虑是否存在气道的不完全阻塞,检查并清除咽部分泌物、血凝块、泥土等,必要时气管插管或气管切开以保证呼吸道通畅。

③静脉通道:维持静脉通道,保证有效的血液循环。

④创口处理:妥善处理创口,伤肢固定、止痛、包扎。抢救时应争分夺秒,以避免因大出血造成血容量锐减而发生的休克,甚至死亡。

⑤其他

a.大多数患者遭受意外伤害时因缺乏思想准备,往往处于恍惚害怕之中,应及时有效地与患者沟通,并从容镇静、急而有序地观察抢救患者。对躁动不安者,为避免加重出血可根据病情给予镇静措施。

b.颅脑损伤常常引起癫痫发作,轻者表现为局限性抽搐,重者可发生全身性抽搐,甚至窒息死亡。因此,除严密观察外,对癫痫发作者应保持气道通畅,防止误吸和咬伤。

c.颅脑损伤患者常发生颅内压增高,严重者出现剧烈头痛、频繁呕吐或意识障碍。对此类患者应在转运前以脱水药物降低颅内压,待病情平稳后再运送。若途中出现躁动、脉搏洪大有力、心率减慢、呼吸变慢和血压升高,提示发生颅内压增高,可及时使用脱水剂。

d.在转运的过程中,需携带氧气袋、呼吸囊、手提式呼吸机等抢救器材及药物,给予护栏保护,必要时使用约束带,注意控制车速。

2.术前护理

(1)热情接待患者:对意识清醒的患者介绍病区的环境及主管的医生、护士。

(2)心理护理:了解患者及其家属对疾病的认识和治疗方案的想法,告知手术的方式、术后的康复过程及预后情况,缓解其恐惧、焦虑的情绪。

(3)病情观察:病情观察是伤后3天左右的护理的重点。

①意识:意识障碍是颅脑损伤患者最重要的观察内容。意识障碍出现的早晚、是否存在进行性加重是区别原发性和继发性脑损伤的重要依据。意识障碍的程度可以判断脑损伤的轻重。如采用Glasgow评分法或传统的方法观察。

②瞳孔:瞳孔变化是颅脑损伤患者的重要体征之一,应15～30分钟观察一次,观察瞳孔的大小、形态、对光反射。

a.伤后一侧瞳孔进行性散大,对侧肢体瘫痪、意识障碍,提示脑受压或脑疝。b.双侧瞳孔缩小,光反应迟钝伴有中枢性高热、深昏迷多为脑桥损伤。c.双侧瞳孔散大、对光反应消失、眼球固定伴深昏迷或去皮质强直,多为原发性脑干损伤或临终表现。d.双侧瞳孔大小形状多变、对光反应消失,多为中脑损伤。e.眼球不能外展,提示展神经损伤。f.有无间接对光反射可以鉴别视神经损伤与动眼神经损伤。g.眼球震颤常见于小脑或脑干损伤。

③生命体征:为避免患者烦躁引起测量不准,应先测呼吸和脉搏后测血压。出现"两慢一高"提示颅内压增高,应警惕脑疝发生。枕骨大孔疝的患者早期出现呼吸骤停。若损伤累及脑干或间脑,可出现体温调节紊乱,体温不升或中枢性高热。

④肢体活动:观察肢体是否存在自主运动,是否对称。有无瘫痪及瘫痪的程度。

⑤颅内压增高:观察患者有无剧烈头痛、喷射性呕吐、烦躁不安等。头痛可加重患者的烦躁,但禁用吗啡类药物。及时发现脑疝及时处理。

(4)对症护理高热、躁动、昏迷患者的护理,保持呼吸道通畅、预防尿路感染及皮肤压疮。

(5)术前准备对颅骨凹陷性骨折范围大于5cm、深度大于1cm、颅内血肿或出现脑疝迹象的应立即做好急诊术前准备。如备皮、配血、药物过敏试验等。

3.术后护理

(1)体位:麻醉未清醒或伴休克症状取平卧位,麻醉清醒后应抬高床头15°～30°,有利于颅内静脉回流,减轻脑水肿。对于深昏迷患者可采取侧卧位,注意定时翻身,防止压疮。

(2)加强营养:创伤后应激状态下人体的分解代谢增强,合成减少,导致血糖增高、乳酸堆积,加重脑水肿。因此补充能量和蛋白质十分必要。急性期72小时内应给予肠外营养。肠蠕动恢复后,无消化道出血的患者,可尽早逐步过渡到肠内营养。但当患者癫痫发作或肌张力高时,应预防肠内营养液反流导致呕吐、误吸诱发肺部感染。

(3)病情观察:观察意思状况、瞳孔、生命体征、肢体活动、尿量等,及时发现病情变化,及时通知医生做出处理。

(4)治疗护理

①降颅压减轻脑水肿:20%甘露醇或25%山梨醇250mL静脉滴注,15～30分钟内滴完,观察尿量。血压过低、心力衰竭、肾功能障碍者禁用脱水疗法。

②保护脑组织促进脑苏醒:遵医嘱应用营养神经的药物,如神经节苷脂、胞磷胆碱等,有助

于促进脑苏醒。

(5)并发症的预防和护理

①肺部感染:加强呼吸道管理,保持呼吸道通畅,定期翻身拍背,防止呕吐物误吸引起窒息和呼吸道感染。

②尿路感染:昏迷患者常有排尿功能紊乱,长期留置导尿管是引起尿路感染的主要原因。必须导尿时,应严格无菌操作。留置尿管过程中,加强会阴部护理,拔尿管前夹闭导尿管并定时开放训练膀胱储尿功能。

③蛛网膜下隙出血:因脑裂伤所致。患者可有头痛、发热、颈强直表现。可遵医嘱给予解热镇痛药物对症处理。病情稳定、排除颅内血肿以及颅内压增高、脑疝后,为解除头痛可以协助医生行腰椎穿刺,放出血性脑脊液。

④消化道出血:可因创伤应激或大量使用激素类药物引起。遵医嘱补充血容量、停用激素类药物,并使用止血药和减少胃酸分泌的药物。避免消化道出血患者发生误吸,及时清理呕吐物。

⑤外伤性癫痫:任何部位的脑损伤均可能导致癫痫,患者发作时注意保护,避免受伤。遵医嘱用药预防发作及控制抽搐。

⑥废用综合征:脑损伤患者因意识不清或肢体功能障碍,可导致关节挛缩和肌萎缩。应保持患者肢体功能位,预防足下垂。做四肢关节被动活动及按摩肢体2~3次/天,防止肢体挛缩和畸形。

⑦压疮:保持皮肤清洁、干燥,定时翻身,注意保护骨隆突部位。

(6)恢复期护理等病情稳定后,应尽早进行语言训练和肢体功能锻炼。

4.健康指导

(1)功能锻炼:对存在失语、肢体功能障碍或生活不能自理的患者,病情好转后,要耐心指导患者进行功能锻炼,鼓励患者生活自理,树立信心,告知家属给予适当协助和心理支持。

(2)安全指导:对感知觉障碍的患者要防烫伤;对存在外伤性癫痫者外出应有人陪同,并按时服药,告知禁止从事危险工作或活动,如游泳、驾驶、攀高、带电作业等,防止发作时意外。

(3)心理指导:多与患者沟通,给予精神上的鼓励,鼓励其表达自己内心的感受,对于失语、感知觉障碍的患者可采用非语言方式沟通。并指导患者家属参与到患者的康复训练中,帮助其建立战胜疾病的信心。

(四)护理评价

通过治疗与护理,患者是否:①意识障碍减轻;感知觉障碍获得改善;②呼吸道分泌物能有效排出,呼吸道是否保持通畅;③恐惧、焦虑的情绪得到缓解,能否积极配合治疗;④营养充足,消除引起营养不良的因素;⑤发生并发症或发生并发症被及时发现并得到治疗。

第三节 脑脓肿

脑脓肿是细菌入侵脑组织引起化脓性炎症,并形成局限性脓肿。可直接破坏脑组织,因而是一种严重的颅内感染性疾病。

一、病因及分类

1.耳源性脑脓肿

最多见，约占脑脓肿的 2/3。继发于慢性化脓性中耳炎、乳突炎。炎症多数位于同侧颞叶，少数发生在顶叶或枕叶。

2.鼻源性脑脓肿

炎症经乳突小房顶部、岩骨后侧壁，穿过硬脑膜或侧窦血管侵入小脑。

3.血源性脑脓肿

约占脑脓肿的 1/4。多由于身体其他部位感染，细菌栓子经动脉血行播散到脑内而形成脑脓肿。原发感染灶常见于肺、胸膜、支气管化脓性感染、先天性心脏病、细菌性心内膜炎、皮肤疖痈、骨髓炎、腹腔及盆腔脏器感染等。

4.外伤性脑脓肿

多继发于开放性脑损伤，致病菌经创口直接侵入或异物、碎骨片进入颅内而形成脑脓肿。

5.隐源性脑脓肿

原发感染灶不明显或隐蔽，机体免疫力弱时，脑实质内隐伏的细菌逐渐发展为脑脓肿。隐源性脑脓肿实质上是血源性脑脓肿的隐蔽型。

二、病理

(1)急性脑膜炎、脑炎期化脓菌侵入脑实质后，患者表现出明显全身感染反应和急性局限性脑膜炎、脑炎的病理变化。脑炎中心部逐渐软化、坏死，出现很多小液化区，周围脑组织水肿。病灶部位浅表时可有脑膜炎症反应。

(2)化脓期脑炎软化灶坏死、液化，融合形成脓肿，并逐渐增大。如融合的小脓腔有间隔，则成为多房性脑脓肿，周围脑组织水肿。患者全身感染征象有所好转和稳定。

(3)包膜形成期一般经 1~2 周，脓肿外围的肉芽组织由纤维组织及神经胶质细胞的增生而初步形成脓肿包膜，3~4 周或更久脓肿包膜完全形成。包膜形成的快慢与致病菌种类和毒性及机体免疫力与对抗生素治疗的反应有关。

三、临床表现

1.脓肿早期

出现急性化脓性感染的局部和全身症状，如畏寒、发热、头痛、呕吐及颈项强直等。

2.脓肿形成期

脓肿作为颅内占位性病变，可出现颅内压增高及局部受压症状，可导致脑疝。脓肿靠近脑室或脑表面时，因脓肿壁薄弱，可突然破溃，造成急性化脓型脑膜炎或脑室炎，患者可突发高热、昏迷、全身抽搐、角弓反张，甚至导致患者死亡。

四、辅助检查

1.CT

可以确定脓肿位置、大小、数量及形态,是诊断脑脓肿的首选方法。

2.实验室检查

血常规提示白细胞计数及中性粒细胞比例增高;疾病早期,脑脊液查白细胞增多,糖及氯化物含量可在正常范围降低;脓肿形成后,脑脊液压力增高,白细胞计数可正常或略增高,糖及氯化物含量正常,蛋白含量增高;若脓肿破溃,脑脊液白细胞计数增多,甚至呈脓肿。

五、治疗要点

1.非手术治疗

急性脑炎期感染尚未局限化、脓肿包膜尚未形成的患者,应以非手术治疗为主。全身应用抗生素,因此时尚无法进行细菌学检查,无法确定病原菌及治疗敏感药物,因而应选用广谱抗生素并联合用药,剂量应用足;同时采取降颅压治疗。

2.手术治疗

脓肿局限化,已有包膜形成时应采用外科治疗。脓肿包膜形成约需 3 周,因而 3 周以前者宜采用内科治疗,但也并不绝对,如患者颅压很高,已有脑疝迹象者,应及时采用适当的外科治疗。对与脑深部或功能区的脓肿并已出现脑疝或全身衰竭者,应紧急行颅骨穿刺抽脓,待病情稳定后再行脓肿切除术。

六、护理评估

1.术前评估

(1)健康史:通过收集资料,评估以下内容。

①基本资料。

②既往史:如有无中耳炎、颅脑外伤,身体其他部位有无感染灶。

(2)身体状况

①早期:畏寒、发热、头痛、呕吐及颈项强直。

②晚期:评估患者有无意识障碍、是否发生脑疝、全身抽搐、角弓反张等。

(3)辅助检查:评估实验室检查和 CT 检查结果。

(4)心理-社会支持状况

①患者会因头痛、呕吐等不适及可能面临手术产生焦虑、恐惧。

②亲属对患者的关心程度、支持力度、家庭对手术的经济承受能力。

2.术后评估

(1)术中情况:了解手术、麻醉方式与效果、病变组织切除情况、术中出血、补液、输血情况和术后诊断。

(2)术后情况:着重了解患者的生命体征是否平稳、瞳孔大小、意识是否恢复;颅内压是否恢复到逐渐恢复到正常水平;评估脑室引流管是否通畅,引流液的情况。

七、常见护理诊断/问题

1.体温过高

它与感染有关。

2.清理呼吸道无效

它与意识障碍有关。

3.营养失调:低于机体需要量

它与摄入不足及大量消耗有关。

4.语言沟通障碍

它与颅内压增高有关。

5.潜在并发症

颅内压增高、脑疝等。

八、护理措施

1.术前护理

(1)维持正常体温:高热者按高热护理常规。

(2)饮食护理:给予高热量、高蛋白质、高维生素、易消化饮食,吞咽困难者予鼻饲饮食,以改善患者全身营养状况,增强机体免疫力。

(3)病情观察:严密观察神志、瞳孔、生命体征变化,尤其是意识、体温的变化。

(4)按神经外科术前一般护理常规。

2.术后护理

(1)常规护理:按神经外科术后一般护理常规。

(2)降颅压:遵医嘱采取降低颅内压的措施。

(3)病情观察:严密观察意识、瞳孔、生命体征的变化,尤其是体温的变化,异常时及时通知医生。

(4)引流管护理

①妥善固定:保持头部引流管通畅,观察并记录引流液的颜色、性质、量。引流袋低于创腔平面30cm。在无菌操作下更换引流袋,防止脓液外流。

②冲洗:为避免感染扩散,术后24小时创口周围初步形成粘连,此后可经行囊内冲洗,先用生理盐水缓缓冲洗;接着注入抗菌药物夹闭管道2～4小时。

③拔管:待脓腔闭合时拔管。

3.健康教育

(1)心理指导:给予适当心理支持,使患者及家属能面对现实,接受疾病的挑战,减轻挫折感。根据患者及家属的具体情况提供正确的、通俗易懂的指导,告知疾病类型、可能采用的治疗计划及如何配合,帮助家属学会对患者的特殊照料方法和技巧。

(2)健康指导:加强个人清洁卫生,防止口腔疾病。积极彻底治疗邻近部位慢性感染病灶,如耳、鼻部慢性炎症。加强营养,饮食宜清淡,注意劳逸结合逐步提高活动耐受力。

(3)出院指导:遵医嘱按时服用抗生素及抗癫痫药物,出院后一个月门诊随访。

(4)健康促进:肢体活动障碍者坚持功能锻炼。

九、护理评价

通过治疗与护理,患者是否:①体温恢复到正常范围;②呼吸道保持通畅;③颅内压保持稳定,恢复到正常范围;④发生并发症或发生并发症被及时发现并得到治疗。

第六章　胸部外科疾病护理

第一节　胸部损伤

根据胸膜腔是否与外界相通,胸部损伤分为闭合性胸部损伤和开放性胸部损伤;根据损伤暴力性质不同,胸部损伤又分为钝性伤和穿透伤。闭合性胸部损伤多由暴力挤压、冲撞或钝器打击胸部所致。轻者有胸壁软组织挫伤或(和)单纯肋骨骨折,重者可伴有胸腔内器官或血管损伤,导致气胸、血胸。开放性胸部损伤多由锐器或火器引起,多伴有胸腔内组织、器官的裂伤,可引起开放性气胸或血胸。器官组织裂伤所致的进行性出血是病情进展快、患者死亡的主要原因。

一、肋骨骨折患者的护理

肋骨骨折是指肋骨的完整性和连续性中断,是最常见的胸部损伤。肋骨骨折可分为单根或多根骨折,同一肋骨也可有一处或多处骨折。肋骨骨折多见于第4～7肋,因其长而薄,最易折断;第1～3肋因较粗短,且有锁骨、肩胛骨及胸肌保护而较少发生骨折,但一旦骨折,常提示致伤暴力巨大;第8～10肋虽然长,但其前端肋软骨形成肋弓,与胸骨相连,弹性大,不易骨折;第11～12肋前端不固定而且游离,弹性也较大,故也较少发生骨折。

(一)病因

1.外来暴力

多数肋骨骨折为外来暴力所致。外来暴力又分为直接和间接两种。直接暴力是打击力直接作用于骨折部位,间接暴力则是胸部前后受挤压而导致的骨折。

2.病理因素

多见于恶性肿瘤发生肋骨转移的患者或严重骨质疏松者。此类患者可因咳嗽、打喷嚏或病灶肋骨处轻度受力而发生骨折。

(二)病理生理

单根或数根肋骨单处骨折时,其上、下仍有完整肋骨支撑胸廓,对呼吸影响不大;但若尖锐的肋骨断端内移刺破壁胸膜和肺组织时,可导致气胸、血胸、皮下气肿、血痰、咯血等;若刺破肋间血管,尤其撕破动脉,可引起大量出血,致病情迅速恶化。

多根、多处肋骨骨折,尤其是前侧胸的肋骨骨折时,局部胸壁因失去完整肋骨的支撑而软化,可出现反常呼吸运动,又称为连枷胸,表现为吸气时软化区胸壁内陷,呼气时外凸。若软化区范围大,呼吸时双侧胸腔内压力不均衡,则可致纵隔左右扑动,影响换气和静脉血回流,导致体内缺氧和二氧化碳滞留,重者发生呼吸和循环衰竭。

(三)临床表现

1.症状

骨折部位疼痛,深呼吸、咳嗽或体位改变时加重;部分患者可有咯血。多根、多处肋骨骨折者可出现气促、呼吸困难、发绀或休克等。

2.体征

受伤胸壁肿胀,可有畸形;局部压痛;有时可触及骨折断端和骨摩擦感;多根多处肋骨骨折者,伤处可有反常呼吸运动;部分患者可有皮下气肿。

(四)辅助检查

1.实验室检查

肋骨骨折伴血管损伤致大量出血者的血常规检查可示血红蛋白容量和血细胞比容下降。

2.影像学检查

胸部X线检查可显示肋骨骨折的断裂线或断端错位、血气胸等,但不能显示前胸肋软骨折断征象。

(五)治疗要点

1.闭合性肋骨骨折

(1)固定胸廓:目的是限制肋骨断端活动,减轻疼痛。可用多条胸带、弹性胸带或宽胶布条叠瓦式固定。

(2)止痛:必要时给予口服吲哚美辛、布洛芬、地西泮、可待因、曲马朵、吗啡等镇痛镇静药,或中药三七片、云南白药等;也可用1%普鲁卡因做肋间神经阻滞或封闭骨折部位。

(3)处理合并症:处理反常呼吸。主要是牵引固定,即在伤侧胸壁放置牵引支架,或用厚棉垫加压包扎以减轻或消除胸壁的反常呼吸运动,促进患侧肺复张。

(4)建立人工气道:对有闭合性多根多处肋骨骨折、咳嗽无力、不能有效排痰或呼吸衰竭者,应实施气管插管或切开、呼吸机辅助呼吸。

(5)应用抗菌药物,预防感染。

2.开放性肋骨骨折

此类患者除经上述相关处理外,还需及时处理伤口。

(1)清创与固定:彻底清洁胸壁骨折处的伤口,缝合后包扎固定。多根多处肋骨骨折者,清创后可用不锈钢丝对肋骨断端行内固定术。

(2)胸膜腔闭式引流术:用于胸膜穿破者。

(3)预防感染:应用敏感的抗菌药物。

(六)护理评估

1.健康史

①一般情况:患者的性别、年龄、职业、文化背景等。②受伤史:了解患者受伤部位、时间、经过,暴力大小、方向,受伤后意识状况,是否接受过处理等。③既往史:包括手术史、过敏史、用药史等。

2.身体状况

(1)局部:评估受伤部位及性质;有无开放性伤口;有无活动性出血,是否有肿胀淤血;骨折端是否外露;有无反常呼吸运动和纵隔扑动。

(2)全身:评估生命体征是否平稳,是否有呼吸困难或发绀,有无意识障碍;是否有咳嗽、咳痰,痰量和性质;有无咯血,咯血次数和量等。

(3)辅助检查:根据胸部 X 线等检查结果,评估骨折的部位、类型、数量;评估有无气胸、血胸或胸腔内其他脏器损伤。

(七)常见护理诊断/问题

1.气体交换受损

它与肋骨骨折导致的疼痛、胸廓运动受限、反常呼吸运动有关。

2.疼痛

它与胸部组织损伤有关。

3.潜在并发症

肺部和胸腔感染。

(八)护理措施

1.维持有效气体交换

(1)现场急救:采取紧急措施对危及生命的患者给予急救。对于出现反常呼吸的患者,可用厚棉垫加压包扎以减轻或消除胸壁的反常呼吸运动,促进患侧肺复张。

(2)清理呼吸道分泌物,鼓励患者咳出分泌物和血性痰,对气管插管或切开者,应用呼吸机辅助呼吸者,加强呼吸道护理,包括吸痰和湿化。

(3)密切观察生命体征、神志、胸腹部活动以及气促、发绀、呼吸困难等情况,若有异常,及时报告医师并协助处理。

2.减轻疼痛

遵医嘱行胸带或宽胶布条固定,后者固定时必须由下向上叠瓦式固定,后起健侧脊柱旁,前方越过胸骨;遵医嘱应用镇痛、镇静剂或用 1% 普鲁卡因做肋间神经封闭;患者咳痰时,协助或指导其用双手按压患侧胸壁。

3.预防感染

(1)密切观察体温,若体温超过 38.5℃,应通知医师及时处理。

(2)鼓励并协助患者有效咳痰。

(3)对开放性损伤者,及时更换创面敷料,保持敷料洁净、干燥和引流管通畅。

(4)遵医嘱合理使用抗菌药物。

二、气胸患者的护理

气胸即指胸膜腔内积气。多由于肺组织、气管、支气管、食管破裂,空气逸入胸膜腔,或因胸壁伤口穿破胸膜,外界空气进入胸膜腔所致。在胸部损伤中气胸的发生率仅次于肋骨骨折。

(一)分类

根据胸膜腔压力情况,一般分为闭合性气胸、开放性气胸和张力性气胸三类。

1.闭合性气胸

多并发于肋骨骨折,由于肋骨断端刺破肺,空气进入胸膜腔所致。

2.开放性气胸

多并发于因刀刃、锐器、弹片或火器等导致的胸部穿透伤。胸膜腔通过胸壁伤口与外界大气相通,外界空气可随呼吸自由出入胸膜腔。

3.张力性气胸

主要原因是较大的肺泡破裂、较深较大的肺裂伤或支气管破裂。

(二)病理生理

1.闭合性气胸

空气通过胸壁或肺的伤道进入胸膜腔后,伤道立即闭合,气体不再进入胸膜腔,胸腔内负压被抵消,但胸膜腔内压仍低于大气压,使患侧肺部分萎陷、有效气体交换面积减少,影响肺的通气和换气功能。

2.开放性气胸

患侧胸膜腔与大气直接相通后负压消失,胸膜腔内压几乎等于大气压,伤侧肺被压缩而萎陷致呼吸功能障碍;若双侧胸膜腔内压力不平衡,患侧显著高于健侧时可致纵隔向健侧移位,使健侧肺受压、扩张受限。表现为:吸气时,健侧负压增大,与患侧的压力差增加,纵隔进一步向健侧移位;呼气时,两侧胸腔内压力差减少,纵隔又移回患侧,导致其位置随呼吸而左右摆动,称为纵隔扑动,可影响静脉血回流,造成严重的循环功能障碍。同时,此类患者在吸气时健侧肺扩张,不仅吸入从气管进入的空气,而且吸入由患侧肺排出的含氧量低的气体;而呼气时健侧肺气体不仅排出体外,同时亦排至患侧支气管和肺内,使低氧气体在双侧肺内重复交换而致患者严重缺氧。

3.张力性气胸

气管、支气管或肺损伤裂口与胸膜腔相通,且形成活瓣,气体随每次吸气时从裂口进入胸腔,而呼气时活瓣关闭,气体只能入不能出,致使胸膜腔内积气不断增多,压力不断升高,导致胸膜腔压力高于大气压,又称为高压性气胸。胸腔内高压使患侧肺严重萎陷,纵隔显著向健侧移位,并挤压健侧肺组织,影响腔静脉回流,导致严重的呼吸和循环障碍。有些患者,由于高于大气压的胸膜腔内压,驱使气体经支气管、气管周围疏松结缔组织或壁层胸膜裂伤处进入纵隔或胸壁软组织,并向皮下扩散,导致纵隔气肿或颈、面、胸部等处的皮下气肿。

(三)临床表现

1.闭合性气胸

(1)症状:胸闷、胸痛、气促和呼吸困难,其程度随胸膜腔积气量和肺萎陷程度而不同。肺萎陷在30%以下者为小量气胸,患者可无明显呼吸和循环功能紊乱的症状;肺萎陷在30%～50%者为中量气胸;肺萎陷在50%以上者为大量气胸。后两者均可出现明显的低氧血症的症状。

(2)体征:可见气管向健侧移位,患侧胸部饱满,叩诊呈鼓音,听诊呼吸音减弱甚至消失。

2.开放性气胸

(1)症状:表现为气促、明显呼吸困难、鼻翼扇动、口唇发绀,重者伴有休克症状。

（2）体征：可见患侧胸壁的伤道，呼吸时可闻及空气进出胸腔伤口的吸吮样音；颈静脉怒张；患侧胸部叩诊呈鼓音，听诊呼吸音减弱甚至消失；气管向健侧移位。

3.张力性气胸

（1）症状：患者表现为严重或极度呼吸困难、发绀、烦躁、意识障碍、大汗淋漓、昏迷、休克，甚至窒息。

（2）体征：气管明显向健侧偏移，颈静脉怒张，患侧胸部饱满，肋间隙增宽，呼吸幅度减低，多有皮下气肿；叩诊呈鼓音；听诊呼吸音消失。

（四）辅助检查

1.影像学检查

主要通过胸部 X 线检查显示肺压缩和胸膜腔积气及纵隔移位情况，并可反映伴随的肋骨骨折、血胸等情况。

2.诊断性胸腔穿刺

既能明确有无气胸的存在，又能抽出气体降低胸膜腔内压力，缓解症状。

（五）处理原则

以抢救生命为首要原则。处理包括封闭胸壁开放性伤口，通过胸膜腔闭式引流排除胸腔内积气和防治感染。

1.不同类型气胸的处理

（1）闭合性气胸：①小量气胸者的积气一般可在 1～2 周内自行吸收，无须处理；②中量或大量气胸者，可先行胸腔穿刺抽尽积气减轻肺萎陷，必要时行胸腔闭式引流术，排出积气，促使肺尽早膨胀；③应用抗菌药物防治感染。

（2）开放性气胸：①紧急封闭伤口：使开放性气胸立即转变为闭合性气胸，赢得抢救生命的时间。可用无菌敷料如凡士林纱布、纱布、棉垫或其他清洁器材封盖伤口，再用胶布或绷带包扎固定，然后迅速转送至医院。②行胸膜腔穿刺抽气减压，暂时解除呼吸困难。③清创、缝合胸壁伤口，并做胸膜腔闭式引流。④开胸探查：对疑有胸腔内器官损伤或进行性出血者，经手术止血、修复损伤或清除异物。⑤预防和处理并发症：吸氧，补充血容量，纠正休克，应用抗菌药物预防感染。

（3）张力性气胸：是可迅速致死的危急重症，需紧急抢救处理。①迅速排气减压：危急者可在患侧锁骨中线第 2 肋间，用粗针头穿刺胸膜腔排气减压，并外接单向活瓣装置。②胸膜腔闭式引流：目的是排出气体，促使肺膨胀。放置胸腔引流管的位置是在积气最高部位（通常于锁骨中线第 2 肋间）。③开胸探查：若胸腔引流管内持续不断逸出大量气体，呼吸困难未改善，提示可能有肺和支气管的严重损伤，应手术探查并修补裂口。④应用抗菌药物防治感染。

2.胸膜腔闭式引流目的

①引流胸腔内积气、积血和积液；②重建负压，保持纵隔的正常位置；③促进肺膨胀。

（1）适应证外伤性或自发性气胸、血胸、脓胸或心胸外科手术后引流。

（2）置管和置管位置通常在手术室置管，紧急情况下可在急诊室或患者床旁进行。可根据体征和胸部 X 线检查结果决定置管位置：①积气：由于积气多向上聚集，宜在前胸膜腔上部引流，因此常选锁骨中线第 2 肋间置管引流。②低位积液：一般于腋中线和腋后线之间第 6～

7肋间插管引流。③脓胸:常选择脓液积聚的最低位置置管。

(3)胸管种类:①用于排气:引流管应选择质地较软,既能引流,又可减少局部刺激和疼痛的、管径为1cm的塑胶管。②用于排液:引流管应选择质地较硬,不易折叠和堵塞,且利于通畅引流的、管径为1.5~2cm的橡皮管。

(4)胸膜腔引流的装置:传统的胸膜腔闭式引流装置有单瓶、双瓶和三瓶三种,目前临床广泛应用的是各种一次性使用的胸膜腔引流装置。

①单瓶水封闭式引流:集液瓶的橡胶瓶塞上有两个孔,分别插入长、短塑料管。瓶中盛有无菌生理盐水约500mL,长管的下口插至液面下3~4cm,短管下口则远离液面,使瓶内空气与外界大气相通。使用时,将长管上的橡皮管与患者的胸膜腔引流管相连接,接通后即可见长管内水柱升高,高出液平面8~10cm,并随着患者呼吸上下波动;若无波动,则提示引流管道不通畅,有阻塞。

②双瓶水封闭式引流:包括上述收集瓶和一个水封瓶,在引流胸膜腔内液体时,水封下的密闭系统不会受到引流量的影响。

③三瓶水封闭式引流:在双瓶式基础上增加一个施加抽吸力的测压瓶。抽吸力通常取决于通气管没入液面的深度。若没入液面的深度是15~20cm,则对该患者所施加的负压抽吸力为$1.47 \sim 1.96 kPa(15 \sim 20 cmH_2O)$。若抽吸力超过没入液面的通气管的高度时,就会将外界空气吸入此引流系统中,所以压力控制瓶中必须始终有水泡产生方表示其具有功能并处于工作状态。

(六)护理评估

1.术前评估

(1)健康史和相关因素:①一般情况:患者的年龄、性别、婚姻、职业、经济状况、社会、文化背景等。②受伤史:受伤时间和经过、暴力大小、受伤部位,有无昏迷、恶心、呕吐等;接受过何种处理。③有无胸部手术史、服药史和过敏史等。

(2)身体状况

①局部:a.受伤部位及性质、有无肋骨骨折;是否有开放性伤口,伤口是否肿胀,有无活动性出血。b.有无反常呼吸运动,气管位置有否偏移。c.有无颈静脉怒张或皮下气肿。d.有无肢体活动障碍。

②全身:a.生命体征是否平稳,是否有呼吸困难或发绀,为何种呼吸形态,有无休克或意识障碍。b.是否有咳嗽、咳痰,痰量和性质;有无咯血、咯血次数和量等。

③辅助检查:根据胸部X线等检查结果,评估气胸的程度、性质以及有无胸内器官损伤等。

(3)心理-社会支持状况:患者有无恐惧或焦虑,程度如何。患者及家属对损伤及其预后的认知、心理承受程度及期望。

2.术后评估

(1)术中情况:了解手术、麻醉方式和效果、术中出血、补液、输血情况和术后诊断。

(2)生命体征:生命体征是否平稳,麻醉是否清醒,末梢循环和呼吸状态,有无胸闷、呼吸浅快和发绀。

（3）心理状态与认知程度:有无紧张,能否配合进行术后早期活动和康复锻炼,对出院后的继续治疗是否清楚。

（七）常见护理诊断/问题

1.气体交换受损

它与疼痛、胸部损伤、胸廓活动受限或肺萎陷有关。

2.疼痛

它与组织损伤有关。

3.潜在并发症

肺或胸腔感染。

（八）护理措施

1.维持有效气体交换

（1）现场急救:胸部损伤患者若出现危及生命的征象时,护士应协同医师施以急救。

（2）维持呼吸功能:①对开放性气胸者,立即用敷料(最好是凡士林纱布)封闭胸壁伤口,使之成为闭合性气胸,阻止气体继续进入胸腔。②闭合性或张力性气胸积气量多者,应立即行胸膜腔穿刺抽气或闭式引流。③供氧:及时给予气促、呼吸困难和发绀患者吸氧。④体位:病情稳定者取半坐卧位,以使膈肌下降,有利呼吸。⑤人工呼吸机辅助呼吸:密切观察呼吸机工作状态和各项参数,根据病情及时调整参数。

（3）加强观察:密切观察、记录生命体征。观察患者有无气促、呼吸困难、发绀和缺氧等症状;呼吸的频率、节律和幅度等;气管移位或皮下气肿有无改善。

2.减轻疼痛与不适

（1）当患者咳嗽咳痰时,协助或指导患者及其家属用双手按压患侧胸壁,以减轻咳嗽时疼痛。

（2）遵医嘱给予止痛剂。

3.预防肺部和胸腔感染

（1）密切监测体温:每4小时测量1次,若有异常,及时通知医师并配合处理。

（2）严格无菌操作:①及时更换引流瓶,避免胸腔引流管受压、扭曲,保持胸腔闭式引流通畅;②及时更换和保持胸壁伤口敷料清洁、干燥。

（3）协助患者咳嗽咳痰:帮助患者翻身、坐起、拍背、咳嗽,指导其做深呼吸运动,以促进肺扩张,减少肺不张或肺部感染等并发症。

（4）遵医嘱合理使用抗菌药物。

（5）加强对气管插管或切开的护理:对于做气管插管或气管切开、人工呼吸机辅助呼吸的患者做好呼吸道护理,包括清洁、湿化和保持通畅,以维持有效气体交换。

4.做好胸膜腔闭式引流的护理

（1）保持管道密闭:①随时检查引流装置是否密闭,引流管有无脱落;②保持水封瓶长管没入水中3~4cm并直立;③用油纱布严密包盖胸膜腔引流管周围;④搬动患者或更换引流瓶时,应双重夹闭引流管,防止空气进入;⑤若引流管连接处脱落或引流瓶损坏,应立即用双钳夹闭胸壁引流导管,并更换引流装置;⑥若引流管从胸腔滑脱,应立即用手捏闭伤口处皮肤,消毒处理后,用凡士林纱布封闭伤口,并协助医师进一步处理。

(2)严格无菌技术操作,防止逆行感染:①保持引流装置无菌;②保持胸壁引流口处敷料清洁、干燥,一旦渗湿应及时更换;③引流瓶应低于胸壁引流口平面 60～100cm,防止瓶内液体逆入胸膜腔;④按时更换引流瓶,更换时严格遵守无菌技术操作规程。

(3)保持引流通畅:①体位:患者取半坐卧位和经常改变体位,依靠重力引流。②定时挤压胸膜腔引流管,防止其阻塞、扭曲和受压。③鼓励患者咳嗽和深呼吸,以便胸腔内气体和液体排出,促进肺扩张。

(4)观察和记录:①密切观察长管中水柱随呼吸上下波动的情况,有无波动是提示引流管是否通畅的重要标志。水柱波动幅度反映无效腔的大小和胸膜腔内负压的情况。一般情况下,水柱上下波动的范围为 4～6cm。若水柱波动过大,提示可能存在肺不张;若无波动,提示引流管不通畅或肺已经完全扩张;若患者表现为气促、胸闷、气管向健侧偏移等肺受压症状,则提示血块阻塞引流管,应积极采取措施,捏挤或用负压间断抽吸引流瓶中的短管,促使其通畅,并及时通知医师处理。②观察并准确记录引流液的颜色、性质和量。

(5)拔管:①拔管指征:置管引流 48～72 小时后,临床观察引流瓶中无气体溢出且颜色变浅、24 小时引流液量少于 50mL、脓液少于 10mL、胸部 X 线摄片显示肺膨胀良好无漏气、患者无呼吸困难或气促时,即可终止引流,考虑拔管。②协助医师拔管:嘱患者先深吸一口气,在其吸气末迅速拔管,并立即用凡士林纱布和厚敷料封闭胸壁伤口并包扎固定。③拔管后观察:拔管后 24 小时内应密切观察患者是否有胸闷、呼吸困难、发绀、切口漏气、渗液、出血和皮下气肿等,若发现异常及时通知医师处理。

5.健康教育

(1)急救知识

①变开放性气胸为闭合性气胸:即在发生胸腔开放性损伤的危急情况下,立即用无菌或清洁的敷料或棉织物加压包扎,阻止外界空气通过伤口不断进入胸腔内而压迫心肺和大血管、危及生命。

②采取合适体位:当胸部损伤患者合并昏迷或休克时取平卧位。

(2)出院指导

①注意安全,防止发生意外事故。

②肋骨骨折患者在 3 个月后应复查胸部 X 线检查,以了解骨折愈合情况。

③合理休息,加强营养的摄入。

(九)护理评价

(1)患者呼吸功能是否恢复正常,有无气促、呼吸困难或发绀等。

(2)患者疼痛是否减轻或消失。

(3)患者的病情变化是否被及时发现和处理,并发症是否得到有效预防或控制。

三、血胸患者的护理

血胸指胸部损伤导致的胸膜腔积血。血胸可与气胸同时存在,称为血气胸。

（一）病因

多数因胸部损伤所致。肋骨断端或利器损伤胸部均可能刺破肺、心脏、血管而导致胸膜腔积血。大量持续出血所导致的胸膜腔积血称为进行性血胸。

（二）病理生理

随损伤部位、程度和范围而有不同的病理生理变化。肺裂伤出血时，常因循环压力低，出血量少而缓慢，多能自行停止；肋间血管、胸廓内血管或压力较高的动脉损伤出血时，常不易自行停止；心脏和大血管受损破裂，出血量多且急，易造成有效循环血量减少而致循环障碍或衰竭，甚至短期内死于失血性休克。

随着胸膜腔内血液积聚和压力的增高，使伤侧肺受压萎陷，纵隔被推向健侧，致健侧肺也受压，从而阻碍腔静脉血回流，严重影响呼吸和循环。由于心包、肺和膈肌的运动具有去纤维蛋白作用，故积血不易凝固。但短期内胸腔内迅速积聚大量血液时，去纤维蛋白作用不完善，即可凝固成血块，形成凝固性血胸。凝血块机化后形成的纤维组织束缚肺和胸廓，并影响呼吸运动和功能。由于血液是良好的培养基，细菌可通过伤口或肺破裂口进入，在积血中迅速滋生繁殖，并发感染，引起感染性血胸，最终形成脓胸。

（三）临床表现

血胸的临床表现与出血速度和出血量有关。

（1）小量血胸胸腔内积血量≤500mL，症状不明显。

（2）中量血胸（胸腔内积血量 500～1000mL）和大量血胸（胸腔内积血量＞1000mL），特别是急性出血时，可出现以下两种症状。

①低血容量性休克表现，表现为面色苍白、脉搏快弱、血压下降、四肢湿冷、末梢血管充盈不良等。

②伴有胸水表现，如呼吸急促、肋间隙饱满、气管移向健侧、患侧胸部叩诊呈浊音、心界向健侧移位、呼吸音减低或消失等。

（3）感染症状：血胸患者多可并发感染，表现为高热、寒战、出汗和疲乏。

（四）辅助检查

1.实验室检查

血常规检查显示血红蛋白含量和血细胞比容下降。继发感染者，血白细胞计数和中性粒细胞比例增高。

2.影像学检查

（1）胸部 X 线检查：小量血胸者，胸部 X 线检查仅显示肋膈角消失；大量血胸时，显示胸膜腔内大片阴影，纵隔移向健侧；合并气胸者可见液平面。

（2）胸部 B 型超声检查：可明确胸部积液的位置和量。

3.胸膜腔穿刺

抽得血性液体时即可确诊。

（五）治疗要点

包括非手术和手术处理。

1.非进行性血胸

小量积血可自行吸收；积血量多者，应早期行胸腹腔穿刺抽除积血，必要时行胸腹腔闭式引流,以促进肺膨胀,改善呼吸。

2.进行性血胸

及时补充血容量,防治低血容量性休克;立即开胸探查、止血。

3.凝固性血胸

为预防感染或血块机化,于出血停止后数日内经手术清除积血和血块;对于已机化血块,于病情稳定后早期行血块和胸膜表面纤维组织剥除术;血胸已感染应按脓胸处理,及时做胸腔引流。

4.抗感染

合理有效应用抗菌药物防治感染。

(六)常见护理诊断/问题

1.组织灌注量改变

它与失血引起的血容量不足有关。

2.气体交换受损

它与肺组织受压有关。

3.潜在并发症

感染。

(七)护理措施

1.维持有效的心排出量和组织灌注量

(1)建立静脉通路并保持其通畅,积极补充血容量和抗休克;遵医嘱合理安排和输注晶体和胶体溶液,根据血压和心肺功能状态等控制补液速度。

(2)密切监测生命体征:重点监测生命体征和观察胸腹腔引流液的量、色和性质,若每小时引流量超过 200mL 并持续 3 小时及以上,引流出的血液很快凝固,胸部 X 线显示胸腔大片阴影,说明有活动性出血的可能,应积极做好开胸手术的术前准备。

2.促进气体交换,维持呼吸功能

(1)观察:密切观察呼吸形态、频率、呼吸音变化和有无反常呼吸运动。

(2)吸氧:根据病情给予鼻导管或面罩吸氧,观察血氧饱和度。

(3)体位:若生命体征平稳,可取半坐卧位,以利于呼吸。

(4)排痰:协助患者拍背、咳痰,有效清除呼吸道分泌物;指导患者有效呼吸和深呼吸。

(5)镇痛:对因胸部伤口疼痛影响呼吸者,按医嘱予以镇痛。

3.预防并发症

(1)合理足量使用抗菌药物,并保持药物的有效浓度。

(2)指导和协助患者咳嗽、咳痰,排除呼吸道分泌物,保持呼吸道通畅,预防肺部并发症。

(3)密切观察体温、局部伤口和全身情况的变化。

(4)在进行胸腹腔闭式引流护理过程中,严格无菌操作,保持引流通畅,以防胸部继发感染。

第二节 肺癌

原发性支气管肺癌(简称肺癌)是指起源于支气管黏膜上皮和腺上皮和肺泡上皮的恶性肿瘤。本病多在 40 岁以上发病,男女患病率为 2.3:1。肺癌的分布情况右肺多于左肺,上叶多于下叶,从主支气管到细支气管均可发生癌肿。

一、病因

肺癌的病因尚不完全明确,现认为与下列因素有关。

1.长期大量吸烟

是肺癌的一个重要致病因素。资料表明,多年每日吸烟达 40 支以上者,肺鳞癌和小细胞癌的发病率比不吸烟者高 4～10 倍。

2.某些化学物质、放射性物质

长期接触石棉、铬、镍、铜、锡、砷、放射性物质等致癌物质,肺癌的发病率较高。

3.人体内在因素

如免疫状态、代谢活动、遗传因素、肺部慢性感染等,也可能对肺癌的发生产生影响。

4.其他

近年来,在肺癌分子生物学方面的研究表明,如 P53 基因、nm23-H1 基因等表达的变化及基因突变与肺癌的发病有密切的联系。

二、病理和分类

1.分类

(1)按解剖学部位分类:①中央型肺癌:起源于主支气管、肺叶支气管的癌肿,位置靠近肺门;②周围型肺癌:起源于肺段支气管以下的癌肿,位置在肺的周围。

(2)组织学分类:目前较为常用的是国际肺癌研究协会(IASLC)与世界卫生组织(WHO)对肺癌进行的病理分类,临床最常见的为下列四种类型。

①鳞状细胞癌(鳞癌):在肺癌中约占 50%,大多起源于较大的支气管,常为中心型;生长速度较缓慢,病程较长,通常先经淋巴转移,血行转移发生较晚。

②小细胞未分化癌:是肺癌中恶性程度最高的一种。小细胞癌发病率比鳞癌低,一般起源于较大支气管,多为中心型;恶性程度高,生长快,较早出现淋巴和血行转移,在各型肺癌中预后较差。

③腺癌:多数起源于较小的支气管上皮,多为周围型肺癌,少数则起源于大支气管。一般生长较慢,少数在早期即发生血行转移,淋巴转移则较晚发生。

④大细胞癌:较少见,约半数起源于大支气管,多为中心型;癌细胞分化程度低,常在发生脑转移后才被发现,预后很差。

2.转移途径

(1)直接扩散:癌肿沿支气管管壁并向支气管腔内生长,可造成支气管腔部分或全部阻塞;

亦可直接扩散侵入邻近肺组织,并穿越肺叶间裂侵入相邻的其他肺叶。还可侵犯胸壁、胸内其他组织和器官。

(2)淋巴转移:是常见的扩散途径。癌细胞先由局部浸润,然后转移至肺门、气管隆嵴下、纵隔、气管旁淋巴结;最后转移至锁骨上淋巴结。

(3)血行转移:多发生在肺癌的晚期。小细胞癌和腺癌的血行转移较鳞癌更为常见。通常癌细胞直接侵入肺静脉,然后经左心随体循环血流转移到全身各处器官和组织,常见有肝、骨骼、脑、肾上腺等。

三、临床表现

肺癌的临床表现与肺癌的部位、大小、是否压迫和侵犯邻近器官以及有无转移等密切相关。

1.早期

特别是周围型肺癌多无症状。癌肿增大后,常出现以下症状。

(1)刺激性咳嗽:最常见,抗感染治疗无效。当癌肿继续长大引起支气管狭窄时,咳嗽加重,呈高调金属音。

(2)血性痰:痰中可带血点、血丝或断续地少量咯血;侵蚀血管可引起大咯血。

(3)部分肺癌患者,由于肿瘤造成较大支气管不同程度的阻塞,可出现胸闷、哮鸣、气促、发热和胸痛等症状。

2.晚期

除食欲减退、体重减轻、倦怠及乏力等全身症状外,还出现癌肿压迫、侵犯邻近器官、组织或发生远处转移时的征象。

(1)压迫或侵犯膈神经:同侧膈肌麻痹。

(2)压迫或侵犯喉返神经:声带麻痹、声音嘶哑。

(3)压迫上腔静脉:面部、颈部、上肢和上胸部静脉怒张,皮下组织水肿,上肢静脉压升高。

(4)侵犯胸膜:胸膜腔积液,常为血性;大量积液可引起气促。

(5)癌肿侵犯胸膜及胸壁:有时可引起持续性剧烈胸痛。

(6)侵入纵隔,压迫食管,引起吞咽困难。

(7)Horner综合征:位于肺尖部的肺癌可压迫颈部交感神经,引起同侧上眼睑下垂、瞳孔缩小、眼球内陷、面部无汗等颈交感神经综合征。

少数患者可出现非转移性的全身症状:如骨关节病综合征(杵状指、骨关节痛、骨膜增生等)、Cushing综合征、重症肌无力、男性乳腺肥大、多发性肌肉神经痛等。

四、辅助检查

1.胸部X线和CT检查

在肺部可见块状阴影,边缘不清或呈分叶状,周围有毛刺。若有支气管梗阻,可见肺不张;若肿瘤坏死液化可见空洞。

2.痰细胞学检查

痰细胞学检查是肺癌普查和诊断的一种简便有效的方法,尤其较大支气管的中央型肺癌,表面脱落的癌细胞随痰咳出,故痰中找到癌细胞即可明确诊断。但周围型肺癌痰检的阳性率仅有 50％左右,因此痰细胞学检查阴性者不能排除肺癌的可能性。

3.纤维支气管镜检查

诊断中心型肺癌的阳性率较高,可直接观察到肿瘤大小、部位及范围,并可钳取或穿刺组织做病理学检查,亦可经支气管取肿瘤表面组织或取支气管内分泌物进行细胞学检查。

4.其他

有纵隔镜、放射性核素扫描、经胸壁穿刺活组织检查、转移病灶活组织检查、胸水检查等。

五、治疗要点

综合治疗。以手术治疗为主,结合放射、化学药物、中医中药以及免疫治疗等方法。

1.手术治疗

目的是彻底切除肺部原发癌肿病灶和局部及纵隔淋巴结,尽可能保留健康的肺组织。据统计,我国目前肺癌的手术切除率为 85％～97％,总的 5 年生存率为 30％～40％。肺切除术的范围取决于病变的部位和大小。对周围型肺癌,一般施行肺叶切除加淋巴结切除术;对中央型肺癌,施行肺叶或一侧全肺切除加淋巴结切除术。

2.放射治疗

在各种类型的肺癌中,小细胞癌对放射疗法敏感性较高,鳞癌次之,腺癌和细支气管肺泡癌最低。放射疗法可引起疲乏、食欲减退、低热、骨髓造血功能抑制、放射性肺炎、肺纤维化和癌肿坏死液化空洞形成等放射反应和并发症,应给予相应的处理。

3.化学治疗

对分化程度低的肺癌,特别是小细胞癌,疗效较好。亦可单独用于晚期肺癌患者以缓解症状,或与手术、放射疗法综合应用,以防止癌肿转移复发,提高治愈率。

4.中医中药治疗

按患者临床症状、脉象、舌苔等辨证论治,一部分患者的症状可得到改善并延长生存期。

5.免疫治疗

(1)特异性免疫疗法:用经过处理的自体肿瘤细胞或加用佐剂后做皮下接种治疗。

(2)非特异性免疫疗法:用卡介苗、短小棒状杆菌、转移因子、干扰素、胸腺素等生物制品,或左旋咪唑等药物激发和增强人体免疫功能。

六、护理评估

1.术前评估

(1)健康史及相关因素:①一般情况:年龄、性别、婚姻和职业、有无吸烟史,吸烟的时间和数量等。②家庭史:家庭中有无肺部疾病、肺癌或其他肿瘤患者。③既往史:有无其他部位肿瘤病史或手术治疗史,有无其他伴随疾病,如糖尿病、冠心病、高血压、慢性支气管炎等。

（2）身体状况：①全身：患者有无咳嗽、是否为刺激性；有无咳痰，痰量及性状；有无痰中带血、咯血，咯血的量、次数；有无疼痛，部位和性质，如有无放射痛、牵扯痛；有无呼吸困难；营养状况。②局部：患者有无发绀、贫血；有无杵状指（趾）。③辅助检查：有无低蛋白血症；X线胸片、CT、各种内镜及其他有关手术耐受性检查等有无异常发现。

（3）心理-社会支持状况：①患者对疾病的认知程度，对手术有何顾虑，有何思想负担；②亲属对患者的关心程度、支持力度，家庭对手术的经济承受能力。

2.术后评估

术后有无大出血、感染、肺不张、支气管胸膜瘘等并发症。

七、常见护理诊断/问题

1.气体交换受损

它与肺组织病变、手术、麻醉、肿瘤阻塞支气管、肺膨胀不全、呼吸道分泌物潴留、肺换气功能降低等因素有关。

2.营养失调：低于机体需要量

它与疾病消耗、手术创伤等有关。

3.焦虑

它与恐惧、担心手术、疼痛、疾病的预后等因素有关。

4.潜在并发症

出血、感染、肺不张、心律失常、哮喘发作、支气管胸膜瘘、肺水肿、成人呼吸窘迫综合征。

八、护理措施

1.改善肺泡的通气与换气功能

（1）戒烟：指导并劝告患者停止抽烟。因为吸烟会刺激肺、气管及支气管，使气管支气管分泌物增加，妨碍纤毛的清洁功能，使支气管上皮活动减少或丧失活力而致肺部感染。

（2）保持呼吸道通畅：若有大量支气管分泌物，应先行体位引流。痰液黏稠不易咳出者，可行超声雾化，必要时经支气管镜吸出分泌物。同时注意观察痰液的量、颜色、黏稠度及气味；遵医嘱给予支气管扩张剂、祛痰剂等药物，以改善呼吸状况。

（3）机械通气治疗：对呼吸功能失常的患者，根据需要应用机械通气治疗。

（4）预防及治疗并发症：注意口腔卫生，若有龋齿或上呼吸道感染应先治疗，以免手术后并发肺部感染。遵医嘱给予抗菌药物。

（5）手术前指导：①练习腹式深呼吸、有效咳嗽和翻身，可促进肺扩张，利于术后配合；②练习使用深呼吸训练器，以便在手术后能有效配合术后康复，预防肺部并发症的发生；③介绍胸腔引流的设备，并告诉患者在手术后安放引流管（或胸管）的目的及注意事项。

（6）加强手术后呼吸道护理：①氧气吸入。②观察呼吸频率、幅度及节律，双肺呼吸音；有无气促、发绀等缺氧征象以及动脉血氧饱和度等情况，若有异常及时通知医师予以处理。③对术后带气管插管返回病房者，应严密观察导管的位置，防止滑出或移向一侧支气管，造成通气量不足。④鼓励并协助患者深呼吸及咳嗽：每1~2小时1次。定时给患者叩背，叩背时由下向上、由外向内轻叩震荡，使存在肺叶、肺段处的分泌物松动流至支气管中并咳出。患者咳嗽时，固定胸部伤口，减轻疼痛。手术后最初几日由护士协助完成，以后可指导患者自己固定。⑤稀释痰液：若患者呼吸道分泌物黏稠，可用糜蛋白酶、地塞米松、氨茶碱、抗菌药物行药物超声雾化，以达到稀释痰液、解痉、抗感染的目的。

2.纠正营养和水分的不足

(1)建立令人愉快的进食环境、提供色香味齐全的均衡饮食，注意口腔清洁以促进食欲。

(2)伴营养不良者，经肠内或肠外途径补充营养，以改善其营养状况。

(3)术后维持液体平衡和补充营养：①严格掌握输液的量和速度，防止前负荷过重而导致肺水肿。全肺切除术后应控制钠盐摄入量，24小时补液量宜控制在2000mL内，速度以20~30滴/分为宜；②记录出入液量，维持体液平衡；③当患者意识恢复且无恶心现象，拔除气管插管后即可开始饮水；④肠蠕动恢复后，即可开始进食清淡流质、半流质饮食；若患者进食后无任何不适可改为普食，饮食宜为高蛋白质、高热量、丰富维生素、易消化，以保证营养，提高机体免疫力，促进伤口愈合。

3.减轻焦虑

(1)给患者发问的机会，认真耐心地回答患者所提出的任何问题，以减轻其焦虑不安或害怕的程度。

(2)向患者及家属详细说明手术方案及手术后可能出现的问题，各种治疗护理的意义、方法、大致过程、配合要点及注意事项，让患者有充分的心理准备。

(3)给予情绪支持，关心、同情、体贴患者，动员亲属给患者以心理和经济方面的全力支持。

4.观察病情，预防和治疗并发症

(1)观察和维持生命体征平稳：①手术后2~3小时内，每15分钟测生命体征1次。②脉搏和血压稳定后改为30分钟至1小时测量1次。③注意有无呼吸窘迫的现象。若有异常，立即通知医师。④手术后24~36小时，血压常会有波动，需严密观察。若血压持续下降，应考虑是否为心脏疾病、出血、疼痛、组织缺氧或循环血量不足所造成。

(2)予以合适体位：①麻醉未清醒时取平卧位，头偏向一侧，以免呕吐物、分泌物吸入而致窒息或并发吸入性肺炎；②血压稳定后，采用半坐卧位；③肺叶切除者，可采用平卧或侧卧位；④肺段切除术或楔形切除术者，应避免手术侧卧位，尽量选择健侧卧位，以促进患侧肺组织扩张；⑤全肺切除术者，应避免过度侧卧，可采取1/4侧卧位，以预防纵隔移位和压迫健侧肺而导致呼吸循环功能障碍；⑥有血痰或支气管瘘管者，应取患侧卧位；⑦避免采用头低足高仰卧位，以防因横膈上升而妨碍通气。若有休克现象，可抬高下肢及穿弹性袜以促进下肢静脉血液回流。

(3)活动与休息

①鼓励患者早期下床活动：目的是预防肺不张，改善呼吸循环功能，增进食欲，振奋精神。术后第1日，生命体征平稳，鼓励及协助患者在床上坐起，坐在床边、双腿下垂或在床旁站立移步；带有引流管者要妥善保护；严密观察患者病情变化，出现头晕、气促、心动过速、心悸和出汗等症状时，应立即停止活动。术后第2日起，可扶持患者围绕病床在室内行走3~5分钟，以后

根据患者情况逐渐增加活动量。

②促进手臂和肩关节的运动:预防术侧胸壁肌肉粘连、肩关节强直及失用性萎缩。患者麻醉清醒后,可协助患者进行臀部、躯干和四肢的轻度活动,每4小时1次;术后第1日开始做肩、臂的主动运动。全肺切除术后的患者,鼓励取直立的功能位,以恢复正常姿势。

(4)伤口护理:检查敷料是否干燥,有无渗血,发现异常,及时通知医师。

(5)维持胸腔引流通畅:①按胸腔闭式引流常规进行护理;②密切观察引流液的量、色和性状,当引流出多量血液(每小时100～200mL)时,应考虑有活动性出血,需立即通知医师;③对全肺切除术后所置的胸腔引流管一般呈钳闭状态,以保证术后患侧胸腔内有一定的渗液,减轻或纠正明显的纵隔移位。一般酌情放出适量的气体或引流液,维持气管、纵隔于中间位置。每次放液量不宜超过100mL,速度宜慢,避免快速多量放液引起纵隔突然移位,导致心搏骤停。

(6)采用相应的护理措施:预防肺部感染、出血、肺水肿及心律失常等并发症的发生。

5.健康教育

(1)早期诊断:对40岁以上者应定期进行胸部X线普查;中年以上,久咳不愈或出现血痰者,应提高警惕,做进一步的检查。

(2)戒烟:使患者了解吸烟的危害,建议戒烟。

(3)出院前指导

①告诉患者出院回家后数星期内,仍应进行呼吸运动及有效的咳嗽。

②保持良好的口腔卫生,避免出入公共场所或与上呼吸道感染者接近,避免居住或工作于布满灰尘、烟雾及化学刺激物品的环境。

③保持良好的营养状况,注意每日保持充分休息与活动。

④若有伤口疼痛,剧烈咳嗽及咯血等症状,或有进行性倦怠情形,应返院复诊。

⑤接受化学药物治疗者,在治疗过程中应注意血象的变化,定期回医院复查血细胞和肝功能等。

九、护理评价

(1)患者呼吸功能是否改善,有无气促、发绀等缺氧征象。

(2)患者营养状况是否已改善。

(3)患者焦虑是否减轻。

(4)患者有无并发症,如出血、感染、肺不张、心律失常、哮喘发作、支气管胸膜瘘、肺水肿、成人呼吸窘迫综合征等的发生,是否能及时发现和得到恰当处理。

第三节　食管癌

食管癌是由食管黏膜上皮或腺体发生的恶性肿瘤。患者男多于女,发病年龄多在40岁以上,尤以60～70岁居多。食管癌的发病在消化道恶性肿瘤中仅次于胃癌。

一、病因

至今尚未明确,可能与下列因素有关。

1.化学物质

如长期进食亚硝胺含量较高的食物。

2.生物因素

如真菌,某些真菌能促使亚硝胺及其前体形成。

3.缺乏微量元素

缺乏如铜、铁、锌、氟、硒等微量元素。

4.缺乏维生素

缺乏维生素 A、B_2、C 等。

5.饮食习惯

嗜好烟、酒,喜食过烫、过快、过硬的食物。

6.慢性疾病

慢性食管炎、食管良性狭窄、食管黏膜白斑等。

7.遗传易感因素

有数据显示,食管癌高发区,有家族史者达 27%～61%。

二、病理和分型

以胸中段食管癌较多见,下段次之,上段较少;大多为鳞癌。贲门部腺癌可向上延伸累及食管下段。

1.分型

按病理形态,食管癌可分为四型。

(1)髓质型:管壁明显增厚并向腔内外扩展,使癌瘤的上下端边缘呈坡状隆起,多数累及食管周径的全部或大部分,恶性程度高。切面呈灰白色,为均匀致密的实体肿块。

(2)蕈伞型:瘤体呈卵圆形扁平肿块状,腔内呈蘑菇样突起。

(3)溃疡型:瘤体的黏膜面呈深陷而边缘清楚的溃疡,溃疡大小、形状不一,深入肌层。

(4)缩窄型(硬化型):瘤体形成明显的环行狭窄,累及食管全部周径,较早出现阻塞症状。

2.转移途径

主要通过淋巴转移,血行转移发生较晚。

(1)直接扩散:癌肿最先向黏膜下层扩散,继而向上、下及全层浸润,很容易穿过疏松的外膜侵入邻近器官。

(2)淋巴转移:首先进入黏膜下淋巴管,通过肌层到达与肿瘤部位相关的区域淋巴结。

(3)血行转移:发生较晚,可通过血液循环向远处转移,如肺、肝、骨等。

三、临床表现

1.早期

常无明显症状,在吞咽粗硬食物时有不同程度的不适感觉,包括哽噎感,胸骨后烧灼样、针刺样或牵拉摩擦样疼痛。食物通过缓慢,并有停滞感或异物感。哽噎、停滞感常通过饮水而缓解消失。症状时轻时重,进展缓慢。

2.中晚期

进行性吞咽困难为其典型症状,先是难咽干硬食物,继而只能进半流质、流质,最后滴水难进。患者逐渐消瘦、贫血、无力及营养不良。癌肿侵犯喉返神经者,可发生声音嘶哑;侵入主动脉、溃烂破裂时,可引起大量呕血;侵入气管,可形成食管气管瘘;食管梗阻时可致食物反流入呼吸道,引起进食时呛咳及肺部感染。持续胸痛或背痛为晚期症状;最后出现恶病质。中晚期患者可有锁骨上淋巴结肿大,肝转移者可触及肝肿块,严重者有腹水征。

四、辅助检查

1.影像学检查

(1)食管吞钡 X 线双重对比造影检查:①食管黏膜皱襞紊乱、粗糙或有中断现象;②充盈缺损;③局限性管壁僵硬,蠕动中断;④龛影;⑤食管有明显的不规则狭窄,狭窄以上食管有不同程度的扩张。

(2)CT、超声内镜检查(EUS)等可用于判断食管癌的浸润层次、向外扩展深度以及有无纵隔、淋巴结或腹内脏器转移等。

2.脱落细胞学检查

我国首创的带网气囊食管细胞采集器,做食管拉网检查脱落细胞;早期病变阳性率可达 $90\%\sim95\%$。是一种简便易行的普查筛选方法。

3.纤维食管镜检查

可直视肿块部位、大小及取活组织做病理组织学检查。

五、治疗要点

以手术为主,辅以放射、化学药物等综合治疗。

1.手术治疗

全身情况和心肺功能储备良好、无明显远处转移征象者,可考虑采用手术治疗。对估计切除可能性不大的较大的鳞癌而全身情况良好的患者,可先做术前放疗,待瘤体缩小后再手术。食管下段癌切除后与代食管器官的吻合多在主动脉弓水平以上;而食管中段或上段癌切除后吻合口多在颈部。代食管的器官大多为胃,有时为结肠或空肠。

2.放射疗法

(1)放射和手术综合治疗,可增加手术切除率,也能提高远期生存率。术前放疗后,间隔 $2\sim3$ 周再做手术较为合适。对手术中切除不完全的残留癌组织处做金属标记,一般在手术后

3～6周开始术后放疗。

(2)单纯放射疗法适用于食管颈段、胸上段癌或晚期癌。

3.化学药物治疗

作为术后辅助治疗。

六、护理评估

1.术前评估

(1)健康史及相关因素:①一般情况:患者的年龄、性别、婚姻、职业、居住地和饮食习惯等。②疾病史:患者有无吞咽困难、呕吐;能否正常进食,饮食的性质等;患者有无疼痛,疼痛的部位和性质;是否因疼痛而影响睡眠。③既往史:患者有无糖尿病、冠心病、高血压等病史。④家族史:家族中有无肿瘤患者等。

(2)身体状况:①全身:患者有无体重减轻;有无消瘦、贫血、脱水或衰弱。②有无触及锁骨上淋巴结和肝肿块。③辅助检查:了解食管吞钡X线双重对比造影、脱落细胞学检查、纤维食管镜检查、CT、超声内镜检查(EUS)等结果,以判断肿瘤的位置、有无扩散或转移。

(3)心理-社会支持状况:①患者对该疾病的认知程度,有无心理问题;②患者家属对患者的关心程度、支持力度、家庭经济承受能力等。

2.术后评估

有无吻合口瘘、乳糜胸、出血、感染等并发症。

七、常见护理诊断/问题

1.营养失调:低于机体需要量

它与进食量减少或不能进食、消耗增加等有关。

2.体液不足

它与吞咽困难、水分摄入不足有关。

3.焦虑

它与对癌症的恐惧和担心疾病预后等有关。

4.潜在并发症

肺不张、肺炎、吻合口瘘、出血、乳糜胸等。

八、护理措施

1.营养支持和维持水、电解质平衡

(1)手术前:大多数食管癌患者因不同程度吞咽困难而出现摄入不足、营养不良、水电解质失衡,使机体对手术的耐受力下降。故术前应保证患者的营养素的摄入:①口服:能口服者,进食高热量、高蛋白质、丰富维生素的流质或半流质饮食;若患者进食时感食管黏膜有刺痛,可给予清淡无刺激的食物;不宜进食较大、较硬的食物,可食半流质或水分多的软食。②若患者仅能进食流质而营养状况较差,可补充液体、电解质或提供肠内、肠外营养。

（2）手术后饮食护理：①术后吻合口处于充血水肿期，需禁饮、禁食3～5日。②禁食期间持续胃肠减压，注意经静脉补充营养。③术后3～5日待肛门排气、胃肠减压引流量减少后，拔除胃管。④停止胃肠减压24小时后，若无呼吸困难、胸内剧痛、患侧呼吸音减弱及高热等吻合口瘘的症状时，可开始进食。先试饮少量水，术后5～6日可给全清流质，每2小时给100mL，每日6次，如无不适，逐渐增加至全量；流食1周后改半流质饮食；半流质饮食1周后改普食。应注意少食多餐，细嚼慢咽，进食量不宜过多、速度过快。⑤避免进食生、冷、硬食物（包括质硬的药片和带骨刺的鱼肉类、花生、豆类等），以免导致后期吻合口瘘。⑥因吻合口水肿导致进食时呕吐者应禁食，给予静脉营养，待3～4日后水肿消退后再继续进食。⑦食管癌、贲门癌切除术后，可发生胃液反流至食管，患者可有反酸、呕吐等症状，平卧时加重，嘱患者饭后2小时内勿平卧，睡眠时将床头抬高。⑧食管胃吻合术后患者，可由于胃拉入胸腔、肺受压而出现胸闷、进食后呼吸困难，应建议患者少食多餐，经1～2个月后，症状多可缓解。

2.心理护理

食管癌患者往往对进行性加重的进食困难、日渐减轻的体重焦虑不安；对所患疾病有部分认识，求生的欲望十分强烈，迫切希望能早日手术，恢复进食。但对手术能否彻底切除病灶、今后的生活质量、麻醉和手术意外、术后伤口疼痛及可能出现的术后并发症等表现出日益紧张、恐惧，甚至明显的情绪低落、失眠和食欲下降。护士应注意以下四点。

（1）加强与患者及家属的沟通，仔细了解患者及家属对疾病和手术的认知程度，了解患者的心理状况。根据患者的具体情况，实施耐心的心理疏导。讲解手术和各种治疗与护理的意义、方法、大致过程、配合与注意事项，尽可能减轻其不良心理反应。

（2）为患者营造安静舒适的环境，以促进睡眠。

（3）必要时使用安眠、镇静、镇痛类药物，以保证患者充分休息。

（4）争取亲属在心理上、经济上的积极支持和配合，解除患者的后顾之忧。

3.并发症的预防和护理

（1）呼吸道护理：预防肺部并发症。

①术前呼吸道准备：对吸烟者，术前劝其严格戒烟。指导并训练患者有效咳痰和腹式深呼吸，以利减少术后呼吸道分泌物、有利排痰、增加肺部通气量、改善缺氧、预防术后肺炎和肺不张。

②术后呼吸道护理：食管癌术后患者易发生呼吸困难、缺氧，并发肺不张、肺炎，甚至呼吸衰竭。护理措施包括：a.密切观察呼吸形态、频率和节律，听诊双肺呼吸音是否清晰，有无缺氧征兆；b.气管插管者，及时吸痰，保持气道通畅；c.术后第1日每1～2小时鼓励患者深呼吸、吹气球、使用深呼吸训练器，促使肺膨胀；d.痰多、咳痰无力的患者若出现呼吸浅快、发绀、呼吸音减弱等痰阻塞现象时，应立即行鼻导管深部吸痰，必要时行纤维支气管镜吸痰或气管切开吸痰；e.胸腔闭式引流者，注意维持引流通畅，观察引流液量、性状并记录。

（2）胃肠道护理：避免吻合口瘘和出血。吻合口瘘是食管癌手术后极为严重的并发症，死亡率高达50%。发生吻合口瘘的原因有：a.食管的解剖特点，如无浆膜覆盖、肌纤维呈纵形走向，易发生撕裂；b.食管血液供应呈节段性，易造成吻合口缺血；c.吻合口张力太大；d.感染、营养不良、贫血、低蛋白血症等。

①术前胃肠道准备:a.食管癌出现梗阻和炎症者,术前1周遵医嘱给予患者分次口服抗菌药物溶液可起到局部抗感染作用;b.术前3日改流质饮食,术前1日禁食;c.对进食后有滞留或反流者,术前1日晚遵医嘱予以生理盐水100mL加抗菌药物经鼻胃管冲洗食管及胃,可减轻局部充血水肿、减少术中污染、防止吻合口瘘;d.拟行结肠代食管手术患者术前3～5日口服肠道抗生素,如甲硝唑、庆大霉素或新霉素等;术前2日进食无渣流质,术前晚行清洁灌肠或全肠道灌洗后禁饮、禁食;e.手术日晨常规置胃管,胃管通过梗阻部位时不能强行进入,以免穿破食管,可置于梗阻部位上端,待手术中直视下再置于胃中。

②术后胃肠减压的护理:a.术后3～4日内持续胃肠减压,妥善固定胃管,防止脱出。b.严密观察引流量、性状、颜色并准确记录。术后6～12小时内可从胃管内抽吸出少量血性液或咖啡色液,以后引流液颜色将逐渐变浅。若引流出大量鲜血或血性液,患者出现烦躁、血压下降、脉搏增快、尿量减少等,应考虑吻合口出血,需立即通知医师并配合处理。c.经常挤压胃管,勿使管腔堵塞。胃管不通畅者,可用少量生理盐水冲洗并及时回抽,避免胃扩张使吻合口张力增加而并发吻合口瘘。d.胃管脱出后应严密观察病情,不应盲目再插入,以免戳穿吻合口,造成吻合口瘘。

③结肠代食管(食管重建)术后护理:a.保持置于结肠袢内的减压管通畅;b.注意观察腹部体征,发现异常及时通知医师;c.若从减压管内吸出大量血性液或呕吐大量咖啡样液伴全身中毒症状,应考虑代食管的结肠袢坏死,应立即通知医师并配合抢救;d.结肠代食管后,因结肠逆蠕动,患者常嗅到粪便气味,需向患者解释原因,并指导其注意口腔卫生,一般此情况于半年后能逐步缓解。

④胃肠造瘘术后的护理:a.观察造瘘管周围有无渗出液或胃液漏出。由于胃液对皮肤刺激性较大,应及时更换渗湿的敷料并在瘘口周围涂氧化锌软膏或置凡士林纱布保护皮肤,防止发生皮炎。b.妥善固定用于管饲的暂时性或永久性胃造瘘管,防止脱出或阻塞。

(3)严密观察病情

①吻合口瘘:多发生在术后5～10日,应注意观察患者有无吻合口瘘的临床表现,呼吸困难、胸水和全身中毒症状,如高热、寒战、甚至休克等。一旦出现上述症状,应立即通知医师并配合处理。包括:a.嘱患者立即禁食;b.协助行胸腔闭式引流并常规护理;c.遵医嘱予以抗感染治疗及营养支持;d.严密观察生命体征,若出现休克症状,应积极抗休克治疗;e.需再次手术者,应积极配合医师完善术前准备。

②乳糜胸:食管、贲门癌术后并发乳糜胸是比较严重的并发症,多因伤及胸导管所致。乳糜胸多发生在术后2～10日,少数患者可在2～3周后出现。术后早期由于禁食,乳糜液含脂肪甚少,胸腔闭式引流可为淡血性或淡黄色液,但量较多;恢复进食后,乳糜液漏出量增多,大量积聚在胸腔内,可压迫肺及纵隔并使之向健侧移位。由于乳糜液中95%以上是水,并含有大量脂肪、蛋白质、胆固醇、酶、抗体和电解质,若未及时治疗,可在短时期内造成全身消耗、衰竭而死亡,故须积极预防和及时处理。措施包括:a.加强观察:注意患者有无胸闷、气急、心悸,甚至血压下降。b.协助处理:若诊断成立,迅速处理,即置胸腔闭式引流,及时引流胸腔内乳糜液,并使肺膨胀。可用负压持续吸引,以利胸膜形成粘连。c.给予肠外营养支持治疗。

4.健康教育

(1)饮食指导

①少量多餐,由稀到干,逐渐增加食量,并注意进食后的反应。

②避免进食刺激性食物与碳酸饮料,避免进食过快、过量及硬质食物;质硬的药片可碾碎后服用,避免进食花生、豆类等,以免导致吻合口瘘。

③患者餐后取半坐卧位,以防止进食后反流、呕吐,利于肺膨胀和引流。

(2)活动与休息:保证充分睡眠,劳逸结合,逐渐增加活动量。活动时应注意掌握活动量,术后早期不宜下蹲大小便,以免引起体位性低血压或发生意外。

(3)加强自我观察:若术后 3~4 周再次出现吞咽困难时,可能为吻合口狭窄,应及时就诊。

(4)其他:定期复查,坚持后续治疗。

九、护理评价

(1)患者的营养状况是否改善,体重是否增加。

(2)患者的水、电解质是否维持平衡,尿量是否正常,有无脱水或电解质紊乱的表现。

(3)患者的焦虑是否减轻或缓解,睡眠是否充足,能否配合治疗和护理。

(4)患者有无并发症发生及是否得到及时处理。

第七章 普外科疾病护理

第一节 甲状腺癌

一、概述

甲状腺癌是内分泌系统最常见的恶性肿瘤。甲状腺癌可发生在各个年龄阶段,据美国国家癌症研究所数据显示,2007—2011 年甲状腺癌的发病率为每年 12.9/10 万人,近 30 年甲状腺癌的发病率增加了 2～3 倍,在过去的 10 年间平均每年以 5.5% 的比例在增长;女性的发病率是男性的 2～3 倍;发病年龄从 20 岁以后明显上升,45～54 岁达高峰,64 岁以后明显下降;2004—2010 年甲状腺癌的 5 年生存率为 97.8%。据中国肿瘤登记中心数据显示,2010 年我国甲状腺癌在女性的发病率为 5.62%,占女性恶性肿瘤的第 9 位,与过去相比女性甲状腺癌上升趋势明显。

二、病因及预防

(一)病因

1. 癌基因及生长因子

癌基因的突变及多肽生长因子被认为与甲状腺癌的发病有关。

2. 电离辐射

电离辐射是目前甲状腺癌唯一的已明确的致病因素,电离辐射包括医源性的外放射接触、放射线泄露污染、医源性内放射或核爆炸后含碘放射性核素的摄入。但有统计显示仅有 9% 的甲状腺癌与射线暴露、接触史有关。

3. 碘与甲状腺癌

饮食中碘的含量过低或过高都可能导致甲状腺癌的发生,如在碘缺乏地区,多发生滤泡状癌;而在高碘摄入地区,如冰岛、挪威等国家及我国沿海地区多发生乳头状癌。目前国内外针对碘与甲状腺乳头状癌发病的相关性研究多数仍停留在宏观流行病学水平,碘与甲状腺乳头状癌在分子水平的相关性仍不清楚。

4. 性别与女性激素

甲状腺癌发病性别差异较大,女性明显高于男性。少数报道髓样癌男女发病率相似。

5. 家庭因素

在一些甲状腺癌患者中,也可发现一个以上家庭成员同患甲状腺乳头状癌,如 Stoffer 等报道,甲状腺乳头状癌家族中 3.5%～6.2%同患甲状腺癌。

6.其他

一些甲状腺增生性疾病,如腺瘤样甲状腺肿和功能亢进性甲状腺肿,分别有约 5%及 2%合并甲状腺癌。多年生长的甲状腺瘤,偶可发生癌变。

(二)预防

(1)积极参加普查、定期健康体检,早期发现、早期诊断、早期治疗。

(2)对良性甲状腺腺瘤、结节性甲状腺肿等应及时手术治疗。

(3)缺碘地区食用碘盐。

三、生理解剖

甲状腺是人体最大的内分泌腺体,其滤泡细胞可分泌甲状腺素,调节人体的代谢;滤泡旁细胞分泌降钙素,参与人体内钙离子的代谢。甲状腺由左右两个侧叶和峡叶构成。峡部多数位于第 2～4 气管环范围内,亦可缺如。甲状腺血供丰富,供应动脉来自甲状腺上动脉和甲状腺下动脉。甲状腺的静脉网逐步汇集成静脉干。上部静脉干与动脉伴行,且恒定。而中、下部者不与动脉伴行,且变异多。甲状腺上、中静脉入颈内静脉,甲状腺下静脉入无名静脉。两侧喉返神经均紧贴甲状腺侧叶的背面,在环甲关节处入喉。喉上神经的分支,贴近甲状腺上动脉的后上方。甲状旁腺位置数目均不恒定,一般为上、下两对。绝大多数甲状旁腺位于甲状腺真、假被膜之间。

甲状腺的功能比较复杂,主要是摄取和储存碘,以及合成和分泌甲状腺激素。癌、髓样癌、未分化癌及淋巴瘤、转移癌、肉瘤等其他类型。我们常说的甲状腺癌主要指前 4 种,其中甲状腺乳头状癌和滤泡癌合称为分化型甲状腺癌,约占甲状腺癌的 90%以上。乳头状癌是最多见的类型,占甲状腺癌的 60%～90%。

四、病理分类及临床分期

(一)甲状腺癌常见的组织学病理分型

1.乳头状腺癌

占 60%～80%。

2.滤泡状腺癌

占 10%～28%(国外另分一类嗜酸细胞腺癌,国内没有划分,归入滤泡状腺癌)。

以上两种均起源于甲状腺滤泡上皮,且治疗后预后很好,又合称为分化型甲状腺癌。

3.髓样癌

起源于甲状腺滤泡旁细胞或称 C 细胞,占 3%～10%。

4.未分化癌

恶性程度高,占 3%～8%。在甲状腺癌中,90%以上为分化型甲状腺癌。

(二)临床分期

分化型甲状腺癌与其他癌不同的是需结合年龄分期。45 岁前的分化型甲状腺癌无论大小,淋巴结及远处有无转移均列为Ⅰ(M₀)、Ⅱ(M₁)期,45岁以后才分Ⅰ～Ⅳ期;髓样癌分Ⅰ～Ⅳ期;未分化癌均属Ⅳ期。

五、临床表现

1.乳头状癌

甲状腺乳头状癌可发生在任何年龄,男女都可发生,但最常见于中、青年女性。多数为单发,少数为多发伴有结节性甲状腺肿、腺瘤。肿物大小不一,病史长,平均为5年。大部分的病例除甲状腺区有一无痛性肿块外很少有其他症状,一般活动度尚好。典型的甲状腺乳头状癌常伴有同侧颈部淋巴结转移,其转移率为50%～70%。患者因多无自觉不适,且生长缓慢,故一般就诊较晚。

2.滤泡状癌

滤泡状癌属分化型甲状腺癌,较乳头状癌少见,居第2位。其患者的平均年龄较乳头状癌者大。播散途径虽可经淋巴转移,但主要是通过血行转移到肺、骨等。有些滤泡状癌可在手术切除后相隔很长时间才见复发,但其预后不及乳头状癌好。

3.髓样癌

髓样癌发生于甲状腺滤泡旁细胞,亦称C细胞的恶性肿瘤,C细胞的主要特征为分泌降钙素及多种物质包括癌胚抗原,并产生淀粉样物等,20%～30%的髓样癌患者可出现顽固性水样腹泻。本病除合并内分泌综合征外,一般临床表现与其他类型甲状腺癌基本相似。主诉主要为颈前肿物,多数生长缓慢,病程较长,80%～90%为散发型,10%～20%为家族型。因为C细胞主要位于腺叶上极,因此散发癌典型表现为上极结节,50%以颈部淋巴结转移为首发症状,15%散发患者表现为上消化道或呼吸道受压或受侵,5%～10%的患者表现为肺或骨转移症状。

4.未分化癌

未分化甲状腺癌是一种侵袭性强、高度恶性的肿瘤。肿瘤生长迅速,质硬而不规则,一般在短期内很快弥漫累及整个甲状腺,浸润气管、肌肉、神经和血管,引起吞咽和呼吸困难。病情进展快,较早可出现颈淋巴结转移和远处转移,常有肺转移、骨转移等。显微镜下见癌组织主要由分化不良的上皮细胞组成,细胞呈多形性,常见核分裂象。所有未分化的甲状腺癌均定为Ⅳ期。

六、诊断

(一)体格检查

1.颈前肿物

多为无意中发现,可为单发或多发,随吞咽上下移动。肿物质硬、边界不清、缓慢生长(甲状腺未分化癌则肿瘤生长迅速)。

2.颈侧肿物

为颈部肿大的转移淋巴结,有时未发现甲状腺肿物或甲状腺肿物很小,而颈部淋巴结转移却很明显,成为第一症状。

3.周围结构受侵的症状

由于周围结构的侵犯而出现相应的症状,如喉返神经受侵或受压表现为声音嘶哑,如气管、食管受侵或受压则表现为呼吸困难或吞咽困难等。

(二)超声诊断检查

超声是甲状腺肿瘤最方便、经济、实用的诊断手段之一。超声可以探测到直径 0.2cm 的甲状腺结节。随着超声技术与医生经验水平的提高,许多原本不易发现的隐匿性甲状腺癌被检测出来,使甲状腺微癌的发病率明显增加,同时也使得甲状腺癌的发病率明显增加。

(三)细针穿刺细胞学检查

细针穿刺细胞学检查(FNAC)是一项较成熟的诊断技术,不但可术前定性,且可分型。事实证明 FNAC 较其他常规检查方法优越,操作简便,损伤小,诊断率高,价格低廉。即使微小病灶,在 B 超引导下做 FNAC 也可使不少病例得到诊断。细针穿刺假阴性在 5%～15%,假阳性 1%左右。

(四)CT 或 MRI 检查

主要用于了解病变范围。颈部及上纵隔的增强 CT 或 MRI 检查可作为甲状腺癌诊断的首选影像学检查。CT 能显示肿物与大血管、喉返神经、甲状旁腺、颈段食管的关系,肿瘤是否侵犯气管壁及侵入气管内,肿瘤向胸骨后及上纵隔延伸情况和纵隔内淋巴转移情况,对医生手术操作很有帮助。MRI 检查能行冠状、矢状及横断多位成像,提供良好的软组织对比,对甲状腺癌的诊断有较高的价值。

(五)实验室检查

检测血清 T_3、T_4、TSH,以确定有无甲状腺功能亢进。对于甲状腺手术后长期补充甲状腺素片患者,应定期测定 T_3、T_4、TSH,如果给药剂量不足,TSH 水平会升高,反之则降低,所以测定 TSH 可以作为调节甲状腺素片剂量的一个依据。甲状腺球蛋白(TG)在全甲状腺切除术后如持续升高提示有转移或复发可能。临床疑为髓样癌的患者要测定血浆降钙素(CT)的水平,如果在正常最高值 300pg/L 以上有诊断价值。

七、治疗

治疗原则以外科手术切除为主。不论病理类型如何,只要有指征就应尽可能的手术切除。因甲状腺癌对放疗敏感性差,单纯放疗对甲状腺癌的治疗并无好处。但对于手术后有残留者,术后放疗有一定价值。

(一)甲状腺乳头状癌治疗

1.原发病灶及颈淋巴结的外科治疗

甲状腺癌手术治疗应彻底。一旦确诊为甲状腺癌,无论术前是否有中央区淋巴结转移的证据,都应常规清扫中央区淋巴结。颈部淋巴结通常分为 6 区。甲状腺癌最常见的颈淋巴结转移部位在:颈前区、左颈侧区、右颈侧区、纵隔内。一般情况下,患侧腺叶加峡部切除＋中央区淋巴结清扫术为较为合适的术式,双侧甲状腺癌患者主要行全甲状腺切除＋双侧中央区淋巴结清扫术。峡部甲状腺癌主要行双侧甲状腺次全切除＋双侧中央区淋巴结清扫术。对临床查体及CT、B超检查未发现淋巴转移者，即cNo的病例，仅行Ⅵ区颈清扫术，不主张行预防性颈清扫术(Ⅱ～Ⅴ区)。对术前诊断明确有侧颈区淋巴结转移者应予以该侧颈淋巴结清扫术。术后需定期随访。

2.外放疗

甲状腺乳头状癌对放射线敏感性较差，而且甲状腺邻近组织，如甲状软骨、气管软骨、食管以及脊髓等，均对放射线耐受性较低，大剂量照射常引起严重并发症，一般不宜采用。尤其作为常规术后辅助放疗更属错误，仅对镜下或肉眼有残留者，可以辅以放疗，常用放疗剂量为50～60Gy，有姑息治疗的效果。

3.^{131}I治疗

主要用于治疗甲状腺癌的远处转移。一般需先行全甲状腺切除术，以增强转移癌对碘的浓集。癌组织的吸碘能力与其病理组织结构有关，一般癌组织中含滤泡结构愈多，愈完整，胶质愈多，其浓集碘的能力愈高，癌组织分化愈差，吸碘愈少，未分化癌几乎不吸碘，滤泡样癌吸碘较多，次之为乳头状癌。本疗法可并发骨髓抑制、生殖功能抑制或黏液性水肿等，肺转移者常并发放射性肺炎，弥散性肺转移者可致肺纤维化，少数可并发再生障碍性贫血或白血病。

4.内分泌治疗

甲状腺素可抑制脑垂体前叶促甲状腺激素的分泌，从而对甲状腺组织的增生起到抑制作用，但是否可以抑制肿瘤的复发，目前尚无有力的证据证实。目前使用的左甲状腺素或甲状腺素片，仅起替代作用。常用剂量每日左甲状腺素50～100μg，或甲状腺素片每日40～80mg。

5.化学药物治疗

一般化疗对甲状腺乳头状癌敏感性很差，目前主要用于不能手术或远处转移的晚期癌，常用药物多柔比星、顺铂，有时可以起到姑息治疗作用，但不做常规术后化疗。

(二)滤泡样癌治疗

原发病灶的治疗原则基本与乳头状癌相同。因本型较少发生淋巴结转移，所以除临床上已出现颈淋巴结转移时行颈淋巴结清扫术，一般不做选择性清扫术。由于滤泡样癌具有吸碘功能，所以即使证实有远处转移，可以将原发病灶切除，其远处转移灶可留待以后做^{131}I治疗。

(三)髓样癌治疗

甲状腺髓样癌恶性程度介于分化型和未分化型之间，对放疗中度敏感，对化疗不敏感，手术是治疗的最有效手段。原发病灶处理原则如同甲状腺乳头状癌，手术原则与分化型甲状腺癌相同，cN₀时仅清扫Ⅵ区，在发现颈淋巴结转移时行颈清扫术，有肿瘤残存时做术后放疗。血清降钙素检测可用于肿瘤术后复发观察指标。术前血清降钙素升高的患者，如果术后血清降钙素恢复正常，再次上升表示有肿瘤复发；术后血清降钙素一直高于正常者，有可能肿瘤未切净或有其他部位转移。

(四)未分化癌治疗

本病甚难控制，目前尚无较为满意的治疗方法。未分化癌病情发展很快，出现颈部肿物后增长迅速，1～2周内肿物可固定，出现声音嘶哑、呼吸困难。大多数患者就诊较晚，失去根治性或姑息性的手术治疗机会。有时手术目的是为了解决呼吸道梗阻，仅做气管切开。对少部分原发肿瘤较小的病例,尽量采用手术切除,然后行气管切开或气管造口术,术后给予放疗及化疗,有40%的患者可获治愈。大多数病例预后很差,多数在1年内死亡,5年生存率仅5%～15%。唯有对病灶较小适宜手术的还应积极争取做根治性手术,术后辅以放疗,亦可得到一定的疗效。也有少数报道用化疗加放疗,可取得一定的效果。

(五)远处转移的治疗

对于分化型甲状腺癌的远处转移,以肺转移最为多见,其次为骨。由于分化型甲状腺癌的转移灶具有摄取放射性^{131}I的功能,在去除全部正常甲状腺组织后,约80%的转移灶细胞有摄取放射性^{131}I的能力,形成对转移灶的内放射,从而达到治疗的目的。^{131}I治疗肺转移有效率为60%～70%,骨转移30%～40%,且甲状腺癌恶性程度低,对放化疗不敏感,可带瘤生存很长时间。因此,对于有远处转移的分化型甲状腺癌不能放弃治疗,仍要积极治疗。在手术切除全部残存的甲状腺组织和颈部的转移灶后,采用^{131}I治疗远处转移灶。有部分肺转移的患者在经过多次^{131}I治疗后,转移灶完全消失并长期生存。由于甲状腺髓样癌和未分化癌无摄取^{131}I的功能,因此^{131}I治疗对这两种癌无效。

目前,人们已经注意到^{131}I治疗甲状腺癌的风险性问题,发现治疗后乳腺癌、膀胱癌和白血病发病率升高,需慎用。特别对儿童和青年患者,治疗剂量最好用小剂量而又能达到最满意的效果。术后^{131}I治疗的同时,应予以适量的甲状腺素治疗。

八、护理

(一)手术治疗护理

1.手术前护理

(1)甲状腺癌患者多为女性,她们一方面对诊断为甲状腺癌紧张,又对手术治疗有顾虑,应耐心解释,以消除其顾虑,并使之配合治疗、术前检查。参照外科手术前准备。

(2)手术体位训练为了能让患者在手术前就能适应头低肩高位的特殊体位,提高患者对手术的耐受性,有效地减少或降低术中和术后不良反应的发生率,在术前应指导患者进行手术体位训练。练习时取仰卧位,肩胛部垫枕,使颈部呈过伸位,充分暴露颈前区。体位训练应循序渐进,根据患者的耐受程度逐渐增加垫枕的高度和持续的时间,直到患者可以坚持2小时。

2.手术后护理

(1)密切观察患者的面色、呼吸、血压、脉搏和体温,及时发现病情变化。

(2)患者麻醉清醒后如生命体征平稳可取半卧位,以利呼吸和切口渗液引流。

(3)甲状腺术后切口引流接负压吸引,以排除颈内积液和积气,使术后残腔迅速消失,利于切口愈合。

(4)应保持引流管通畅,注意引流液的颜色及量,并准确记录。

(二)手术后并发症的观察和护理

1.出血

(1)主要为血管结扎线松脱,常发生于术后24小时内,表现为颈部伤口肿胀,锁骨上窝消失,触之有波动感,伤口渗血较多,引流液色深,有沉淀或凝血带,1小时引流量可超过100mL。

（2）立即通知医生，根据医嘱予以止血药物及持续负压吸引，必要时行急诊止血术。

（3）密切观察呼吸情况，如因血肿压迫气管造成呼吸困难或窒息，准备气管切开用物，做好抢救配合。情况紧急，也可用 16 号粗针头行环甲膜穿刺，建立有效气道，再行进一步处理。

2.呼吸困难

除手术后出血外，喉头水肿、气管软化、两侧喉返神经损伤导致声带正中位麻痹均可引起呼吸道阻塞。除轻度喉头水肿，可予以半卧位、吸氧和静脉注射地塞米松而得以改善外，一般均需行气管切开以改善呼吸状况。术后应密切观察患者呼吸情况，保持气管通畅，发现异常及时与医生取得联系。

3.喉上及喉返神经损伤

（1）喉上神经损伤术后患者出现呛咳，喉上神经内支损伤后于进流质时引起误咽；喉上神经外支损伤可造成声带松弛，发音声调下降，影响发高音。

（2）喉返神经损伤术后患者出现声音嘶哑，有时亦有呛咳或呼吸困难。一侧喉返神经损伤可无临床症状（后支损伤），绝大多数出现发音嘶哑（全支或前支损伤），两侧喉返神经损伤可以造成窒息，使患者失音。

（3）呛咳时，告诫患者不要紧张，一般采用抬头进食低头吞咽的姿势，小口慢咽，尽量干食即可缓解呛咳现象。

（4）口服一些营养神经的药物保护声带，如弥可保等，少讲话多休息，一段时间后即可恢复。

4.手足抽搐

（1）术中误将甲状旁腺切除、挫伤或将供应甲状旁腺的血管结扎，引起甲状旁腺功能低下，多在术后 1～4 日出现，一般数周可恢复。

（2）轻者手足麻木和僵硬感，重者手足抽搐，甚至呼吸肌痉挛。

（3）应急处理：急抽血查血钙、血磷，根据医嘱静脉慢推 10% 葡萄糖酸钙 10～20mL，酌情补充钙剂，提高血钙浓度，缓解全身症状。

5.甲状腺危象

（1）术前准备好者，术后发生危象罕见，病因尚不清楚，可能因甲状腺大部分切除后血液中蛋白结合碘含量减少，因此认为手术后血液内甲状腺素含量减少，失去平衡，是发生危象的原因。

（2）临床表现：术后 12～36 小时内发热、脉快而弱（每分钟在 120 次以上）、烦躁、谵妄，常伴有呕吐水泻。

（3）甲状腺危象治疗原则：立刻用镇静剂、碘剂、氢化可的松，并采取降温、大量静脉输注葡萄糖溶液、吸氧等措施，有心力衰竭者加用洋地黄制剂。

6.声门水肿

（1）多发生在反复进行气管插管或插管时间过长时，尤其术中损伤喉返神经者。

（2）常发生在术后 24～48 小时，表现为呼吸困难并有喉鸣音，处理不及时可产生致命性后果。护理人员在工作中不能一味相信监护仪的数据，应多听患者的主诉，有时代偿期患者的氧饱和度仍可达 100%，但患者会有胸闷、呼吸困难的主诉。

（3）可据医嘱静脉滴入地塞米松 10～20mg，或地塞米松雾化吸入，必要时行气管切开术，保证患者呼吸道通畅。

7.乳糜漏

（1）主要发生在左颈淋巴结清扫术后，损伤胸导管，未经结扎或不完全阻断时乳糜液外溢。

（2）大多于术后第 2～3 日出现。外漏的液体逐渐增加，外观为白色、均匀、无臭、无絮状块。

（3）处理：一旦发现乳糜漏，应立即给予持续负压吸引，保证有效负压，局部加压包扎或用沙袋局部压迫。在此期间给予低脂清淡饮食。如果乳糜漏量多，每日达到 600mL 以上，且超过一周不愈者，应考虑为胸导管的主干损伤，可行胸导管结扎术。

8.甲状腺功能减退

多由于手术中切除甲状腺过多引起。患者可出现疲倦乏力、少言懒语、嗜睡、健忘等症状。宜服用甲状腺素片治疗。

9.功能性颈淋巴结清扫术后功能锻炼

功能性颈侧区淋巴结清扫术后，可能会出现患侧上肢水肿或不适感，可抬高患侧上肢，以利于淋巴回流，减轻水肿，同时可指导患者进行患侧上肢的功能锻炼，如握拳、前臂伸屈运动等。

九、康复支持

（1）规律作息，术后机体功能恢复后可以正常工作学习。

（2）饮食指导：沿海城市患者，术后需控制含碘食物的摄入。

（3）正确的服药指导：甲状腺手术后必须接受终身的甲状腺素的治疗，一方面是纠正甲状腺功能低下，另一方面促使 TSH 受抑，减少 TSH 对残余甲状腺癌组织的刺激，抑制肿瘤的生长和复发。目前常用的 TSH 抑制药物为左甲状腺素片，主要成分为 T_4 左旋体，在周围组织中脱碘形成 T_3，常用剂量 50～100μg/d。剂量过大时可出现甲亢症状，如多汗、心悸、神经兴奋、失眠等；反之，当剂量不足时可出现甲减症状。遇到以上两种情况时，可到医院检测血清 T_3、T_4、TSH，以指导甲状腺制剂的用量。

（4）定期随访：术后每 3 个月随访 1 次。

第二节　腹部损伤

腹部损伤在平时和战时都较多见，其发病率在平时占各种损伤的 0.4%～1.8%，战时发生率明显增高，占各种损伤的 50%。近年来随着我国交通运输业的发展，事故增多，各种创伤有增加的趋势，其中腹部伤亦增多。根据腹壁有无伤口可分为开放性损伤和闭合性损伤两大类。其中，开放性损伤根据腹壁伤口是否穿破腹膜分为穿透伤（多伴内脏损伤）和非穿透伤（偶伴内脏损伤）。穿透伤又可分为致伤物既有入口又有出口的贯通伤和仅有入口的非贯通伤。闭合性损伤可能仅局限于腹壁,也可同时兼有内脏损伤。

开放性损伤的致伤物常为各种锐器,如刀、弹丸或弹片等,闭合性损伤的致伤因素常为钝性暴力,如撞击、挤压、坠落、冲击、拳打脚踢或突然减速等。无论开放性还是闭合性,都可导致腹部内脏损伤。开放性损伤中受损部位以肝、小肠、胃、结肠、大血管多见,闭合性损伤以脾、小肠、肝、肠系膜受损居多。

腹部损伤的严重程度是否涉及内脏、涉及何内脏等,很大程度上取决于暴力的强度、速度、着力部位、作用方向等外在因素,以及受损脏器的解剖特点、原有病理情况和功能状态等内在因素的影响。

一、病因和病理

1.实质性器官

(1)脾破裂:脾脏血运丰富,组织结构脆弱,易于钝性打击、剧烈震荡、挤压和术中牵拉而发生破裂,病理性脾脏更易发生损伤。脾破裂约占所有腹部脏器损伤的40%,是最常见的腹部损伤。脾损伤可分为中央破裂、被膜下破裂和真性破裂三型。前两型脾包膜完整,出血限于脾实质内或包膜下,出血量较小,不做影像学检查易被漏诊,部分病例可继发包膜破裂出现大出血,使得诊治措手不及。临床上绝大多数脾损伤为真性脾破裂,伤口穿过脾包膜达脾实质,导致不易自行停止的腹腔内出血。

(2)肝破裂:肝脏是腹腔内最大的实质性器官,血供丰富,质地柔软而脆弱,在外界致伤因素的作用下,易发生损伤。占腹部脏器损伤的第二位。肝外伤时,不但损伤肝内血管导致出血,还常同时损伤肝内胆管,引起胆汁性腹膜炎。肝内血肿和包膜下血肿,可继发性向包膜外或肝内穿破,出现活动性大出血,也可向肝内胆管穿破,引起胆道出血。肝内血肿可继发细菌感染形成肝脓肿。

(3)胰腺损伤:胰腺位于上腹部腹膜后脊柱前,损伤常为上腹部强力挤压暴力直接作用于脊柱所致,损伤常位于胰的颈、体部,占腹腔脏器损伤的1%～2%,因位置深在,早期不易发现。胰腺损伤后常并发为液漏或胰瘘。因胰液侵蚀性强,进入腹腔后,可出现弥散性腹膜炎,又影响消化功能,故胰腺损伤的死亡率较高,部分病例渗液被局限在网膜囊内,形成胰腺假性囊肿。

2.空腔脏器损伤

(1)胃、十二指肠损伤:腹部闭合性损伤时胃很少受累,上腹或下胸部的穿透伤则常导致胃损伤。十二指肠大部分位于腹膜后,损伤的发病率很低,但因与胰、胆总管、胃、肝等重要脏器和结构相毗邻,局部解剖关系复杂,十二指肠损伤的诊断和处理存在不少困难,故死亡率和并发症发生率都相当高。而腹腔内部分的十二指肠损伤破裂时,胰液、胆汁流入腹腔则引起严重的腹膜炎。

(2)小肠损伤:成人小肠全长5～6m,占据中下腹大部分空间,发生损伤的机会较多。闭合性损伤时,钝性致伤因素常导致小肠破裂、小肠系膜血肿,且小肠多部位穿孔在临床上较为多见。小肠破裂后,大量肠内容物进入腹腔,引起急性弥散性化脓性腹膜炎,一部分患者的小肠裂口不大,或穿破后被食物渣、纤维蛋白素,甚至突出的黏膜所堵塞,可能无弥散性腹膜炎的表现。

(3)结肠及直肠损伤:结肠、直肠损伤的发生率较低。但由于其内容物含有大量细菌,而液体成分少,受伤后早期腹膜炎较轻,后期会出现严重的细菌性腹膜炎,处理不及时常可危及生命。医源性致伤因素占有一定的比例。

二、护理评估

(一)健康史

了解受伤史,包括受伤的时间、部位、原因、受伤时的姿势和体位,暴力的性质、强度、方向;伤前有否饮酒、进食;受伤后的神志变化,有无腹痛、腹胀、恶心、呕吐,有无排尿;受伤到就诊时的病情变化及采取的救治措施,效果如何等。如果患者有意识障碍或是儿童,可向护送人员、监护人或目击者询问有关情况。

(二)身体状况

1.实质脏器损伤

(1)症状:①休克:实质性器官或大血管的损伤,临床表现以腹腔内出血症状为主,可表现为面色苍白,脉搏细速、脉压变小,尿量减少,神情淡漠等,可危及生命。②腹痛:程度一般较轻,呈持续性,肝、胰的损伤,具有强烈刺激作用的胆汁、胰液溢入腹腔,腹痛剧烈;脾或腹腔血管破裂以血液刺激为主,腹痛稍轻,早期多表现隐痛、钝痛或胀痛。③其他表现:恶心、呕吐为腹部损伤常见的早期表现之一,肝破裂者,血液可通过胆管进入十二指肠而出现黑便或呕血,肝、脾损伤可伴有肩部放射痛。

(2)体征:实质器官如肝脾损伤,如无胆汁外溢,腹膜刺激症状较轻。随着病情发展,腹腔感染形成和加剧,逐渐出现发热、腹胀,腹部移动性浊音阳性,肠鸣音减弱或消失。

2.空腔脏器损伤

(1)症状:①腹痛:空腔脏器损伤的主要症状,为持续性剧痛,伤后立即发生,一般以受伤处最明显。通常胃液、胆汁、胰液的刺激最强,肠液次之,血液最轻。②胃肠道症状:恶心、呕吐为腹部损伤常见的早期表现,发生麻痹性肠梗阻时可吐出棕褐色液体,甚至粪水样内容物,消化道损伤可伴有呕血或便血。③感染中毒症状:患者可出现高热、脉速、呼吸浅快、大汗等。随着病情进展,可出现面色苍白或发绀、呼吸急促、四肢发凉、脉搏微弱、体温骤升或下降、血压降低或神志不清等休克征象。

(2)体征:空腔脏器破裂以腹膜炎为主要表现,最突出的是腹膜刺激征,其程度因空腔器官内容物不同而异。

3.辅助检查

(1)实验室检查:红细胞、血红蛋白与血细胞比容下降,表示有大量失血;空腔脏器破裂时,白细胞计数及中性粒细胞比例明显升高;血、尿淀粉酶升高,提示胰腺、胃或十二指肠损伤;出现血尿,提示泌尿系统损伤。

(2)X线检查:立位腹部平片显示膈下新月形阴影,提示腹腔游离气体,为胃肠道破裂的特征性改变。

（3）B超检查：对肝、脾、胰、肾等实质性脏器的损伤确诊率高，可显示腹腔内积血和腹水。

（4）CT检查：比超声检查结果更为精确，能清晰地显示肝、脾、肾等实质性脏器的包膜是否完整，大小及形态是否正常、出血量的多少等，诊断意义较大。

（5）诊断性腹腔穿刺术和腹腔灌洗术：诊断阳性率达90%以上，观察穿刺液性状，如为不凝固血液为实质性脏器破裂，如为混浊的液体并可见肠内容物，则为空腔脏器破裂，如疑有胰腺损伤时，可测定其淀粉酶含量。

三、处理原则

1.非手术治疗

单纯性闭合性腹壁损伤患者、闭合性腹壁损伤合并轻度的实质性脏器损伤患者、暂时不能确定有无内脏损伤患者，行非手术治疗，但需严密观察病情，综合分析，以便尽早明确诊断，抓住手术时机。观察期间需要特别注意的是：不要随便搬动伤者，以免加重伤情；不注射止痛剂（诊断明确者例外），以免掩盖伤情。其措施包括禁食、禁灌肠、禁用泻药、禁用吗啡类药物等。

2.手术治疗

开放性腹部损伤患者及时行清创手术。闭合性腹部损伤患者，若已确诊或高度怀疑合并有腹内脏器损伤，及时手术治疗；手术的基本原则是先处理出血性损伤脏器，后处理穿孔性脏器。对实质性脏器破裂所致的腹腔内大出血，应当边抗休克、边手术。对行非手术治疗无效、病情加重的患者，及时行剖腹探查术。其措施包括全面探查、止血、修补、切除或引流有关病灶等。

四、常见护理诊断/问题

1.体液不足

它与损伤致腹腔内出血、渗出及呕吐致体液丢失过多有关。

2.急性疼痛

它与腹部损伤、消化液刺激腹膜及手术有关。

3.有感染的危险

它与脾切除术后免疫力降低、腹膜炎等有关。

4.焦虑

它与意外创伤的刺激、出血、内脏脱出、担心术后康复及预后等有关。

5.潜在并发症

损伤器官再出血、腹腔脓肿、休克。

五、护理目标

（1）患者体液平衡能得到维持。

（2）患者疼痛缓解。

（3）患者体温得以控制，未出现继发感染的症状。

（4）患者焦虑程度缓解或减轻。

（5）患者未发生损伤器官再出血、腹腔脓肿、休克等并发症，或发生时得到及时发现和处理。

六、护理措施

1.现场急救

腹部损伤常合并多发性损伤，急救时应分清轻重缓急。首先检查呼吸情况，保持呼吸道通畅；包扎伤口，控制外出血，将患肢妥善外固定；有休克表现者应尽快建立静脉通路，快速输液。开放性腹部损伤者，妥善处理，伴有肠管脱出者，可用消毒碗反扣覆盖保护，勿予强行回纳。

2.非手术治疗患者的护理

（1）严密观察病情：每15～30分钟监测脉搏、呼吸、血压1次。观察腹部体征的变化，尤其注意腹膜刺激征的程度和范围、肝浊音界范围、移动性浊音的变化等。有下列情况之一者，考虑有腹内脏器损伤：①受伤后短时间内即出现明显的失血性休克表现者；②腹部持续性剧痛且进行性加重伴恶心、呕吐者；③腹部压痛、反跳痛、肌紧张明显且有加重的趋势者；④肝浊音界缩小或消失，有气腹表现者；⑤腹部出现移动性浊音者；⑥有便血、呕血或尿血者；⑦直肠指检盆腔触痛明显、波动感阳性，或指套染血者。注意事项：①尽量减少搬动，以免加重伤情；②诊断不明者不予注射止痛剂，以免掩盖伤情；③怀疑结肠破裂者严禁灌肠。

（2）一般护理：①患者绝对卧床休息，给予吸氧，床上使用便盆；若病情稳定，可取半坐卧位；②患者禁食，防止加重腹腔污染。怀疑空腔脏器破裂或腹胀明显者应进行胃肠减压。禁食期间全量补液，必要时输血，积极补充血容量，防止水、电解质及酸碱平衡失调。待肠蠕动功能恢复后，可开始进流质饮食。

（3）用药护理：遵医嘱应用广谱抗生素防治腹腔感染，注射破伤风抗毒素。必要时，进行肠外营养支持。

（4）术前准备：除常规准备外，还应包括交叉配血试验，有实质性脏器损伤时，配血量要充足；留置胃管；补充血容量，血容量严重不足的患者，在严密监测中心静脉压的前提下，可在15分钟内输入液体1000～2000mL。

（5）心理护理：主动关心患者，提供人性化服务。向患者解释腹部损伤后可能出现的并发症、相关的治疗和护理知识，缓解其焦虑和恐惧，稳定情绪。积极配合各项治疗和护理。

3.手术后护理

腹部损伤患者手术后，原则上执行急性腹膜手术后护理，但应注意：

（1）一般护理

①禁食、输液：手术后常规禁食禁饮，遵医嘱静脉输液。对伤情较重，手术较大者，也常需输给全血、血浆、复方氨基酸和脂肪乳剂等，胃肠道功能恢复后，及时指导患者摄入易消化、营养丰富的食物，以保证能量供给，促进伤口愈合及机体康复。

②早期活动：患者病情好转后，鼓励早期离床活动，可减轻腹胀，促进肠蠕动恢复，防止肠粘连。

（2）病情观察：①定时监测生命体征；②观察并记录腹腔引流管引流情况；③伤口敷料是否干燥,有无渗血渗液；④腹部原有病情是否好转,有无各种主观不适。

（3）治疗配合

①腹腔引流管护理：妥善固定；保持清洁,每日更换引流袋1次；观察引流液性状,如引流量较多或疑有消化道瘘形成,应继续延长引流时间；注意保持引流通畅。

②防治感染：遵医嘱应用抗生素,直至腹膜炎症状体征消失,体温恢复正常后考虑停药。同时鼓励患者深呼吸,咳嗽排痰,防止肺部感染。

4.健康指导

（1）加强安全教育,宣传劳动保护、安全生产、遵守交通规则的知识,避免意外损伤的发生。

（2）普及各种急救知识,在意外发生现场,能进行简单的急救或自救。

（3）发生腹部损伤后,一定及时到医院就诊。

（4）出院后要适当休息,加强锻炼,增加营养,促进康复。若有腹痛、腹胀等不适,应及时到医院复诊。

第三节　肠梗阻

肠内容物不能正常运行、顺利通过肠道,称为肠梗阻,是外科常见的急腹症。

一、解剖生理概要

小肠分为十二指肠、空肠、回肠三部分。小肠的血液供应来自肠系膜上、下动脉。静脉的分布与动脉相似,最后集合成肠系膜上静脉,与脾静脉汇合成门静脉干。小肠是食物消化和吸收的主要部位。

二、病因及发病机制

1.根据肠梗阻发生的基本原因分类

（1）机械性肠梗阻：最常见的类型。这是由于各种原因导致的肠腔缩窄和肠内容物通过障碍。主要原因有：①肠腔内堵塞：如寄生虫、粪石、异物、结石等。②肠管外受压：如粘连带压迫、肠管扭转、嵌顿疝或受肿瘤压迫等。③肠壁病变：如肿瘤、炎症性狭窄、先天性肠道闭锁等。

（2）动力性肠梗阻：是由于神经反射或毒素刺激引起肠壁肌肉功能紊乱,使肠蠕动丧失或肠管痉挛,以致肠内容物无法正常通行,但肠管本身无器质性肠腔狭窄。可分为麻痹性肠梗阻和痉挛性肠梗阻两种类型。麻痹性肠梗阻较常见,见于急性弥散性腹膜炎、腹部大手术,腹膜后血肿或感染等。痉挛性肠梗阻较少,可见于肠道功能紊乱、慢性铅中毒或尿毒症。

（3）血运性肠梗阻：由于肠系膜血管栓塞或血栓形成,使肠管血运障碍,继而发生肠麻痹,使肠内容物不能运行,随着人口老龄化,动脉硬化等疾病增多,此类肠梗阻亦比较常见。

2.根据肠壁有无血运障碍分类

(1)单纯性肠梗阻:只有肠内容物通过受阻,而无肠管血运障碍。

(2)绞窄性肠梗阻:指梗阻伴有肠壁血运障碍,可因肠系膜血管受压、血栓形成或栓塞等引起。

3.其他分类

按梗阻的部位,肠梗阻可分为高位(如空肠上段)和低位(如回肠末段和结肠)两种。按梗阻的程度,可分为完全性和不完全性肠梗阻。按发展过程的快慢,分为急性和慢性肠梗阻。

三、病理生理

各种类型肠梗阻的病理变化不全一致。

1.肠管局部的变化

(1)肠蠕动增强:单纯性机械性肠梗阻一旦发生,梗阻以上肠蠕动增强,以克服肠内容物通过障碍。

(2)肠腔积气、积液、扩张:液体主要来自胃肠道分泌液;气体大部分是咽下的空气,部分由血液弥散至肠腔内和肠道内容物经细菌分解或发酵产生。梗阻以上肠腔因气体和液体的积聚而扩张、膨胀。梗阻部位愈低,时间愈长,肠膨胀愈明显。梗阻以下肠管瘪陷、空虚或仅存积少量粪便。

(3)肠壁充血水肿、血运障碍:肠管膨胀,肠壁变薄,肠腔压力升高到一定程度时可使肠壁血运障碍。最初为静脉回流受阻,肠壁的毛细血管及小静脉淤血,肠壁充血、水肿、增厚、呈暗红色。由于组织缺氧,毛细血管通透性增加,肠壁上有出血点,并有血性渗出液渗入肠腔和腹腔。继而出现动脉血运受阻,血栓形成,肠壁失去活力,肠管呈紫黑色,腹腔内出现带有粪臭的渗出物。肠管最终可因缺血坏死而破溃、穿孔。

2.全身性改变

(1)水、电解质、酸碱平衡失调:正常情况下胃肠道每日约有 8000mL 的分泌液,分泌液绝大部分被再吸收。高位肠梗阻时,由于不能进食及频繁呕吐,丢失大量胃肠道液,使水分及电解质大量丢失;低位肠梗阻时,胃肠道液体不能被吸收而潴留在肠腔内。此外,肠管过度膨胀,影响肠壁静脉回流,使肠壁水肿和血浆向肠壁、肠腔和腹腔渗出。肠绞窄存在时,会丢失大量血液。从而造成严重的缺水,血容量减少和血液浓缩,以及酸碱平衡失调。十二指肠梗阻,可因丢失大量氯离子和酸性胃液而产生碱中毒。一般小肠梗阻,丧失的体液多为碱性或中性,钠、钾离子的丢失较氯离子多,以及酸性代谢物增加,可引起严重的代谢性酸中毒。

(2)感染和中毒:梗阻以上的肠腔内细菌大量繁殖,产生多种强烈毒素。由于肠壁血运障碍、通透性改变,细菌和毒素渗入腹腔,可引起严重的腹膜炎和脓毒症。

(3)休克和多器官功能障碍:严重水、电解质紊乱以及酸碱平衡失调、细菌感染、中毒等,可引起严重休克。肠腔高度膨胀,腹压增高,膈肌上升,影响肺内气体交换,腹式呼吸减弱,同时阻碍下腔静脉血液回流,而致呼吸、循环功能障碍。

四、护理评估

(一)健康史

询问病史,注意患者的年龄,有无感染、饮食不当、过度劳累等诱因,尤其注意腹部疾病史、手术史、外伤史。

(二)身体状况

1.症状

(1)腹痛:阵发性腹部绞痛是机械性肠梗阻的特征,由于梗阻部位以上强烈肠蠕动导致,疼痛多在腹中部,也可偏于梗阻所在的部位。持续性伴阵发性加剧的绞痛提示绞窄性肠梗阻或机械性肠梗阻伴感染。麻痹性肠梗阻时表现为持续性胀痛,无绞痛。

(2)呕吐:梗阻早期,呕吐呈反射性,吐出物为食物或胃液。此后,呕吐随梗阻部位高低而有所不同,高位梗阻呕吐早、频繁,呕吐物主要为胃及十二指肠内容物。低位梗阻呕吐迟而少、可吐出粪臭样物。结肠梗阻呕吐迟,以腹胀为主。绞窄性肠梗阻时呕吐物呈咖啡样或血性。

(3)腹胀:高位梗阻,一般无腹胀,可有管型。低位梗阻及麻痹性肠梗腹胀显著,遍及全腹,可有肠型。绞窄性肠梗阻表现为不均匀腹胀。

(4)停止肛门排便、排气:见于急性完全性肠梗阻。但梗阻初期、高位梗阻、不完全性梗阻可有肛门排便排气。血便或果酱样便见于绞窄性肠梗阻、肠套叠、肠系膜血管栓塞等。

2.体征

(1)全身表现:单纯性肠梗阻早期,患者全身情况多无明显改变。梗阻晚期或绞窄性肠梗阻患者,可有口唇干燥、眼窝内陷、皮肤弹性消失,尿少或无尿等明显缺水征,以及脉搏细速、血压下降、面色苍白、四肢发冷等中毒和休克征象。机械性肠梗阻腹腔内有渗液,移动性浊音阳性。

(2)腹部情况:机械性肠梗阻时,腹部膨隆,见肠蠕动波、肠型;麻痹性肠梗阻时,呈均匀性腹胀;肠扭转时有不均匀腹胀。单纯性肠梗阻者有轻度压痛;绞窄性肠梗阻有固定压痛和腹膜刺激征,可扪及痛性包块。绞窄性肠梗阻腹腔内有渗液,移动性浊音阳性。机械性肠梗阻肠鸣音亢进,有气过水声或金属音;麻痹性肠梗阻或绞窄性肠梗阻后期腹膜炎时肠鸣音减弱或消失。直肠指检:触及肿块提示肿瘤或肠套叠,指套染血提示肠套叠或绞窄。

3.几种常见肠梗阻

(1)粘连性肠梗阻:最为常见,其发生率占各类肠梗阻的 20%~40%,因肠管粘连成角度腔内粘连带压迫肠管所致。多由腹部手术、炎症、创伤、出血、异物等引起。临床上以腹部手术后所致的粘连性肠梗阻为最多。

(2)肠扭转:一段肠袢沿其系膜长轴旋转所形成的闭袢型肠梗阻,称为肠扭转。常见小肠扭转和乙状结肠扭转。前者多见于青壮年,常有饱食后剧烈活动等诱因;后者多与老年人便秘有关,X 线钡灌肠呈"鸟嘴样"改变。

(3)肠套叠:一段肠管套入其相连的肠腔内,称为肠套叠,是小儿肠梗阻的常见病因,80%发生于 2 岁以下的儿童,以回盲部回肠套入结肠最为常见,临床以腹部绞痛、腹部腊肠样肿块、果酱样血便三大症状为特征,X线钡灌肠呈"杯口状"改变。早期空气或钡剂灌肠疗效可达90%以上。

(4)蛔虫性肠梗阻:指肠蛔虫聚集成团引起的肠道堵塞。多见于儿童,农村的发病率较高。其诱因常为发热或驱虫不当,多为单纯性不完全性肠梗阻。表现为脐周阵发性腹痛,伴呕吐,腹胀较轻,腹部柔软,扪及变形、变位的条索状包块,无明显压痛。腹部X线检查可见成团的蛔虫阴影。

(三)辅助检查

1.实验室检查

单纯性肠梗阻后期,白细胞计数增加;血液浓缩后,红细胞计数增高、血细胞比容增高、尿比重增高。绞窄性肠梗阻早期即有白细胞计数增加。水、电解质紊乱及酸碱平衡失调时可伴 K^+、Na^+、Cl^- 及血气分析等改变。

2.影像学检查

在梗阻4～6小时后X线立位平片可见到梗阻近段多个气液平面及气胀肠袢,梗阻远段肠内无气体。空肠梗阻时平片示"鱼肋骨刺"征;结肠梗阻平片示结肠袋。麻痹性梗阻时X线示小肠、结肠均扩张。腹部平片结肠和直肠内含气体提示不全性肠梗阻或完全性肠梗阻早期。肠梗阻,尤其当有坏疽、穿孔的可能时,一般不做钡灌肠检查,因为钡剂溢入腹腔会加重腹膜炎。结肠梗阻和肠套叠时低压钡灌肠可提高确诊率。

(四)心理-社会支持状况

了解患者和家属有无因肠梗阻的急性发生而引起的焦虑、对疾病的了解程度、治疗费用的承受能力等。

(五)处理原则

解除梗阻,纠正水及电解质紊乱、酸中毒、感染和休克等合并症。

1.手术治疗

包括禁食、胃肠减压,以及纠正水、电解质失衡。应用抗生素防治腹腔内感染。必要时给予输血浆、全血。对起病急伴缺水者应留置尿管观察尿量。禁用强导泻剂,禁用强镇痛剂,防止延误病情。可给予解痉剂、低压灌肠、针灸等非手术治疗措施,并密切观察病情变化。

2.手术治疗

①去除病因:如松解粘连、解除疝环压迫、扭转复位、切除病变肠管等。排尽梗阻肠道内的积气积液、减少毒物吸收。②肠切除肠吻合术:如肠肿瘤、炎症性狭窄或局部肠袢已坏死,则行肠切肠吻合术。③短路手术,如晚期肿瘤已浸润固定,或肠粘连成团与周围组织粘连,可做梗阻近端与远端肠袢的短路吻合术。④肠造口或肠外置术:如患者情况极严重,或局部病变所限,不能耐受和进行复杂手术者,可行此术式解除梗阻。

五、常见护理诊断/问题

1.疼痛

它与肠蠕动增强或手术创伤有关。

2.体液不足

它与呕吐、禁食、肠腔积液及腹水、胃肠减压致体液丢失过多有关。

3.腹胀

它与肠梗阻致肠腔积液、积气有关。

4.知识缺乏

缺乏术前、术后相关配合知识。

5.潜在并发症

肠坏死、腹腔感染、感染性休克。

六、护理目标

(1)患者腹痛程度减轻。

(2)患者体液平衡得以维持。

(3)患者腹胀缓解,舒适增加。

(4)患者能说出相关手术配合知识和术后康复知识。

(5)患者的并发症得到有效的预防,或并发症得到及时发现和处理。

七、护理措施

(一)非手术治疗患者的护理

1.一般护理

①休息和体位:患者卧床休息,生命体征稳定者给予半坐卧位,以减轻腹胀对呼吸循环系统的影响,促进舒适。②禁食、胃肠减压:患者应禁食,若梗阻缓解,肠功能恢复,可逐步进流质饮食,忌食产气的甜食和牛奶等。胃肠减压期间,观察记录胃液的性质和量。

2.病情观察

注意观察患者神志、精神状态、生命体征、呕吐、排气、排便、腹痛、腹胀、腹膜刺激征及肠蠕动情况,观察期间慎用或禁用止痛药,以免掩盖病情。出现下列情况应考虑绞窄性梗阻,及时报告医师:①病情发展迅速,早期出现休克,抗休克治疗后改善不显著。②腹痛发作急骤,起始即为持续性剧烈疼痛,或在阵发性加重之间仍有持续性疼痛,肠鸣音可不亢进。呕吐出现早、剧烈而频繁。③有明显腹膜刺激征,体温上升、脉率增快、白细胞计数增高。④腹胀不均匀,腹部局部隆起或触及有压痛的肿块(肿大的肠袢)。⑤呕吐物、胃肠减压抽出液、肛门排出物为血性,或腹腔穿刺抽出血性液体。⑥经积极的非手术治疗而症状体征无明显改善。⑦腹部 X 线见孤立、突出胀大的肠袢,不因时间而改变位置,或有假肿瘤状阴影;或肠间隙增宽,提示有腹水。

3.维持体液平衡

遵医嘱静脉输液,准确记录液体出入量,结合血清电解质和血气分析结果,合理安排输液种类和调节输液量,维持水、电解质及酸碱平衡。

4.呕吐的护理

呕吐时嘱患者坐起或头侧向一边,以免误吸引起吸入性肺炎或窒息;及时清除口腔内呕吐物,给予漱口,保持口腔清洁,并观察记录呕吐物的颜色、性状和量。

5.用药护理

遵医嘱应用抗生素,防治感染,减少毒素产生。应注意观察用药效果和不良反应。给予解痉剂等药物治疗,解除胃肠道平滑肌痉挛,还可热敷腹部,针灸双侧足三里,缓解腹痛和腹胀。

6.术前准备

除常规术前准备外,酌情备血。

7.心理护理

在与患者和家属建立良好沟通的基础上,做好解释安慰工作,稳定患者的情绪,减轻其焦虑;向患者和家属介绍有关肠梗阻的知识,如需手术治疗。应认真讲解手术的必要性和重要性,提高他们的认识,消除不必要的紧张和担忧,使之积极配合治疗和护理。

(二)手术治疗患者的护理

1.手术前患者的护理

同非手术治疗患者的护理。

2.手术后患者的护理

(1)一般护理:①体位:手术后患者取平卧位,全麻患者头偏向一侧,保持呼吸道通畅。麻醉清醒、生命体征平稳后取半坐卧位。②禁食与胃肠减压:术后患者仍禁食保持胃肠减压通畅(用生理盐水 5~10mL 冲管,每 4 小时 1 次)。观察和记录引流液的颜色、性状及量。③饮食护理:胃管拔除、肠蠕动恢复后逐步进食。先少量饮水,无不适可进食流质、半流质饮食,逐渐改为软食。原则是少量多餐,禁食油腻,逐渐过渡。④活动:鼓励患者早期下床活动,促进肠蠕动恢复,防止粘连性肠梗阻发生。

(2)病情观察:注意观察神志、精神恢复情况,每 30~60 分钟监测生命体征至平稳,准确记录 24 小时出入量。观察有无腹胀及腹痛,肛门排气、排便、粪便性质等情况,有腹腔引流管者,妥善固定、保持引流通畅,观察并记录腹腔引流液的性状、量,发现异常,及时报告。

(3)输液护理:禁食期间给予静脉补液,合理安排输液顺序,遵医嘱应用抗生素。

(4)并发症的观察与护理:绞窄性肠梗阻术后,若出现腹部胀痛、持续发热、白细胞计数增高、腹壁切口处红肿或腹腔引流管周围流出较多带有粪臭味的液体时,应警惕腹腔内感染、切口感染及肠瘘的可能,应及时报告医师,并协助处理。

(5)心理护理:解释术后恢复过程,安放各种引流管的意义,以及积极配合治疗和护理对康复的意义。

(三)健康指导

1.饮食指导

注意饮食卫生,预防肠道感染;进食易消化食物,保持排便通畅,忌暴饮暴食及生冷饮食。

2.预防指导

避免腹部受凉和饭后剧烈运动,防止发生肠扭转。

3.出院指导

出院后若有腹胀、腹痛等不适,应及时到医院检查。

八、护理评价

通过治疗和护理,患者是否:①疼痛减轻;②体液维持平衡,生命体征稳定;③腹胀缓解;④能说出相关疾病和康复知识;⑤未发生肠坏死、腹腔感染、休克等并发症,或发生时得到及时发现和处理。

第八章　泌尿外科疾病护理

第一节　泌尿系损伤

泌尿系统损伤以男性尿道损伤最多见,肾、膀胱损伤次之,输尿管损伤最少见,大多是胸、腹、腰部或骨盆严重损伤的合并伤。泌尿系统损伤的主要临床表现为出血和尿外渗。大出血可引起休克,血肿和尿外渗可继发感染,严重时导致脓毒血症、周围脓肿、尿瘘或尿道狭窄。因此,尽早诊断,及时正确的治疗护理,这对泌尿系统损伤的预后极为重要。

一、肾损伤

肾深藏于肾窝,受到肋骨、腰肌、脊椎和前面的腹壁、腹腔内脏器、膈肌的保护,且正常肾有一定的活动度,故不易受损。但肾质地脆,包膜薄,周围有骨质结构,一旦受暴力打击也可以引起肾损伤,如肋骨骨折的断端可穿入肾实质而损伤肾。

(一)病因与发病机制

1.病因

(1)开放性损伤:因刀刃、枪弹等锐器致伤,常伴有胸、腹部等其他组织器官损伤,损伤复杂且严重。

(2)闭合性损伤:因直接暴力(如挤压、撞击、肋骨骨折等)损坏,也可因间接暴力(如对冲伤、坠跌、突然暴力扭转等)所致。

2.病理

根据肾损伤的程度可分为以下病理类型。

(1)肾挫伤:损伤局限于肾实质,形成肾瘀斑和(或)包膜下血肿,肾包膜及肾盂黏膜完整。肾挫伤发病率高,可有轻度暂时性血尿,症状轻微,可以自行愈合。

(2)肾部分裂伤:肾实质部分裂伤,伴有肾包膜破裂,可致肾周血肿。经绝对卧床、止血、抗感染等积极治疗常可自行愈合。

(3)肾全层裂伤:肾实质深度裂伤,外及肾包膜,内达肾盂肾盏黏膜,此时常引起广泛的肾周血肿、血尿和尿外渗。肾横断或碎裂时,可导致部分肾组织缺血。这类肾损伤症状明显,后果严重,需手术治疗。

(4)肾蒂损伤:肾蒂血管损伤较少见。肾蒂血管断裂、破裂或肾段血管的部分或全部撕裂时可引起大出血、休克,常来不及诊治就死亡,必须迅速手术方可挽救生命。

(二)护理评估

1.健康史

详细了解受伤史,包括原因、时间、部位、姿势、经过、致伤物性质,就诊前采取的急救措施、急救效果,以及既往健康状况等。

2.身体状况

(1)血尿:肾损伤患者常有血尿。肾挫伤时血尿轻微,肾部分裂伤、肾全层裂伤时则呈大量肉眼血尿,形成的血块可阻塞尿路。血块阻塞输尿管、肾盂或输尿管断裂、肾蒂血管断裂时,血尿不明显。

(2)休克:严重肾裂伤、肾蒂裂伤或合并其他脏器损伤时,易发生休克而危及生命。

(3)疼痛:肾包膜下血肿、肾周围软组织损伤、出血或尿外渗引起患侧腰、腹部疼痛。尿液、血液渗入腹腔或伴有腹部器官损伤时,可出现全腹疼痛和腹膜刺激征。血块通过输尿管时发生绞痛。

(4)腰腹部肿块:血液、尿液渗入肾周围组织可使局部肿胀,形成肿块,有明显触痛和肌紧张。

(5)发热:血肿、尿外渗吸收可致发热,但多为低热。如继发感染,形成肾周围脓肿或化脓性腹膜炎,可出现高热、寒战等全身感染中毒症状,重者并发感染性休克。

3.心理-社会状况

由于突发的暴力致伤,或因损伤出现大量血尿、疼痛等表现,患者常有焦虑、恐惧的心理状态改变。此外,应了解患者亲属的心理状态,对患者伤情的认知程度,对治疗和护理的配合程度等。

4.辅助检查

(1)实验室检查

①尿常规检查:了解尿中有无大量红细胞、白细胞。

②血常规检查:了解有无血液稀释、感染迹象。

(2)影像学检查

①B超:能提示肾损害的程度,包膜下血肿、肾周围血肿及尿外渗情况。

②X线平片检查:肾区阴影增大,提示有肾周围血肿可能。

③CT:可清晰显示肾皮质裂伤、尿外渗和血肿范围。

④排泄性尿路造影:可评价肾损伤的程度和范围。

⑤肾血管造影:可显示肾实质和肾动脉损伤情况。

5.治疗原则

(1)急救处理:有大出血、休克的患者应迅速抢救。建立静脉通道快速输液、输血。若有呼吸、心跳骤停则迅速行心肺复苏,同时密切观察病情变化,做好术前准备。

(2)非手术治疗:适用于肾挫伤或部分肾裂伤的患者,包括绝对卧床休息,密切观察生命体征、腰部肿块、尿液变化,及时补充血容量,应用广谱抗生素以预防感染,使用止痛剂、镇静剂和止血剂等。

(3)手术治疗:开放性损伤行清创、缝合及引流并探查腹部脏器有无损伤。闭合性损伤依具体情况不同可选择肾修补术、肾部分切除术、肾切除术。

（三）护理诊断及合作性问题

1.组织灌注量改变

它与肾损伤或同时合并其他器官损伤引起大出血有关。

2.疼痛

它与损伤后局部肿胀、尿外渗有关。

3.血尿

它与肾损伤有关。

4.焦虑

它与对治疗效果及预后缺乏了解有关。

5.潜在并发症

有发生感染、压疮、尿道狭窄的危险。

（四）护理目标

(1)预防或纠正休克。

(2)减轻疼痛。

(3)血尿逐渐消退。

(4)焦虑减轻或消除。

(5)卧床期间患者生活需要得到满足,无感染、压疮等并发症发生。

（五）护理措施

(1)休息:绝对卧床休息2～4周,即使血尿消失,仍需继续卧床休息一周;过早离床活动,有可能再度发生出血。

(2)病情观察:①密切观察患者生命体征,血尿、腰腹部肿块、腹膜刺激征等变化。②动态观察血尿的变化,每2～4小时留取尿液观察血尿颜色变化,若颜色逐渐加深,说明出血加重。③定时检测血红蛋白和血细胞比容,以了解出血情况及其变化。④定时观察体温和血白细胞计数,以判断有无继发感染。

(3)治疗配合:及时输液,遵医嘱补充血容量,预防休克,应用止血剂、止痛剂、镇静剂,并防治感染。

(4)有手术指征者,在防治休克的同时积极进行术前准备。

(5)加强基础护理,预防压疮发生,早期或病情不允许翻身者,应经常按摩骨突出受压处,但患侧腰部禁忌按摩,随着病情的好转可逐渐增加翻身次数。

（六）护理评价

(1)患者的焦虑状态是否减轻,情绪是否稳定。

(2)患者生命体征是否平稳,组织灌流量是否正常。

(3)患者肾损伤及术后伤口愈合情况,有无感染、压疮发生。

（七）健康指导

(1)非手术治疗患者,告知绝对卧床2～4周以及观察血尿、腰部肿块、腹痛的重要性。

(2)介绍肾损伤基本知识。

（3）说明卧床期间保护皮肤完整性的意义。

（4）说明出院后 3 个月避免重体力劳动或竞技运动的意义。

二、膀胱损伤

膀胱损伤是指膀胱在外力作用时发生膀胱壁层的破裂，引起膀胱腔完整性破坏，血尿外渗。膀胱空虚时位于骨盆深处，很少损伤，膀胱充盈时壁紧张而薄易遭受损伤。

（一）病因与发病机制

1.病因

（1）开放性损伤：多由弹片、子弹或锐器贯通所致，常合并其他脏器损伤，如直肠、阴道损伤，形成腹壁尿瘘、膀胱直肠瘘或膀胱阴道瘘等。

（2）闭合性损伤：膀胱损伤处不与体表相通，常由直接或间接暴力引起。产程过长，膀胱壁被压在胎头与耻骨联合之间引起缺血性坏死，可导致膀胱阴道瘘。医源性损伤（如膀胱镜检查或治疗）、盆腔手术、腹股沟疝修补术、阴道手术等可伤及膀胱，多为闭合性。

2.病理

（1）挫伤：仅伤及膀胱黏膜或肌层，膀胱壁未穿破，局部出血或形成血肿，无尿外渗，可发生血尿。

（2）膀胱破裂：分为腹膜外型与腹膜内型两类。

①腹膜内型：膀胱壁破裂伴腹膜破裂，常发生在有腹膜覆盖的膀胱顶部，膀胱与腹腔相通，尿液流入腹腔，形成尿性腹膜炎。

②腹膜外型：膀胱壁破裂，但腹膜完整，如外伤性骨盆骨折刺破膀胱前壁或顶部，尿液外渗到盆腔内膀胱周围组织及耻骨后间隙。

（二）护理评估

1.健康史

了解患者的受伤史，受伤时膀胱是否充盈，是否有骨盆骨折，有无膀胱镜检查及既往健康史。

2.身体状况

（1）休克：骨盆骨折引起剧痛、大出血，膀胱破裂致尿外渗及腹膜炎，常发生休克。

（2）腹痛：腹膜外型膀胱破裂时，尿外渗及血液进入盆腔及腹膜后间隙引起下腹部疼痛，可有压痛及腹肌紧张，直肠指检有触痛，可触及肿物。腹膜内型，尿液流入腹腔而引起急性腹膜炎症状，并有移动性浊音。

（3）血尿和排尿困难：膀胱轻度损伤时仅有少量血尿；膀胱壁全层破裂时由于尿外渗到膀胱周围或腹腔内，患者可有尿意，但不能排尿或仅排出少量血尿。

（4）尿瘘：开放性损伤时，因体表伤口与膀胱相通而漏尿。若与直肠、阴道相通，则经肛门、阴道漏尿。闭合性损伤在尿外渗继发感染破溃后，可形成尿瘘。

3.心理-社会状况

因膀胱损伤多为重大伤害事故所致，加上损伤后的疼痛、大出血、合并骨盆骨折等，患者及家属多有恐惧心理。

4.辅助检查

(1)实验室检查:尿常规可见肉眼血尿,镜下红细胞满视野。

(2)影像学检查:X线平片可显示骨盆骨折,膀胱造影可见造影剂漏至膀胱外。B超能提示破裂口及腹腔有无液体。

(3)特殊检查:导尿及测漏试验,膀胱破裂时,试插导尿管可顺利插入膀胱,引流出少量血尿。经导尿管注入无菌生理盐水 200mL 至膀胱,引流出的量明显多于或少于注入量提示膀胱破裂。

5.治疗原则

(1)紧急处理:对严重损伤、出血导致休克者,积极行抗休克治疗,如输液、输血、止痛及镇静。尽早使用广谱抗生素预防感染。

(2)保守治疗:膀胱挫伤或仅有少量尿外渗的膀胱破裂,症状轻。可留置导尿管持续引流尿液 7~10 天,并保持引流通畅,使用抗生素预防感染,即可痊愈。

(3)手术治疗:膀胱破裂伴有出血和尿外渗,须在休克纠正后尽早手术,清除并充分引流外渗尿液,修补膀胱缺损,做耻骨上膀胱造瘘,预防感染。

(三)护理诊断及合作性问题

1.组织灌注量改变

它与损伤后尿外渗、出血有关。

2.疼痛

它与损伤有关。

3.焦虑/恐惧

它与损伤、休克等有关。

4.排尿异常

它与膀胱破裂导致排尿功能受损有关。

5.有感染的危险

它与膀胱破裂,尿液流入腹腔或外渗到膀胱周围组织有关。

(四)护理目标

(1)预防和纠正休克。

(2)减轻患者的疼痛与不适。

(3)患者焦虑/恐惧减轻。

(4)保持留置导尿管通畅。

(5)预防感染或感染得到控制。

(五)护理措施

1.非手术治疗及手术前患者的护理

(1)有休克等生命危险者,应先行抗休克等抢救措施。

(2)密切观察患者的生命体征和腹部症状与体征变化。

(3)留置导尿管并做好导尿管的护理。

(4)遵医嘱使用抗生素。

(5)积极做好术前准备。

2.手术后患者的护理

同一般腹部手术后患者的护理,但应特别注意如下几项。

(1)留置导尿管:定时观察,保持引流通畅,防止逆行感染;定时清洁、消毒尿道外口;鼓励患者多饮水;每周行尿常规化验及培养一次;遵医嘱8~10天后拔除导尿管。

(2)尿外渗切开引流的护理:对有尿外渗行多处切开引流的患者,应观察引流情况,若敷料浸湿或污染者应及时更换。

(3)膀胱造瘘管的护理:①妥善固定、定时观察、保持引流通畅,若有堵塞,可用无菌生理盐水冲洗。②保护造瘘口周围皮肤,保持敷料清洁、干燥,如每日用消毒棉球擦拭尿道外口及尿道外口处的导尿管两次。③遵医嘱定时用无菌生理盐水低压冲洗膀胱。④拔管时间一般为10天左右,但拔管前需先夹闭此管,待患者排尿情况良好后再拔除膀胱造瘘管,拔管后造瘘口适当堵塞纱布并覆盖。

(六)护理评价

(1)患者焦虑/恐惧是否减轻。

(2)患者组织灌注是否正常,生命体征是否平稳。

(3)患者伤口及膀胱破口愈合情况,尿外渗引流吸收情况。

(4)体温和白细胞计数是否正常,伤口有无感染。

(5)患者排尿异常状态是否得到纠正。

(七)健康指导

向患者说明如下情况。

(1)多饮水的目的。

(2)膀胱损伤的情况,注意与护理人员配合。

(3)留置导尿管、防止导尿管脱落及保持引流通畅的意义。

(4)拔除留置导尿管前夹闭导尿管以训练排尿的意义。

三、尿道损伤

男性尿道长而弯曲,约20cm长,有耻骨下和耻骨前两个弯曲。又以尿生殖膈为界可分为前后两段,前尿道包括阴茎部和球部,后尿道包括膜部和前列腺部。其为一肌肉黏膜管,且血供丰富。故男性尿道因解剖上的特点,易遭受损伤。男性尿道损伤是泌尿外科常见的急症,可产生尿外渗、感染、尿道狭窄和尿瘘等并发症。女性尿道短而直,很少受到损伤。

(一)病因

尿道闭合伤多见于骑跨伤、骨盆骨折、尿道内检查和治疗不当等。骑跨伤指会阴部骑跨于硬物上,致尿道球部挤压于耻骨弓与硬物之间而受伤;骨盆骨折的骨断端可刺破尿道或骨折断端移位使尿生殖膈移位而撕裂尿道膜部;尿道内检查和治疗操作不当为医源性损伤,如尿道探子、导尿管、膀胱镜或经尿道电切镜、输尿管镜等操作不当。尿道开放伤为锐器、火器等引起,但少见。

(二)病理

男性尿道损伤多在前尿道的球部和后尿道的膜部。

1.尿道球部损伤

病理类型可为挫伤、裂伤或完全断裂。尿道挫伤时仅有水肿和出血,愈合后不留瘢痕。尿道裂伤可引起尿道周围血肿和尿外渗,愈合后有明显的瘢痕性尿道狭窄。尿道完全断裂除血肿大,尿外渗多而广外,可使断端退缩、分离,尿道的连续性破坏而发生尿潴留。尿道球部损伤其血肿和尿外渗的部位及范围在会阴部,可漫延至阴囊、阴茎,甚至下腹壁。

2.尿道膜部损伤

骨盆骨折时尿生殖膈移位而撕裂尿道膜部,甚至在前列腺尖端处撕断,使前列腺向后上方移位。骨盆骨折可引起大量出血,在前列腺和膀胱周围形成血肿。膜部尿道膜部损伤尿外渗范围均在尿生殖膈以上的膀胱周围和耻骨后间隙。

(三)护理评估

1.健康史

了解患者受伤史,评估患者局部及全身情况,了解血常规、尿常规及 B 超等检查结果,了解有无其他合并伤及其他疾病。

2.身体状况

尿道损伤的表现取决于致伤的病因、程度、范围和伴发其他脏器伤的情况:

(1)休克:常见于严重的尿道损伤,尤多见于伴有骨盆骨折的后尿道损伤,因出血多而引起休克。

(2)局部疼痛、肿胀和瘀斑:会阴部和下腹部等受损伤处有疼痛,有时可放射到尿道外口,排尿时更为剧烈。受伤处组织可见肿胀、瘀斑等伤痕,如尿道骑跨伤可发生会阴部、阴囊处明显血肿。

(3)尿道出血:前尿道损伤可见尿道外口滴血;后尿道损伤则可见排尿前或后有少量血液滴出,而大部分出血逆流至膀胱或渗至尿道周围形成血肿。

(4)排尿困难和尿潴留:尿道完全断裂时,患者完全无法排出尿液出现急性尿潴留;尿道挫裂伤时,可因局部出血、水肿或疼痛致尿道括约肌痉挛而出现排尿困难,甚至发生尿潴留。

(5)尿外渗和尿瘘:尿道全层裂伤后,尿液可由裂口外渗到周围组织中,易继发感染致蜂窝组织炎,甚至脓毒症。排尿困难和尿潴留患者用力排尿时更会导致尿外渗。尿道开放性损伤则尿液可从皮肤伤口、肠道或阴道瘘口流出,晚期形成尿瘘。

(6)直肠指检:后尿道膜部断裂时,可出现前列腺尖部浮动、触及血肿。

3.辅助检查

(1)导尿试验:试插导尿管可以检查尿道是否连续、完整,一般情况下,临床上为明确有否尿道损伤已足够。如果导尿管能插入膀胱,说明无尿道损伤或损伤轻微,反之说明尿道有明显的病理损伤,连续性、完整性破坏。但插导尿管可形成假道或插入血肿、耻骨后间隙。

(2)X 线检查:平片可发现是否合并骨盆骨折,经导尿管注入造影剂行尿道造影可显示造影剂从尿道损伤处外渗,明确尿道损伤的部位和范围。

4.心理-社会状况

评估患者焦虑或恐惧心理反应的程度,对伤情、并发症及手术治疗的认知程度和承受能力。

5.处理原则

尿道损伤的治疗原则为:纠正休克、引流尿液、恢复尿道连续性、引流外渗尿、防治尿道狭窄。具体处理方法如下。

(1)紧急处理:有大出血、休克等危及患者生命的情况应迅速采取抢救措施,输血、输液同时明确有无合并其他器官损伤,做好紧急手术的准备。

(2)保守治疗尿道连续性尚未破坏的尿道挫裂伤不需手术治疗,轻微尿道挫伤能自行排尿者,无须特殊治疗;不能自行排尿但能插入导尿管至膀胱者,留置导尿管 2 周左右;导尿管无法插入膀胱又不宜做一期手术者,可耻骨上膀胱造瘘引流尿液;多饮水并保持管道通畅,抗感染、止血、止痛、补充热量,维持水、电解质、酸碱平衡等即可。

(3)手术治疗:前尿道球部断裂可行急症经会阴尿道修补术或断端吻合术,留置导尿管 2~3 周;有休克或会阴、阴囊血肿巨大者,可先做膀胱造瘘术,以后再做尿道瘢痕切除、端-端吻合术。后尿道膜部断裂一部分患者可采用急症尿道会师术,合并骨盆骨折而休克严重者则不宜做此手术,先做一期高位膀胱造瘘,3 个月后再行二期尿道瘢痕切除、端-端吻合术或其他手术。明显的尿外渗区需做切开引流术,以防感染。

(4)并发症处理:尿道损伤后期及术后常并发尿道狭窄,一般在导尿管拔除后排尿线变细时需定期做尿道扩张术。尿瘘者适时再进行手术治疗。

(四)常见护理诊断/问题

1.排尿异常

它与尿道损伤后尿液排泄异常有关。

2.组织灌流量改变

它与损伤引起的休克、失血多有关。

3.疼痛

它与损伤、血肿、尿外渗等有关。

4.潜在并发症

尿道狭窄、感染和尿瘘。

5.焦虑或恐惧

它与尿道损伤、排尿异常、并发症及治疗效果等有关。

6.知识缺乏

它与缺乏尿道损伤的并发症及后续处理知识有关。

(五)护理目标

(1)患者尿管引流通畅。

(2)患者生命体征平稳,组织灌流量充足。

(3)患者疼痛不适减轻。

(4)患者感染、尿道狭窄等并发症得到预防或及时处理。

（5）患者无焦虑或恐惧，情绪保持稳定。

（6）患者能复述尿道损伤的相应医护知识。

（六）护理措施

1.术前护理

除参照肾、膀胱损伤的非手术治疗护理或术前护理外，应着重或加强以下几点。

（1）心理护理：尿道损伤并发症多，后期尚有尿道狭窄、闭锁、阳痿等并发症，患者常常情绪低落，不愿与人交往，食欲下降，难以入睡等。这种心理状态可导致机体生理功能紊乱，从而加重病情，所以应对患者多进行心理疏导，积极进行本病的健康教育指导，介绍与其病情相似患者的恢复情况，在精神上进行鼓励，使之积极配合治疗与护理，争取早日康复；同时做好家属工作，使患者能得到更多的关怀、理解和帮助，解除其后顾之忧。

（2）留置导尿管、膀胱造瘘管的护理：积极做好留置时的配合工作，留置膀胱造瘘管的护理在膀胱损伤处已述，留置导尿管的护理见术后护理。

（3）术前准备：尿道损伤若行急症手术，应做好急症的各项术前准备。

2.术后护理

除泌尿系损伤术后的常规护理外，还有以下两点需要加强。

（1）各种引流管护理：留置导尿管的护理：向患者及其家属解释留置导尿管的目的与意义；应妥善固定管道；保持引流通畅，避免受压、扭曲、堵塞等造成引流不畅，以至膀胱胀尿不适，若引流不畅应根据原因给予相应处理，如挤捏、冲洗尿管等；定时观察尿的颜色、性质、量，以判断双肾功能和尿路情况；防止逆行感染，每日定时更换尿袋，引流管应低于耻骨联合，每日2次尿道口和外阴消毒，除去分泌物和血痂，鼓励患者多饮水；尿管一般留置2～3周，拔管前先定时夹闭尿管以训练膀胱的反射功能，拔管后观察能否自行排尿及尿线粗细等情况。

（2）并发症护理：伴骨盆骨折长期卧床的患者，应鼓励其做深呼吸、帮助排痰，防止坠积性肺炎的发生；防止便秘、导尿管不畅情况发生，禁止用力排尿、排便，遵医嘱给予己烯雌酚，避免阴茎勃起，防止尿道修补的吻合口撕裂，继发出血感染；后期并发尿道狭窄应接受定期尿道扩张，开始每周1次，1个月后每2周1次，以后可再延长间隔时间，直至尿线不再变细。

3.健康指导

（1）告诉患者及其家属留置导尿管、膀胱造瘘管的使用目的与意义。

（2）宣教卧床、多饮水、进易消化饮食、防止感染、配合医护的知识。

（3）讲清出院后注意事项，并嘱定期来院复查，讲清后期尿道狭窄进行尿道扩张的重要性及意义。

（七）护理评价

（1）患者尿管引流是否通畅。

（2）患者生命体征是否平衡，组织灌流量是否充足。

（3）患者疼痛不适是否减轻。

（4）患者感染、尿道狭窄等并发症是否得到预防或及时处理。

（5）患者焦虑或恐惧是否减轻，情绪是否保持稳定。

（6）患者能否复述尿道损伤的相应医护知识。

第二节　泌尿系结石

泌尿系结石又称为尿路结石或尿石症,是泌尿外科最常见的疾病之一,男性多于女性,约3∶1。尿路结石包括肾结石、输尿管结石、膀胱结石、尿道结石,按结石所在位置不同分为上尿路结石和下尿路结石。上尿路结石是指肾结石和输尿管结石,下尿路结石包括膀胱结石和尿道结石。临床上以上尿路结石多见。近年来,随着体外冲击波碎石方法及内镜技术的应用,尿路结石的治疗方法有了很大的进展,90%左右的结石可不采用传统的开放手术治疗。

一、病因与发病机制

尿路结石的病因极为复杂,机制尚未完全阐明。有许多因素影响尿路结石的形成,尿中形成结石晶体的盐类呈超饱和状态、抑制晶体形成物质不足和核基质的存在是结石形成的主要因素。结石成分有草酸钙、磷酸钙、磷酸镁铵、尿酸、胱氨酸等。上尿路结石以草酸钙结石多见,膀胱结石及尿道结石以磷酸镁铵结石多见。

(一)尿路结石形成的原因

1.流行病学因素

流行病学因素包括年龄、性别、职业、饮食成分和结构、水分摄入量、气候、代谢和遗传性疾病等因素。尿路结石好发于25~40岁人群。男性发病年龄高峰为35岁。女性有两个发病年龄高峰,即30岁及55岁。某些人群发病率相对较高,如高温作业人员、飞行员、海员、外科医生等。饮食中动物蛋白过多、精制糖多、纤维少者,上尿路结石发病率高。原发性膀胱结石多见于男孩,与营养不良和低蛋白饮食有关。热带、干燥地区或水质含钙高,尿路结石发病率高。

2.局部因素

(1)尿液淤滞:肾盂输尿管交界处狭窄、前列腺增生等可引起机械性梗阻,肾下垂可引起尿动力学改变,使尿液淤滞而产生结石。正常情况下,尿中不断有晶体甚至微结石形成,梗阻使尿液滞留于尿路,进一步发展成结石。

(2)尿路感染:泌尿系感染时,脓块、细菌、坏死组织可以形成结石的核心而逐渐形成结石。

(3)尿路异物:进入尿路的异物(如植物性、金属性、矿物性物质等)均可诱发结石。最常见的如长期留置导尿管、不吸收缝线等,可成为核心先被黏蛋白附着,然后结石盐沉积而逐渐形成结石。异物还能继发感染而诱发结石。

3.尿液因素

(1)尿液中形成结石的物质增多,尿液中钙、草酸、尿酸量增加。如长期卧床,特发性高尿钙症、甲状旁腺功能亢进症等均可使尿钙增加;痛风、使用抗结核药物或抗肿瘤药物、慢性腹泻可使尿酸排出增加。

(2)尿 pH 值改变:尿酸结石或胱氨酸结石易在酸性尿中形成.而磷酸钙及磷酸镁铵结石易在碱性尿液中形成。

(3)尿液浓缩:尿量减少至尿液浓缩时,尿中盐类和有机物质的浓度增高。

（4）尿中抑制晶体形成的物质含量减少：尿液中枸橼酸、焦磷酸盐、酸性黏多糖、镁离子、蛋白多糖、微量元素等可抑制晶体形成和聚集，这类物质含量减少时可促进结石形成。

（二）尿路结石的成分及性质

草酸盐结石最常见，质硬，粗糙，不规则，多呈桑葚状，棕褐色，X 线片可显影。磷酸钙、磷酸镁铵结石易碎，粗糙，灰白色、黄色或棕色，X 线片上呈层影，多形成鹿角状结石。尿酸结石及胱氨酸结石表面光滑，质硬，X 线片不显影。

（三）病理生理

尿路结石多在肾和膀胱内形成，排出过程中可停留在输尿管和尿道，形成输尿管结石和尿道结石。肾结石在肾内逐渐增大，充满肾盂及部分或全部肾盏，形成鹿角形结石，可继发感染，亦可无任何症状。输尿管结石多停留在输尿管的三个生理性狭窄处，以输尿管下 1/3 处最多见。结石的病理改变主要表现为局部损伤、梗阻和感染，三者互为因果，加重泌尿系损伤。泌尿系各部位的结石都能造成梗阻，导致结石以上部位积水。结石引起的梗阻，大部分属于不全梗阻。较大的结石或表面粗糙的结石可损伤尿道黏膜，损伤后易并发感染。若持续时间长，可引起黏膜充血、水肿，息肉形成，加重梗阻，长期慢性刺激可发生癌变。

二、上尿路结石

（一）护理评估

1.健康史

了解患者的生活环境、平时饮食饮水情况，有无尿路梗阻、感染和异物史。有无血尿史、排石史、肾绞痛史；有无甲状旁腺功能亢进症、痛风、长期卧床史；有无长期用药史，如长期使用维生素 C、维生素 D 及水杨酸等药物。

2.身体状况

上尿路结石多见于男性青壮年，好发于 21～50 岁人群。以单侧多见，约占 90%。主要表现为与活动有关的肾区疼痛和血尿。其程度与结石的部位、大小、活动及有无损伤、感染、梗阻等有关。极少数患者可长期无自觉症状，直到出现泌尿系感染或积水时才发现。

（1）疼痛：结石大、移动小的肾盂，肾盏结石可引起上腹部和腰部钝痛。结石活动或引起输尿管完全梗阻时出现刀割样肾绞痛，呈阵发性腰部或上腹部剧痛，沿输尿管走行方向放射至下腹部、外阴及同侧大腿内侧，疼痛剧烈，患者辗转不安，面色苍白甚至休克。疼痛时间可持续数分钟至数小时不等，间歇期可无任何症状，可伴有肾区叩击痛。结石位于输尿管膀胱壁段和输尿管口处或合并感染时可有膀胱刺激症状，男性患者有尿道和阴茎头部放射痛。

（2）血尿：患者活动或绞痛后出现肉眼或镜下血尿，以后者常见。有些患者以活动后出现镜下血尿为其唯一表现。

（3）其他表现：上尿路结石可引起梗阻、肾积水，造成急性肾功能不全。合并急性感染时，腰痛加重，并可出现寒战、高热、膀胱刺激征和脓尿。输尿管末端结石也可出现膀胱刺激征。小儿的上尿路结石以尿路感染为重要表现。

3.心理-社会状况

因反复出现血尿、肾绞痛,患者常烦躁、恐惧和焦虑。

4.辅助检查

(1)实验室检查:尿常规检查可有镜下血尿,有时可见较多的白细胞或结晶。酌情测定肾功能、血钙、血磷、肌酐、碱性磷酸酶、尿酸和蛋白以及 24 小时尿的尿钙、尿磷、尿酸、草酸、肌酐,必要时做钙负荷试验及尿细菌培养等。

(2)影像学检查:具体如下。

X 线:泌尿系平片可显示多数结石。

B 超:能发现平片不能显示的小结石和透 X 线结石,还能显示肾结构改变和肾积水等。

排泄性尿路造影:可显示结石所致的尿路形态和肾功能改变,有无引起结石的局部因素。

逆行肾盂造影:仅适用于其他方法不能确诊时。

肾图:可判断泌尿系梗阻程度及双侧肾功能。

(3)输尿管肾镜检查:适用于其他方法不能确诊或同时进行治疗时。

5.处理原则

根据患者的全身情况,结石大小、数目、位置、成分,有无梗阻、感染、肾积水,肾实质损害程度来综合考虑制订治疗方案。

(1)非手术治疗:适用于结石直径小于 0.6cm,表面光滑,无尿路梗阻、感染者。可采用解痉、止痛、利尿、中药排石等综合治疗方案。

①肾绞痛治疗:肌内注射哌替啶 50mg,或并用异丙嗪 25mg,症状无缓解时每 4 小时可重复一次。轻者可给予山莨菪碱(654-2)、硝苯地平、吲哚美辛、黄体酮,双氯芬酸钠栓剂纳肛,针灸止痛。

②大量饮水,增加尿量,促进结石排出;保持每天饮水量在 3000mL 以上,尤其在睡前及半夜也应饮水,以保持夜间尿液呈稀释状态,有利于减少晶体形成。

③适当运动:采用跑步、跳跃、跳绳、上下楼梯、打球、骑车等。

④饮食调节:少食含钙及草酸成分丰富的食物,多食富含纤维素类食物。

⑤控制感染:可根据尿细菌培养结果选用针对性抗生素。

⑥调节尿液 pH 值:尿酸及胱氨酸结石可服用碱化尿液的药物,如枸橼酸钾、碳酸氢钠。口服氯化铵酸化尿液,有利于防止感染性结石形成。

⑦中药排石:如口服排石冲剂等。

(2)体外冲击波碎石(ESWL):此方法安全、有效。通过 X 线、B 型超声对结石进行定位,利用体外冲击波聚焦后击碎体内的结石,然后随尿液排出体外。此方法最适宜于直径小于 2.5cm 的结石。

(3)手术治疗:分为两种。

①非开放手术治疗:包括输尿管肾镜取石或碎石术、经皮肾镜取石或碎石术。

②开放手术治疗:当以上的治疗方法无效,则需考虑开放手术治疗。手术方法有输尿管切开取石术、肾盂切开或肾窦内肾盂切开取石术、肾部分切除术和肾切除术等。

（二）护理诊断及合作性问题

1.疼痛

它与结石刺激引起的炎症损伤及平滑肌痉挛有关。

2.血尿

它与结石粗糙,损伤肾及输尿管黏膜有关。

3.焦虑

它与结石引起的绞痛及肾功能的减退、病情反复有关。

4.有感染的危险

它与结石梗阻、尿液淤积和侵入性诊疗有关。

5.知识缺乏

缺乏有关病因和预防复发的知识。

（三）护理目标

（1）减轻疼痛。

（2）血尿减轻或消失。

（3）稳定患者情绪,减轻焦虑。

（4）感染的危险性下降或未发生感染。

（5）患者能说出形成尿路结石的致病因素、预防结石复发的方法。

（四）护理措施

1.非手术治疗的护理

（1）肾绞痛的护理:发作期患者应卧床休息,遵医嘱立即用药物止痛,病情较重者应输液治疗。

（2）促进排石:鼓励患者大量饮水,在病情允许的情况下,适当做一些跳跃或其他体育运动,改变体位,以增强患者代谢,促进结石排出。

（3）病情观察:每次排尿于玻璃瓶或金属盆内,观察尿液内是否有结石排出。同时观察有无血尿及尿路感染等。

2.体外冲击波碎石的护理

（1）术前护理

①心理护理:向患者讲明该方法简单、安全、有效、可重复治疗,以解除患者恐惧心理,争取其主动配合,治疗中患者不能随意移动体位。

②术前准备:术前3天忌食易产气食物,术前1日服缓泻剂,术日晨禁饮、禁食。

（2）术后护理

①病情观察:a.严密观察和记录碎石后排尿及排石情况;b.用纱布过滤尿液,收集结石碎渣作成分分析;c.定时行腹部平片检查,以观察结石排出情况。

②一般护理:若患者无不良反应,可正常进食并多饮水,以增加尿量的排出。若患者无不适,可适当活动,经常变换体位,以增加输尿管蠕动,促进碎石排出。肾下盏结石可采用头低位,并叩击背部加速排石。巨大肾结石碎石后,为预防因输尿管堵塞引起的"石街"和继发感染,从而导致肾功能改变,应采用患侧卧位,以利于结石随尿液排出。

③淡红色血尿一般可自行消失。若需再次治疗,间隔时间不少于1周。

3.手术患者的护理

(1)术前护理

①术前准备:输尿管结石患者进入手术室前需再次行腹部平片定位。注意继发性结石或老年患者的全身情况和原发病的护理。

②心理护理:关心体贴患者,帮助患者解除思想顾虑,消除恐惧心理。

(2)术后护理

①病情观察:严密观察和记录尿液颜色、量及患侧肾功能情况。

②一般护理:a.肾实质切开者,应卧床休息2周。上尿路术后,取侧卧位或半卧位以利引流。b.输液和饮食:肠功能恢复后,可进食。鼓励患者多饮水,每日3000~4000mL,血压稳定者应用利尿剂,增加尿量,以便冲洗尿路和改善肾功能。

③引流管的护理:见肾损伤中引流管的护理。

(五)护理评价

(1)患者的疼痛程度是否减轻或消失,有无痛苦表情。

(2)体液是否正常,尿量以及肾功能恢复情况。

(3)有无感染的征象,有无体温升高及白细胞计数增高。

(4)是否已掌握尿路结石的致病因素,预防复发的方法。

(六)健康指导

(1)向患者说明大量饮水增加尿量的意义,尽早解除尿路梗阻、感染、异物等因素,可减少结石形成。

(2)说明调节饮食可预防结石。例如:含钙结石患者,宜食用富含膳食纤维的食物,限制牛奶、奶制品、豆制品等含钙量高的食物,浓茶、菠菜、番茄、土豆、芦笋等含草酸量高的食物;尿酸结石患者,不宜食用含嘌呤高的食物,如动物内脏。

(3)说明采用药物可降低有害成分,碱化或酸化尿液可预防结石复发。如维生素B_6有助于减少尿中草酸含量,氧化镁可增加尿中草酸溶解度;枸橼酸钾、碳酸氢钠等可使尿pH值保持在6.5~7以上,预防尿酸和胱氨酸结石。口服别嘌醇可减少尿酸形成,对含钙结石有抑制作用。口服氯化铵使尿液酸化,有利于防止感染性结石的发生。

(4)说明长期卧床者,必须进行适当功能锻炼,甲状旁腺功能亢进症者必须摘除腺瘤或增生组织,以防止骨脱钙,减少尿钙排出。

(5)定期复查:治疗后定期行尿常规检查、X线、B超等检查,观察有无复发、残余结石情况。若出现腰痛、血尿等症状,及时就诊。

三、膀胱和尿道结石

1.健康史

对于疑有膀胱结石的儿童应了解是否存在营养不良、低蛋白饮食的经历;对成年患者,应了解有无上尿路结石病史,是否有膀胱异物存留或长期留置导尿经历,有无良性前列腺增生等病史。

2.身体状况

(1)膀胱结石:主要表现是膀胱刺激征和排尿困难;典型表现是排尿突然中断,蹦跳或改变体位后又能继续排尿;表面粗糙的结石,可引起血尿;并发感染时,膀胱刺激征加重并可有脓尿;排尿时疼痛明显,并向会阴部和阴茎头部放射;结石嵌顿于膀胱颈部时可发生急性尿潴留。

(2)尿道结石:主要表现为排尿困难,尿液可呈点滴状排出,常伴会阴部疼痛,排尿时疼痛加重,严重者可发生急性尿潴留以及会阴部剧痛。前尿道结石沿尿道可扪及硬结,后尿道结石经直肠指检可扪及。

3.心理-社会状况

由于影响排尿,甚至剧痛及尿潴留,患者常烦躁不安、焦虑。反复发生泌尿系结石的患者,对治疗效果可显示悲观情绪。

4.辅助检查

X线和B超检查可显示大多结石,金属探子可探知结石存在,膀胱镜可直接见到结石。

5.治疗要点与反应

(1)膀胱结石:①经膀胱镜取石或碎石术,应用碎石钳夹碎结石后取出或排出,适用于结石直径<2~3cm者;较大的结石,可采用液电、超声、激光、气压弹道等方法碎石,也可采用体外冲击波碎石(ESWL)。②耻骨上膀胱切开取石术,为传统的开放式手术,结石过大、过硬不宜碎石或合并膀胱、前列腺等其他病变时,应采用耻骨上膀胱切开取石术,同时处理膀胱及其他病变。

(2)尿道结石:前尿道结石可向尿道内注入润滑剂,将结石向尿道远端推挤,直至推挤出体外。不易推挤时,可用细钢丝将结石套出。后尿道结石常用尿道探条将结石推入膀胱,再按膀胱结石处理。

(一)护理诊断及合作性问题

1.急性疼痛

它与结石梗阻、活动刺激、合并感染等有关。

2.排尿障碍

主要有排尿困难或尿潴留、膀胱刺激征等,与结石梗阻、感染有关。

3.有感染的危险

它与尿路梗阻、黏膜损伤、术后伤口及各种引流管的污染等有关。

4.焦虑

它与疼痛、排尿异常以及担心手术或碎石预后等有关。

5.潜在并发症

术后出血等。

(二)护理目标

患者的疼痛减轻或消失;排尿恢复正常;未发生感染;焦虑减轻或解除,情绪稳定。

(三)护理措施

1.非手术治疗患者的护理

(1)一般护理:①嘱患者多饮水,保持尿量在2000~3000mL/d以上,可减少泌尿系结石形成的机会、促进小结石排出,并有助于防治泌尿系感染。②指导患者适当运动,如在患者能承受的情况下做一些跳跃式或其他的体育活动,增强代谢、促进输尿管蠕动和结石下移。③根据结石成分、饮食习惯和生活条件调整饮食,如草酸盐结石,不宜进食马铃薯、菠菜等含草酸丰富的食物;尿酸盐结石不宜食用动物内脏及豆类等高嘌呤类食物;含钙结石应限制含钙丰富的食物,多食高纤维素食物。

(2)病情观察:观察尿液的量、颜色、性状;监测尿常规、尿液 pH,便于指导不同结石类型患者的尿液 pH 调节;注意有无泌尿系出血、感染等。

(3)治疗配合

①疼痛患者的护理:肾绞痛发作期间卧床休息,安排适当体位,可给予软枕支托,局部热敷,有利于缓解疼痛;疼痛较重者,可遵医嘱注射解痉止痛药,也可应用吲哚美辛栓剂塞入肛门内(纳肛)止痛;疼痛严重者,可给予静脉滴注解痉止痛药。膀胱结石患者排尿困难合并疼痛时,可指导患者变换体位排尿,如侧卧排尿,可减轻症状。

②促进排石的护理:除指导患者合理饮食、运动外,遵医嘱使用利尿、解痉、排石等药物;观察排石效果,告诉患者每次排尿时均要注意有无结石排出,若排尿于玻璃瓶或金属盆内,可看到或听到结石的排出。用纱布过滤尿液,若有结石排出应予以保留,以便与影像学检查资料对照,也可化验分析其成分。

③尿道结石发生嵌顿时,协助医生尽可能及时排除结石,或解除嵌顿。

④预防或控制感染:遵医嘱正确使用抗生素,注意在各项护理操作中严格遵守无菌操作原则。

(4)心理护理:向患者介绍泌尿系结石的相关知识,消除患者的焦虑,使其情绪稳定,增强战胜疾病的信心,配合治疗及护理。

2.体外冲击波碎石(ESWL)患者的护理

(1)碎石前患者的护理

①心理护理:向患者介绍碎石过程,说明该方法简单、安全、有效、可重复治疗等优点,但在碎石过程中有一定的噪声,到时不必紧张和恐慌,可听听音乐等缓解心理压力。

②说明定位的重要性,争取得到患者的主动配合,避免碎石过程中患者随意改变体位。

③应告诉患者碎石后可能会出现局部疼痛不适、血尿等,但不必担忧。

④检查心、肝、肾等重要器官功能和测定出、凝血时间。

⑤胃肠道准备:碎石前 3 日内禁食肉、蛋、奶、麦乳精等易产气的食物;碎石前 1 日服缓泻剂或灌肠;碎石日晨禁饮食。

(2)碎石后患者的护理

①一般护理:a.饮食,如果患者无异常反应可正常饮食,鼓励患者多饮水,每日 3000mL 以上,以增加尿量,促进结石排出,必要时遵医嘱应用排石药物。b.活动与卧床,碎石后可采取患侧在下的侧卧位。如果患者无异常情况,可适当活动,以增强输尿管蠕动,促进结石排出,仅少数有合并症的患者需卧床休息;肾下盏结石可采取头低脚高位,并叩击背部,以促进结石排出。

②病情观察:a.观察并记录排尿情况,了解有无尿路梗阻、破碎后的结石排出情况,一般碎石颗粒需4~6周才能排完,坚持连续观察。b.碎石后并发症的观察,常见的有肾绞痛、血尿等

并发症,轻者一般不需特殊处理,必要时遵医嘱应用解痉止痛剂、止血剂、抗生素等;如果很严重,应及时向医生反映,并协助处理。c.定期进行 X 线或 B 超检查,以了解结石排出情况。巨大肾结石碎石后因短时间内大量碎石充填输尿管而发生堵塞,可形成所谓的"石街",进一步发展可影响肾功能,因此,较大结石应分次碎石,两次体外冲击波碎石(ESWL)治疗的间隔时间不得小于 1 周。

3.手术治疗患者的护理

(1)手术前患者的护理

①一般护理:同非手术治疗患者的护理。

②心理支持:向患者及亲属介绍手术的相关知识,手术室的情况,手术的安全性和必要性,多关心、体贴患者,以消除患者的恐惧心理。

③术前准备:协助患者进行术前各项检查,做好术前常规准备;手术当天,临手术前,一般应先送患者到放射科,再摄泌尿系平片,确定结石的位置有否移动,作为选择切口部位的参考。

(2)手术后患者的护理

①一般护理:a.卧位:上尿路结石术后侧卧位或半卧位,以利引流;肾实质切开取石术后,应卧床 2 周,以免出血;经内镜取石或碎石术后,患者几乎都有血尿,应卧床休息,多饮水,遵医嘱适当应用止血药、抗生素等药物;经膀胱镜碎石后,适当变换体位,促进结石排出。b.饮食和输液:肠蠕动恢复后,即可进饮食;适当输液,并鼓励患者多饮水,使摄水达每日 3000～4000mL,以保证充足的体液量;血压稳定者可应用利尿剂,以增加尿量,达到冲刷尿路和改善肾功能的目的。

②病情观察:a.观察尿液量:术后每小时尿量应在 50mL。以上,如果小于 30mL,注意是否发生了肾功能障碍,应及时向医生反映。尿量应包括由肾造瘘管、输尿管支架引流管、膀胱造瘘管、导尿管等引流管引流出的尿液和渗湿敷料估计量的总和。b.观察尿液的颜色:刚刚手术后患者的尿液可带有血色,但应逐渐变浅,若未变浅反而加深,甚至呈鲜红色血尿时,应及时向医生反映并协助处理。c.观察呼吸:肾和上段输尿管手术常取十二肋缘下切口或经十一肋床切口,应注意呼吸是否正常。术后可适当给予止痛剂,鼓励和指导患者做深呼吸运动和有效咳嗽,帮助患者翻身、拍背、早期离床活动等。d.除术后常规观察的项目外,还应注意有无出血、穿孔、感染、输尿管狭窄等并发症的发生。

③引流管的护理:施行肾和上段输尿管切开取石术往往需要安放肾周引流管、肾造瘘管或输尿管支架引流管,施行膀胱切开取石术往往需要安放膀胱造瘘管、留置气囊导尿管等,护士必须了解各引流管安放的部位及目的,保持各引流管的通畅和适当的固定。引流袋的放置要低于肾或膀胱,直立位时应低于髋部,以免逆流。肾盂造瘘管一般需置管 10 日以上,拔管前应先夹管 1～2 日,无异常表现后再经造瘘管行肾盂造影,证实上尿路通畅后方可拔管。拔管后,瘘口用凡士林纱条填塞外盖敷料并固定,患者应向健侧卧位,瘘口向上,以防漏尿。膀胱切开取石术后患者的护理基本上同膀胱损伤手术后患者的护理。

④心理护理:由于术后引流管比较多,患者及其亲属可出现紧张等情绪变化。应向其解释各引流管的作用、拔管指征、护理要点等,取得其配合。

4.健康指导

(1)向患者及其亲属讲解泌尿系结石的相关知识,增强患者康复的信心,在诊治和护理过程中得到患者的主动配合。

(2)鼓励和指导患者多饮水,以增加尿量,稀释尿液,预防结石形成或促进结石排出,应保持每日尿量在 2000~3000mL 以上。

(3)预防尿钙排出过多,有甲状旁腺功能亢进者应积极治疗;注意适当活动,长期卧床的患者可进行床上活动,以减少骨质脱钙。

(4)指导患者根据结石的成分合理安排饮食。

(5)告诉患者出院后还应定期到医院复查。

第三节 泌尿系梗阻

一、概述

尿液在肾内形成,经过肾盏、肾盂、输尿管、膀胱和尿道排出体外。这些管道本身及其周围的许多疾病均可引起尿液排出障碍,形成泌尿系统梗阻,也称为尿路梗阻。梗阻如不及时解除终将导致肾积水、肾功能损害甚至肾功能衰竭。

(一)病因

病因包括泌尿系统本身或以外的一些病变或因素。不同部位的梗阻原因略有不同。

1.肾

多是肾盂、输尿管部位的先天性疾病以及结石、结核、肿瘤等。

2.输尿管

除先天性疾病外,主要是结石梗阻。

3.膀胱

多为膀胱出口梗阻和膀胱调节功能障碍。

4.尿道

最常见是因炎症或损伤引起的尿道狭窄。

(二)病理生理

泌尿系统梗阻后,由于梗阻的部位和程度不同,尿路各器官的病理改变亦不相同,但基本病理改变是梗阻部位以上的尿路扩张。初期输尿管管壁肌增厚,收缩力增强,尚能克服梗阻;后期失去代偿能力,管壁变薄、肌萎缩和张力减退。膀胱以上部位的梗阻,短时间即可发生肾积水。梗阻发生在膀胱以下,初期有膀胱作缓冲,对肾的影响较小,后期因输尿管膀胱连接部活瓣作用丧失,尿液自膀胱逆流至输尿管,即可发生双侧肾积水。

随着泌尿系统持续梗阻,肾盂内高压、肾组织缺氧,可引起肾乳头、肾实质萎缩。急性完全梗阻时,只引起轻度肾盂扩张,肾实质很快萎缩,因此肾增大不明显。慢性不完全性或间歇性梗阻引起的肾积水可致肾实质变薄,肾盂容积增大,最后全肾可成为一个无功能的巨大水囊。

尿路梗阻后肾功能的变化主要表现为肾小球滤过率降低,肾血流量减少、尿生成能力和尿的酸化能力受损。梗阻后最常见的并发症是继发性感染,有细菌的尿液可经肾盏穹窿部裂隙和高度膨胀变薄的尿路上皮进入血液,发展为菌血症,感染既难以控制,又加速肾功能的损害。尿路结石则是梗阻的另一个常见并发症,梗阻导致的尿流停滞和继发感染可促进结石形成。

二、肾积水

尿液从肾脏排出受阻,使肾内压力增高、肾盏肾盂扩张、肾实质萎缩,造成尿液积聚在肾内,称为肾积水。成人肾积水超过 1000mL,小儿超过 24 小时尿量,称为巨大肾积水。

(一)病因与发病机制

肾积水主要由先天性因素与后天性因素导致,泌尿系统外与下尿路病因也可造成肾积水。

先天性因素包括:输尿管狭窄、扭曲、粘连、束带,儿童与婴儿几乎占 2/3;输尿管高位开口;节段性的无功能;异位血管压迫;先天性输尿管异位、囊肿、双输尿管等。

后天性因素包括:炎症后或缺血性瘢痕导致局部固定;膀胱输尿管回流造成输尿管扭曲,加上输尿管周围纤维化,最终形成肾盂输尿管交界处或输尿管的梗阻;肾盂与输尿管的肿瘤、息肉等新生物,可为原发性或转移性;异位肾脏(游走肾);结石和外伤及外伤后的瘢痕狭窄等。

正常情况下,肾盂静水压约为 $10cmH_2O$,当尿路梗阻时,肾盂内压可增至 $50\sim70cmH_2O$,由此肾小球的滤过压降低直至停止,肾小管丧失原有的分泌及再吸收功能,尤其是肾小球的输出动脉受压后,肾组织发生营养障碍,肾乳头退化萎缩,最后萎缩成纤维组织囊状。

(二)护理评估

1.健康史

了解患者有无结石、炎症、结核、肿瘤等可能引起梗阻的原因;了解既往身体情况,尤其了解患者在幼儿时期有无腰背部肿块、排尿突然增多的现象。

2.身体状况

肾积水患者可因梗阻的原因、部位及发展快慢而出现不同的表现。先天性病变者可长期无症状,腹部肿块是患者就诊的最初原因。因结石、炎症、结核、肿瘤所引起的肾积水,多以原发病的症状和体征为主要表现,很少出现肾积水的征象。

间歇性肾积水患者多由输尿管梗阻引起,患侧腰腹部疼痛、尿量减少,发作间歇期可排出大量尿液。

并发感染或肾积脓时,可出现全身中毒症状。双侧肾或孤立肾患者完全梗阻时可表现为无尿以至肾功能衰竭。

3.辅助检查

(1)实验室检查:尿常规和尿培养可判断有无感染和确定致病菌的类型。血常规和生化检查能了解肾功能,有无感染及其他并发症。

(2)影像学检查:①B超检查:判断和鉴别肾积水或肿块的首选方法。②X线检查:通过造影可了解肾积水的程度和两侧肾功能的情况。③CT、MRI:可明确和区分增大的肾是积水还是肾实质肿块,也可发现压迫泌尿系统器官的病变。④肾图:对肾积水也有意义。

4.心理-社会状况

病程长,反复出现并发症或需要手术治疗时可见患者焦虑、恐惧甚至悲观、厌世等。

5.治疗原则

去除病因,保留患侧肾是最理想的处理方法。如有结石可行碎石或取石术,肾盂输尿管连接部狭窄可做肾盂成形术。病情危重时可先做肾引流术,严重肾积水、肾功能丧失或肾积脓时若对侧肾功能良好,可切除患侧肾。

(三)护理诊断及合作性问题

1.疼痛

与尿路梗阻有关。

2.潜在并发症

肾脓肿、肾功能衰竭。

(四)护理目标

(1)排尿通畅,疼痛解除。

(2)无感染,肾功能良好,无其他并发症。

(五)护理措施

1.缓解疼痛

注意患者疼痛的部位、程度、诱因等;出现疼痛时遵医嘱给予解痉止痛。

2.并发症的观察、预防和护理

(1)观察和预防感染:①注意患者的排尿情况、腹部肿块大小和体温变化;②保持各引流管通畅;③遵医嘱用药。

(2)观察和预防肾功能衰竭:①严格限制入水量,记录24小时出入液量;②及时处理肾功能衰竭;③予以低盐、低蛋白质、高热量饮食。

(六)护理评价

(1)疼痛是否解除,排尿是否通畅。

(2)肾功能衰竭等并发症未发生或得到及时控制。

(七)健康指导

发现腰部肿块、排尿异常应仔细检查,积极治疗。

三、良性前列腺增生

良性前列腺增生简称前列腺增生(俗称前列腺肥大),是老年男性常见病。前列腺增生实质上是围绕尿道的腺体和外周腺体内的细胞增生,导致泌尿系统梗阻而出现的一系列临床表现及病理生理改变。男性自35岁以后前列腺均有不同程度的增生,50岁后部分患者出现症状。

(一)解剖生理概要

前列腺是男性特有的性腺器官,呈栗子状,底朝上,与膀胱相贴,尖朝下,抵泌尿生殖膈,前面贴耻骨联合,后面依直肠。前列腺腺体的中间有尿道穿过,所以,前列腺出现疾病,排尿首先受影响。前列腺是具有内、外双重分泌功能的性分泌腺。作为外分泌腺,前列腺每天分泌约2mL。前列腺液,后者是构成精液主要成分;作为内分泌腺,前列腺分泌的激素称为"前列腺素"。

(二)病因与发病机制

1.病因

前列腺增生的病因尚不完全清楚,目前认为年龄大,睾酮、双氢睾酮及雌激素水平的改变和失去平衡是前列腺增生的重要因素。

2.发病机制

前列腺增生起源于围绕尿道精阜部的腺体,增生的前列腺可将外周的腺体压扁形成假包膜(外科包膜),与增生腺体有明显界限。增大的腺体使尿道前列腺部弯曲、伸长,受压变窄,成为引起排尿困难或梗阻的机械因素,前列腺内尤其是围绕膀胱颈增生的、含丰富的肾上腺素能受体的平滑肌收缩则是引起排尿困难或梗阻的功能性因素。随着长期膀胱出口梗阻,黏膜面出现小梁、小室、憩室;逼尿肌的代偿性肥大可发生不稳定的逼尿肌收缩,导致膀胱内高压甚至出现压力性尿失禁。逼尿肌失代偿则不能排空膀胱而出现残余尿,严重时膀胱收缩无力,出现充溢性尿失禁。长期排尿困难使膀胱高度扩张或膀胱内高压,可发生尿液的膀胱输尿管反流,最终引起肾积水和肾功能损害。由于梗阻后膀胱内尿潴留,容易继发感染和结石。

(三)护理评估

1.健康史

评估可能引起前列腺增生的常见原因,如:有无尿路梗阻,有无长期吸烟、饮酒史;平时饮水习惯,是否有足够的液体摄入和尿液排出;是否有定时排尿和憋尿习惯;近期有无因受凉、劳累、久坐、辛辣刺激、情绪变化、应用解痉药等而发生过尿潴留。

2.身体状况

(1)尿频:尿频常是患者最初出现的症状,夜间尤为显著。早期是由腺体充血刺激引起,后期是由残余尿量增多、膀胱有效容量减少引起。

(2)进行性排尿困难:进行性排尿困难是前列腺增生最重要的症状。发展常缓慢,轻度梗阻时,排尿迟缓、断续、尿线变细,逐渐费时费力、射程变短,最终滴沥。

(3)尿潴留:梗阻加重到一定程度,过多的残余尿可使膀胱失去收缩、舒张能力,逐渐发生尿潴留,并可出现尿失禁。由于膀胱过度充盈而使少量尿从尿道口溢出,称为充盈性尿失禁。寒冷、饮酒、劳累、便秘、憋尿等情况也可导致前列腺充血、水肿加重,诱发急性尿潴留。严重梗阻引起肾积水、肾功能损害时,可出现相应表现。

(4)其他症状:合并感染或结石时,可有尿频、尿急、尿痛等膀胱刺激症状,并可伴有血尿、脓尿;晚期可出现肾积水和肾功能不全征象。长期排尿困难引起腹内压增加可并发下肢静脉曲张、腹外疝、痔等。

(5)直肠指检:直肠指检可发现前列腺表面光滑,体积增大,中间沟变浅、消失甚至隆起,质韧有弹性,一般无压痛。

3.心理-社会状况

发病早期,由于症状不明显患者常不重视,甚至认为是老年男性的"正常现象";随着病情的发展,尤其夜尿次数明显增多,影响患者休息、睡眠及其日常生活时即开始出现烦躁、焦虑;常希望尽早治疗、尽快治愈。当需要手术治疗时,患者又担心手术会出现危险,而产生恐惧,经济能力、家属的支持与否等都影响着患者的心理感受。

4.辅助检查

(1)实验室检查:血常规、尿常规及肾功能检查。

(2)B超检查:主要是测量腺体大小,检查内部结构,以及是否突入膀胱,同时可以测定膀胱残余尿量,了解有无下尿路结石。

(3)测定膀胱残余尿量:常用方法有导尿法和超声法,正常成人残余尿量小于 10mL,当超过 50mL 时,即需要手术治疗。

(4)尿流率检查:可确定患者排尿的梗阻程度。

(5)血清前列腺特异性抗原(PSA):血清正常值为 4ng/mL,敏感性高,但特异性有限。当前列腺有结节或质地较硬时,应测定 PAS,可排除前列腺癌。

5.治疗要点

前列腺增生未引起梗阻者,一般不需要特殊处理。梗阻较轻或难以耐受手术者可采用非手术治疗。当尿路梗阻严重,残余尿量超过 50mL,症状明显而药物治疗疗效不佳或曾经出现过急性尿潴留时,可手术治疗。

(1)紧急处理:如出现严重的排尿困难或急性尿潴留,应施行导尿或留置导尿管,若导尿失败则施行耻骨上膀胱造瘘术,以引流尿液,减轻症状,恢复膀胱功能,预防尿毒症发生。

(2)非手术治疗:主要措施有药物治疗、经尿道热疗、经尿道球囊扩张、超声聚焦治疗、激光治疗、使用记忆合金网状支架等。

(3)手术治疗:常用的方法有经尿道前列腺切除术(TURP)、开放性前列腺切除术、永久性膀胱造瘘术(属于姑息性手术)等。目前多采用经尿道前列腺电气化术(TUVP),其优点是出血少,恢复快,缺点是术中有大量冲洗液被吸收,易形成低钠血症甚至脑水肿、肺水肿、心力衰竭等。

(四)护理诊断及合作性问题

1.焦虑

它与反复排尿困难、出现并发症、手术等有关。

2.排尿异常

它与尿路梗阻有关。

3.舒适的改变

它与尿潴留致下腹胀痛有关。

4.有感染的危险

它与高龄、梗阻、术后免疫力低下、留置导尿管有关。

5.潜在并发症

术后出血、TUR 综合征。

(五)护理目标

(1)减轻或消除焦虑。

(2)维持尿路通畅。

(3)减轻疼痛与不适。

(4)预防感染、促进伤口愈合。

(5)并发症未发生或得到及时处理。

(六)护理措施

1.非手术疗法及手术前患者的护理

(1)一般护理:调节饮食,给予高蛋白、高热量、高维生素、易消化吸收且富含纤维素的食物,改善全身营养,防止便秘;忌饮酒及辛辣食物;鼓励患者多饮水、勤排尿,适当锻炼。

(2)心理护理:前列腺增生的病程长,病情有时在长时间内无明显变化。有时症状改善后又突然加重,使病情反复,应向患者及家属解释相关知识,稳定患者情绪。

(3)治疗配合:遵医嘱使用药物,配合有关功能检查,做好手术前准备。

2.术后护理

(1)一般护理:术后取平卧位,6小时后生命体征平稳,无特殊不适及活动性出血等征象,可改为半卧位。如术后需固定或牵拉气囊尿管,平卧2日后改为半卧位。术后暂时禁食,待胃肠功能恢复后可进流质饮食,并逐渐过渡到普食。遵医嘱应用药物。加强基础护理,防止肺部感染、下肢静脉血栓形成、压疮等并发症,可下床活动时应加强陪护,防止意外损伤发生。

(2)病情观察:严密观察患者生命体征、意识状态、重要器官的功能及各种引流管的引流情况。对经尿道前列腺切除术(TURP)者,在手术临近结束时及术后最初的几个小时内,应注意观察有无心慌、气急、恶心、呕吐,甚至抽搐等稀释性低钠血症的表现。发现异常情况,及时报告医生,并配合处理。

(3)治疗配合

①留置导尿管患者的护理:患者取平卧位,气囊尿管稍向外牵拉,并固定在患者一侧大腿的内侧,告知患者不可自行松开。也可用无菌纱布,在尿道外口扎住向外适度牵引,尿管未见回缩即可。尿管的外口与膀胱冲洗装置相连接。手术后利用三腔气囊尿管压迫止血,一般牵引压迫时间为8～10小时。术后一周内禁止灌肠或置肛管排气,以免诱发出血。术后注意避免腹内压增加。

②做好膀胱冲洗患者的护理。

③预防感染:早期应用抗生素,保持伤口和引流管的清洁,留置导尿管者,每日用消毒棉球擦拭尿道外口2次,以预防感染。

(4)心理护理:针对术后患者更多关心伤口疼痛、大小、愈合情况,术后尿急甚至尿失禁等并发症的转归情况,配合健康教育给予患者心理安慰。

(七)护理评价

(1)患者的恐惧、焦虑是否消失,情绪是否稳定。

(2)尿路是否通畅,有无疼痛症状。

(3)有无感染的发生,有无体温升高、伤口红肿、尿液混浊。

(4)排尿形态是否恢复正常,排尿是否通畅、能否节制。

(5)有无血尿,血尿程度如何,生命体征是否平稳。

(八)健康指导

(1)向患者介绍本病的一般知识,嘱其避免因久坐、饮酒、劳累、受凉等引起尿潴留。

(2)解释各种引流管的意义和注意事项。

(3)嘱患者出院后加强营养,多饮水,勤排尿,忌烟酒、辛辣等不良刺激。

(4)适度活动,术后1～2月内避免剧烈运动和性生活,防止继发出血。

(5)指导有尿失禁现象的患者进行提肛肌舒缩活动,方法是吸气时缩肛,呼气时放松肛门括约肌,每日3次,每次10分钟。

(6)指导永久性膀胱造瘘的患者学会造瘘的家庭护理。

(7)若出现大量血尿等,应及时到医院就诊。

四、急性尿潴留

尿潴留是指尿液潴留在膀胱内不能排出,急性尿潴留是一种常见急症,需及时处理。

(一)病因与分类

急性尿潴留的病因分为机械性梗阻和动力性梗阻两类。

1.机械性梗阻

任何导致膀胱颈部及尿路梗阻的病变,如前列腺增生、尿道损伤、尿道狭窄、膀胱尿道结石、异物和肿瘤等均可引起急性尿潴留。

2.动力性梗阻

膀胱、尿道并无器质性病变,尿潴留是排尿功能障碍所致,如中枢或周围神经系统病变、脊髓麻醉和肛管手术后、应用松弛平滑肌的药物(如阿托品等),也可见于高热、昏迷、低血钾或不习惯卧床排尿者。

(二)护理评估

1.健康史

了解患者有无产生梗阻的原因,有无手术麻醉、低血钾、应用松弛平滑肌的药物,有无神经性排尿功能障碍等。

2.身体状况

发病突然,膀胱胀满但排不出尿,患者十分痛苦;耻骨上可触及膨胀的膀胱,用手按压有尿意。

3.心理-社会状况

患者常突然发病且症状明显,因担心预后、手术等,产生恐惧、焦虑等。

4.辅助检查

针对引起尿潴留病因的不同,进行相应的辅助治疗。

5.治疗原则

解除病因,恢复排尿。病因不明或一时难以解除者,需先做尿液引流。

(1)非手术治疗：

①病因治疗：某些病因（如尿道口狭窄、尿道结石、药物、低血钾引起的尿潴留等）经对症处理后可很快解除，恢复排尿。

②诱导、药物或导尿：对术后动力性尿潴留可采用诱导排尿的方法、针灸、穴位注射新斯的明或在病情允许时改变排尿姿势。若仍不能排尿，可在严格无菌操作下予以导尿。

(2)手术治疗：不能插入导尿管者，可采用耻骨上膀胱穿刺抽出尿液。对需要长期引流者应行耻骨上膀胱造瘘术。

（三）常见护理诊断及合作性问题

1.尿潴留

与尿路梗阻有关。

2.潜在并发症

膀胱出血、感染等。

（四）护理目标

(1)维持尿路通畅。

(2)并发症未发生或得到及时处理。

（五）护理措施

1.解除尿潴留

(1)解除原因：协助医生辨明尿潴留的原因，并解除病因。

(2)促进排尿：对于尿潴留患者给予诱导排尿，必要时在严格无菌操作下导尿，并做好导尿管和尿道口的护理。对耻骨上膀胱造瘘者，做好膀胱造瘘管的护理并保持通畅。

2.避免膀胱出血

注意一次放尿量不超过 1000mL，以免引起膀胱出血。

（六）护理评价

(1)排尿是否通畅。

(2)并发症未发生或得到及时处理。

（七）健康指导

介绍引起梗阻的原因，预防梗阻发生。

第九章 妇科疾病护理

第一节 阴道炎

白带增多和外阴瘙痒是阴道炎的共同特征。常见的阴道炎有滴虫性阴道炎、外阴阴道假丝酵母菌病(旧称为念珠菌性阴道炎)、萎缩性阴道炎(旧称为老年性阴道炎)等,以滴虫性阴道炎最为常见。

一、病因

1.滴虫性阴道炎

常由阴道毛滴虫引起。月经前后、妊娠期、产后等阴道 pH 值发生变化,滴虫常在此期得以繁殖,引起炎症发作。同时,滴虫吞噬上皮内糖原,阻碍乳酸生成,降低阴道酸性,易于繁殖。

2.外阴阴道假丝酵母菌病

外阴阴道假丝酵母菌病又称外阴阴道念珠菌病,是一种常见的阴道炎,80%～90%的病原体为白色念珠菌。白色念珠菌对热的免疫力不强,加热至 60℃时,1 小时即可死亡,但其对干燥、日光、紫外线及化学制剂的免疫力较强。白念珠菌为条件致病菌,约 10%非孕妇女及 30%孕妇阴道中有此菌寄生,并不引起症状。

当阴道内糖原增加、酸度增高、局部细胞免疫力下降时,念珠菌易繁殖而引起炎症,故外阴阴道假丝酵母菌病多见于孕妇、糖尿病患者及接受大量雌激素治疗者。易使念珠菌得以繁殖而引起感染的情况还有:长期应用抗生素,改变了阴道内微生物之间的相互制约关系;皮质类固醇激素或免疫缺陷综合征,使机体的免疫力降低;穿紧身化纤内裤、肥胖使会阴局部的温度及湿度增加。

3.老年性阴道炎

常见于绝经后妇女。绝经后卵巢功能衰退,雌激素水平降低,阴道壁萎缩,黏膜变薄,上皮细胞内糖原含量减少,阴道内 pH 值增高,局部免疫力降低,致病原体入侵繁殖而引起炎症,常为一般化脓菌混合感染。此外,各种原因引起的卵巢功能衰退、长期闭经、长期哺乳等均可引起此病发生。

二、传染途径

1.滴虫性阴道炎

①经性交直接传播;②经公共物品(如浴池、浴具、坐式马桶)等间接传播;③医源性传播,

即经污染的器械及敷料传播。

2.念珠菌性阴道炎

念珠菌除寄生于阴道外,还可寄生于人的口腔、肠道,这 3 个部位的念珠菌可互相自身传染,当局部环境条件适合时易发病。此外,少部分患者可通过性交直接传染或接触感染的衣物间接传染。

三、护理评估

(一)健康史

询问患者有无以下情况:①不洁性生活史;②月经、性交、流产、分娩与尿液、粪便刺激,穿紧身化纤内裤,使用化学药物等诱因;③与污染的公共浴池、浴盆、浴巾、游泳池、坐式便器、衣物及医疗器械等接触史;④妊娠、糖尿病及接受雌性激素或抗生素治疗史。

(二)身体状况

1.滴虫性阴道炎

滴虫性阴道炎的潜伏期为 4～28 日。患者的典型表现为稀薄泡沫状白带增多及外阴瘙痒。若合并细菌感染,分泌物常呈脓性伴臭味;若感染尿道口,可有尿频、尿痛等。妇科检查可见阴道黏膜充血,呈"草莓样"外观,后穹窿部有多量泡沫状白带,呈灰黄色、黄白色或黄绿色脓性分泌物。此外,因滴虫能吞噬精子,可致不孕。少数患者有滴虫存在,但无炎性表现,称为带虫者。

2.外阴阴道假丝酵母菌病

患者主要表现为外阴瘙痒、灼痛,严重时坐卧不宁,还可伴有尿痛及性交痛等。急性期白带增多、稠厚、色白,呈凝乳或豆渣样。妇科检查可见外阴皮肤抓痕,小阴唇内侧及阴道黏膜有白色膜状物,擦除后露出红肿黏膜面。

3.老年性阴道炎

患者主要表现为外阴瘙痒、有灼热感,稀薄、淡黄色的阴道分泌物增多,严重者呈血样脓性白带。妇科检查可见阴道呈老年性改变,上皮菲薄、萎缩,皱襞消失,阴道黏膜充血,常伴有小出血点,严重者可以出现浅表小溃疡。

(三)心理-社会状况

患者常因外阴局部不适而影响生活、工作或睡眠,会产生疑虑和焦急心理。一些未婚女性常因害羞而不愿就诊。

(四)辅助检查

取阴道分泌物化验检查。滴虫性阴道炎可找到活动的滴虫;外阴阴道假丝酵母菌病可见菌丝和芽胞;老年性阴道炎可见阴道清洁度为Ⅱ～Ⅲ度。

(五)处理要点

切断传播途径,杀灭病菌,消除诱因;冲洗阴道,恢复阴道正常的自净环境;外阴、阴道局部用药或全身用药,杀灭病原体;增强阴道局部免疫力,抑制病原体增长繁殖。

四、护理诊断

1.组织完整性受损

与炎症刺激引起局部瘙痒有关。

2.焦虑

与局部不适影响生活、工作、睡眠、性生活和担心治疗效果有关。

3.知识缺乏

缺乏外阴清洁、炎症预防和治疗的相关知识。

五、护理目标

(1)患者瘙痒减轻或消失,白带减少,皮肤黏膜修复。

(2)患者情绪稳定,自述焦虑减轻或消失。

(3)患者能说出预防和治疗阴道炎的相关知识。

六、护理措施

(一)心理护理

关心、理解患者,尊重患者隐私,鼓励患者坚持按医嘱规范治疗,缓解其焦虑情绪。

(二)治疗配合

1.协助检查

向患者解释阴道分泌物悬滴法检查的目的,告知患者取分泌物前 24～48 小时避免性交、阴道冲洗或局部用药。分泌物取出后及时送检。

2.协助用药

(1)外阴擦洗、阴道灌洗:滴虫性阴道炎和老年性阴道炎患者,用 1％乳酸液或 0.1％～0.5％醋酸液冲洗阴道,以改善阴道内环境,抑制细菌生长繁殖,提高疗效;外阴阴道假丝酵母菌病患者,用 2％～4％碳酸氢钠溶液冲洗阴道。

(2)阴道局部用药。

①滴虫性阴道炎:将甲硝唑 200mg 每晚塞入阴道 1 次。

②外阴阴道假丝酵母菌病:用咪康唑栓剂、制霉菌素栓剂或片剂放于阴道内,用法同上。

③老年性阴道炎:将甲硝唑 200mg 阴道入药,每天 1 次;炎症严重者,使用雌激素局部给药,常用己烯雌酚 0.125mg 或 0.25mg,每晚放入阴道 1 次。

局部用药时,7～10 日为一疗程。月经期停用。

(3)全身用药。

①滴虫性阴道炎:常与局部用药联合,选用甲硝唑 400mg,每日 2～3 次口服,连服 7 日。对初患者,单次口服甲硝唑 2g,可收到同样效果。性伴侣同时全身用药治疗。部分患者在服用甲硝唑后,会出现胃肠道反应,偶见头痛、白细胞减少,此时应立即停药并报告医师。甲硝唑可透过胎盘到达胎儿体内,亦可从乳汁中排泄,故孕 20 周前或哺乳期妇女慎用。

②外阴阴道假丝酵母菌病:若局部用药效果差或病情顽固,可口服伊曲康唑、氟康唑等药物。有肝病史者及孕妇禁用。

③老年性阴道炎:在排除肿瘤后,可口服少量雌激素,如尼尔雌醇,首次 4mg,以后每 2~4 周 1 次,每次 2mg,维持 2~3 个月,以增强阴道黏膜防御力。雌激素能增加子宫内膜癌的发病率,故应避免长期大量使用。

(三)健康指导

1.卫生及感染防护

注意个人卫生,保持外阴清洁、干燥;避免搔抓外阴,勤换内裤,穿透气性好的棉质内裤;用药前注意洗净双手及会阴,将外阴清洗专用盆、毛巾、内裤等煮沸消毒 5~10 分钟,避免交叉感染及重复感染;治疗期间避免饮酒和吃辛辣食物,避免性生活;避免到游泳池、浴池等公共场所,以减少交叉感染的机会。

2.术后用药及随访

向患者解释阴道炎的病因、传播途径,增强其自我保健意识。告知患者用酸性药液冲洗阴道后再用药的原则,以及各种剂型的阴道用药方法,强调在月经期间暂停坐浴、阴道冲洗及阴道用药。向患者强调治愈标准及随访的重要性,告知患者滴虫性阴道炎常于月经后复发,故应每次月经干净后复查白带,若经连续 3 次检查均阴性,方可称为治愈。告知患者在治疗期间禁止性生活,病情顽固者,应与性伴侣同时治疗。

第二节　妊娠滋养细胞疾病

一、葡萄胎

葡萄胎是妊娠滋养细胞的一种良性病变,因组成胎盘的绒毛滋养细胞增生、间质水肿变性,形成水泡,水泡间借蒂相连成串,形如葡萄而得名,又称为水泡状胎块。葡萄胎可分为完全性葡萄胎和部分性葡萄胎两类,其中完全性葡萄胎多见。

(一)概述

1.病因

葡萄胎的确切病因不清楚,可发生于任何年龄的育龄期妇女,小于 20 岁及大于 35 岁者高发,该年龄段可能容易发生异常受精,常有家族易感性和再发倾向。营养、感染、受精卵异常、细胞遗传异常等因素可能是致病因素。

2.病理

病变只限于子宫腔内,不侵入子宫肌层,也无远处转移。

(1)完全性葡萄胎:检查发现形如串串葡萄的水泡状物占据整个子宫腔,未见胎儿及其附属物。水泡直径大小自数毫米至数厘米不等,其间常充满血液及蜕膜组织。镜下可见滋养细胞呈不同程度增生;绒毛间质水肿呈水泡样;间质血管稀少或消失。其中滋养细胞增生是葡萄胎最重要的组织学特征。

（2）部分性葡萄胎：部分性葡萄胎仅部分绒毛变为水泡，胚胎或胎儿组织存在，但多已死亡。镜下见滋养细胞增生程度较轻；部分绒毛水肿，轮廓不规则；间质内可见胎源性血管。

3.临床表现

停经后阴道流血、子宫异常增大、妊娠呕吐及腹痛为主要临床表现。

4.治疗要点

葡萄胎一旦确诊，应及时清宫。

（二）护理评估

1.健康史

了解患者的月经史，生育史，妊娠反应的时间及程度，阴道流血的时间、量、性质，以及有无水泡状物排出，并特别询问患者及家族中既往滋养细胞疾病史。

2.身体评估

（1）临床表现

①停经后阴道流血：阴道流血为最常见的症状。常在停经8～12周后发生阴道流血，量多少不定，时出时停，反复出现，大出血时常致失血性休克。出血中有时混杂水泡样物排出。

②子宫异常增大、变软：因葡萄胎组织增长及子宫腔内积血，多数葡萄胎患者子宫大于停经月份，质地较软。

③腹痛：常发生于阴道流血之前，为阵发性下腹疼痛，不剧烈，由葡萄胎组织增长迅速子宫过度扩张所致，但若卵巢黄素囊肿发生扭转或破裂，则引起急性腹痛。

④妊娠呕吐及妊娠期高血压疾病：妊娠呕吐出现时间较正常妊娠早，症状严重。妊娠20周以前就可出现妊娠期高血压疾病的高血压、蛋白尿和水肿症状，症状虽然较严重，但不易发展为子痫。

⑤卵巢黄素化囊肿：滋养细胞增生产生的大量人绒毛膜促性腺激素刺激卵巢卵泡膜细胞发生黄素化形成的囊肿。多为双侧，囊壁薄，表面光滑。一般无症状，偶可引起扭转，葡萄胎组织清除后2～4个月内可自行消失。

（2）心理、社会评估：一旦确诊，患者及其家属因本次妊娠失败，分娩的期望得不到满足而伤心难过，并对要接受的治疗有所顾忌，因害怕清宫手术的疼痛、担心手术后能否再妊娠而表现出焦虑、恐惧。

3.辅助检查

（1）人绒毛膜促性腺激素（HCG）值测定：患者血、尿中人绒毛膜促性腺激素值常超出正常妊娠水平或处于高值且持续不下降。

（2）B超检查：B超检查是诊断葡萄胎的另一个重要的辅助检查。异常增大的子宫腔内无妊娠囊和胎心搏动，充满不均质密集状或短条状回声，呈"落雪状"声像图。

（三）护理诊断/合作性问题

1.焦虑与恐惧

它与害怕手术、担心未来能否再妊娠有关。

2.有感染的危险

它与反复或长期的阴道出血、贫血造成免疫力下降有关。

3.知识缺乏

它缺乏葡萄胎相关的知识。

(四)护理措施

1.一般护理

保持病房整洁、安静、空气新鲜。指导患者合理饮食,加强营养,卧床休息,使用消毒会阴垫,保持外阴清洁。每日常规监测生命体征。

2.病情观察

严密观察腹痛、阴道流血情况。流血较多时,注意患者面色、血压、脉搏及呼吸的变化。评估阴道排出物,一旦有水泡状组织要及时送病理检查。

3.治疗配合

清宫一般选择吸刮术,因手术时间短、出血少、不易发生子宫穿孔而较安全。即使子宫增大至妊娠 6 个月大小,仍可选择吸刮术。术前需在备血、输液并做好抢救药品、物品准备情况下进行。充分扩宫后,选用大号吸管吸引。术中仔细观察患者的反应。子宫不大者尽量一次吸净;子宫大于妊娠 12 周者可在 1 周后行第二次刮宫。每次刮出物常规送病理检查,术后做好会阴部护理。年龄大于 40 岁、子宫明显大于妊娠周数、卵巢黄素囊肿直径大于 6cm、血及尿人绒毛膜促性腺激素值异常升高、无条件随访者,葡萄胎排空后可进行预防性化疗,高危患者且无生育要求者可考虑行全子宫切除术。做好手术配合及护理工作。

4.心理护理

评估患者对疾病的心理承受能力及接受治疗的心理准备。通过讲解病情,减轻患者及家属因知识缺乏而表现的焦虑及恐惧,说明清宫的意义及必要性,介绍葡萄胎患者治疗 2 年后还可再妊娠,消除患者及家属的顾虑,取得她们的积极配合。

5.健康教育

吸刮术后 1 个月内禁止盆浴和性生活,保持外阴清洁干燥,防止感染。术后坚持随访,有助于妊娠滋养细胞肿瘤的早期发现与及时治疗。清宫后每周查一次血、尿人绒毛膜促性腺激素值,连续阴性者 3 个月后每半月查一次,半年后每月查一次,1 年后每半年查一次,直至 2 年。除复查人绒毛膜促性腺激素外,还需注意患者有无阴道出血、咳嗽、咯血等转移灶症状,定期行妇科检查、B 超检查、X 线胸片检查。随访期间严格采取避孕措施,首选避孕套,一般不选择子宫内节育器,以免引起子宫穿孔或混淆出血的原因。

二、侵蚀性葡萄胎和绒毛膜癌

侵蚀性葡萄胎是指葡萄胎组织侵入子宫肌层或转移至子宫以外引起组织破坏。常继发于葡萄胎清宫手术后 6 个月内,恶性程度一般不高,其预后较好。

绒毛膜癌是指一种高度恶性的妊娠滋养细胞肿瘤,简称绒癌。半数来源于葡萄胎,多发生在葡萄胎排空后一年以上;其余继发于足月产、流产及异位妊娠后。早期即可沿血液发生远处转移,过去死亡率很高,自化学治疗(简称化疗)药物问世以来,绒毛膜癌患者预后明显改善。

(一)概述

1.病理

(1)侵蚀性葡萄胎:大体观可见子宫肌壁内有大小不等、深浅不一的水泡状物组织。侵蚀病灶接近子宫浆膜层时，子宫表面形成紫蓝色结节，侵蚀较深时还可穿透子宫浆膜层或阔韧带。镜下可见分化不良的滋养细胞增生成团，伴有出血、坏死，组织中可见变性或完好的绒毛结构。

（2）绒毛膜癌：多数原发于子宫，少数原发于输卵管、子宫颈或阔韧带等部位。肿瘤常出现在子宫肌层，一个或多个，形态不固定，与周围组织分界清楚，呈暗红色、海绵样、质软、脆，常伴有出血和坏死。镜下可见滋养细胞极度不规则增生，周围大片出血、坏死，绒毛结构消失。

2.临床表现

临床特点为阴道不规则流血及转移灶症状，如咳嗽、血痰、咯血、头痛、呕吐、抽搐、阴道大出血等。

3.治疗要点

治疗以化学治疗为主，手术及放射治疗为辅。

（二）护理评估

1.健康史

询问患者既往史、生育史及家族史，尤其是滋养细胞疾病病史。既往患有葡萄胎者，应详细了解清宫的时间、次数，吸出组织物的量，水泡的大小，术后发生阴道出血的时间、量、性质，以及随访中人绒毛膜促性腺激素的监测、X线胸片检查、妇科检查等结果。评估原发灶和肺、肝、脑等转移灶症状的发生过程。

2.身体评估

（1）临床表现

①原发灶症状：葡萄胎清宫后，阴道持续或间断流血是主要症状。妇科检查子宫不能如期复旧或呈不均匀增大、黄素囊肿持续存在。肿瘤穿破子宫时，可引起急性腹痛和腹腔内出血症状。长时间的阴道流血常致贫血和感染。

②转移灶症状：以血行转移为主，最常见部位是肺，出现咯血；其次是转移至阴道黏膜形成紫蓝色结节，破溃后发生阴道大出血及感染；转移至脑引起脑出血症状，预后凶险，为主要的致死因素。破坏血管是滋养细胞的生长特点之一，因而转移灶症状的共同特点是局部出血。

（2）心理、社会评估：阴道不规则流血引起患者的不适、恐慌。诊断的确定使患者及其家属对预后及未来的妊娠担心。频繁的检查和即将要接受的化学治疗，使患者焦虑不安，情绪低落。化学治疗的不良反应损害女性的形象、自尊；多次的化学治疗使患者经济发生困难，增加了患者的思想负担。

3.辅助检查

（1）血、尿人绒毛膜促性腺激素值检查：葡萄胎清宫9周后，流产、足月产、异位妊娠4周后，人绒毛膜促性腺激素值处于持续高水平或一度阴性后又转阳性者，可考虑侵蚀性葡萄胎或绒毛膜癌。

（2）X线胸片检查：肺转移可疑者应进行X线胸片检查，典型表现为棉絮状或团块状阴影。

（3）B超检查：子宫为正常大小或不均匀增大，肌层内可见边界清、无包膜的高回声团块。

（4）其他：脑转移灶可行CT检查，如无发现可进一步检查脑脊液，当脑脊液人绒毛膜促性腺激素值与血人绒毛膜促性腺激素值之比大于 20：1 时,提示脑有转移灶。组织学诊断:在子宫肌层内或子宫以外转移灶中找到绒毛,则可诊断为侵蚀性葡萄胎;如未见绒毛,仅见大片滋养细胞浸润和坏死出血,可诊断为绒毛膜癌。

(三)护理诊断/合作性问题

1.恐惧与焦虑

它与恶性疾病的诊断、预后及担心未来的妊娠有关。

2.活动无耐力

它与化学治疗副反应有关。

3.潜在并发症

肺转移、阴道转移、脑转移。

4.有体液不足的危险

它与化学治疗所致恶心、呕吐、液体丢失有关。

(四)护理措施

1.一般护理

鼓励进食,加强营养,保证摄入量;注意休息,减少消耗;保持外阴干燥清洁,预防感染;监测体温、脉搏、血压及心率;遵医嘱及时采集标本送检。

2.观察病情

严密观察腹痛和阴道流血情况,记录出血量。出血多者监测生命体征,并做好抢救患者的准备工作。有转移灶者认真观察转移灶症状,发现异常,及时报告医生进行处理。

3.治疗配合

接受化学治疗者按化学治疗患者护理。需要手术者做好手术前、后患者的护理。

4.转移灶的护理

(1)肺转移:嘱患者卧床休息,有呼吸困难者取半卧位,并给予吸氧。大量咯血时,立即让患者取头低患侧卧位,保持呼吸道通畅,轻叩背部,排出积血,防止发生窒息、休克,甚至死亡。

(2)阴道转移:减少局部刺激,禁止不必要的阴道检查。嘱患者尽量卧床休息,密切观察阴道有无破溃出血,配血备用,并做好及时抢救的准备。如发生破溃大出血,立即通知医生,并用长纱布条填塞阴道,同时观察阴道出血量和生命体征,警惕发生休克。24～48 小时后取出纱布。遵医嘱给予抗生素预防感染。

(3)脑转移:嘱患者尽量卧床休息,防止"一过性症状"造成损伤。注意颅内压增高的症状,记录液体出入量,严格控制输液的量和速度,防止颅内压增高。遵医嘱给予止血剂、脱水剂、吸氧,注意电解质紊乱的症状。做好昏迷、偏瘫患者的护理,避免发生跌倒、吸入性肺炎、压疮等并发症。需进行脑脊液、血人绒毛膜促性腺激素检查者,做好医生的配合工作。

5.心理护理

评估患者对于妊娠滋养细胞肿瘤的应激反应及应对方式,提供必要的信息,说明妊娠滋养细胞肿瘤是对化学治疗效果最好的一种肿瘤,树立患者治疗和生活的信心。强调随访的意义和重要性,鼓励患者坚持化学治疗。通过知识宣教消除患者对于化学治疗副反应的顾虑,积极配合治疗。

6.健康教育

节制性生活,采取合适的避孕措施。出院后随访,第 1 次随访在出院后 3 个月,以后每 6 个月 1 次直至 3 年,此后每年 1 次直至 5 年,以后可每 2 年 1 次。随访内容同葡萄胎。

三、化疗患者的护理

目前,化学药物治疗恶性肿瘤已取得了令人满意的功效。滋养细胞疾病是所有肿瘤中对化疗最为敏感的一种,治疗缓解后很少复发。

(一)常用药物及作用机制

常用的化疗药物有烷化剂(如邻脂苯芥、消瘤芥)、抗代谢药物(如甲氨蝶呤、5-氟尿嘧啶)、抗肿瘤抗生素(如放线菌素 D)、抗肿瘤植物药(如长春碱、长春新碱)等,其主要作用机制如下:①影响去氧核糖核酸(DNA)的合成;②直接干扰核糖核酸(RNA)复制;③干扰转录、抑制信使核糖核酸(mRNA)的合成;④阻止纺锤丝的形成;⑤阻止蛋白质的合成。

抗肿瘤药物既能抑制肿瘤细胞的生长,也能影响正常细胞的代谢,所以有一定的毒性。

(二)护理评估

1.健康史

询问患者的既往用药史,尤其是化疗史及药物过敏史,记录既往接受化疗过程中出现的药物不良反应及应对情况;询问有无造血系统、肝脏、消化系统及肾脏病史;采集患者的肿瘤病史,包括发病时间、治疗方法、治疗效果、目前的病情状况。

2.身体状况

了解患者的日常生活规律,以及原发肿瘤的症状和体征,以便给护理活动提供依据。应用化疗药物后,患者常会出现不同程度的药物不良反应。

(1)造血功能障碍:以抗瘤新芥和消瘤芥为多见。主要表现为外周血白细胞和血小板计数减少,对红细胞影响较少,在停药后 14 天可自然恢复,且有一定的规律性。白细胞减少可出现感染症状,血小板减少可出现牙龈出血、鼻出血、皮下淤血等出血倾向。

(2)消化道反应:最常见的症状为恶心、呕吐,多数在用药后 2~3 天开始,5~6 天后达高峰,停药后即逐步好转,一般不影响继续治疗。此外还会有消化道溃疡表现,以口腔溃疡为明显,多数是在停药后 7~8 天出现,一般于停药后能自然消失。

(3)神经系统损害:长春新碱对神经系统有毒性作用,表现为指趾端麻木、肌肉软弱、复视等。

(4)药物中毒性肝炎:主要表现为用药后血转氨酶值升高,偶也见黄疸,停药后一般恢复正常,但未恢复时不能继续化疗。

(5)泌尿系统损伤:某些药对膀胱有损害,患者可出现尿频、尿急、血尿等症状;某些药对肾脏有一定的毒性,肾功能正常者才能应用。

(6)皮疹和脱发:皮疹最常见于应用甲氨蝶呤后;脱发最常见于应用放线菌素 D,一疗程即可全脱,但停药后即可生长。

3.心理-社会状况

患者往往对化疗的不良反应有恐惧感,对疾病的预后及化疗效果产生焦虑、悲观情绪;也可因长期的治疗产生经济困难而闷闷不乐或烦躁,表现出对支持和帮助的渴望。

4.辅助检查

测血常规、尿常规、肝肾功能、血小板计数等,了解化疗药物对个体的毒性作用;若化疗前有异常,则暂缓治疗。

(三)护理诊断

1.营养失调

它与化疗所致的消化道反应有关。

2.体液不足

它与化疗所致恶心、呕吐、腹泻有关。

3.有感染的危险

它与化疗引起的白细胞减少有关。

4.焦虑

它与担心化疗不良反应与治疗效果有关。

(四)护理目标

(1)患者进食正常,体重基本恢复正常范围。

(2)患者呕吐、腹泻减轻或消失。

(3)患者没有发生感染。

(4)患者的焦虑减轻或消失,积极配合治疗。

(五)护理措施

1.心理护理

倾听患者诉说恐惧、不适及疼痛,关心患者,取得患者的信任;鼓励患者克服化疗过程中产生的不良反应,帮助患者度过脱发等所造成的心理危险期;提供国内外治疗妊娠滋养细胞疾病治愈率的相关信息,增强患者战胜疾病的信心。

2.用药护理

(1)准确测体重:准确测量并记录体重,以便正确计算和调整药量。一般在每个疗程的用药前及用药中各测1次体重,应在早上、空腹、排空大小便后进行测量,酌情减去衣物重量。若体重不准确,用药剂量过大,可发生中毒反应;剂量过小则影响疗效。

(2)正确用药:根据医嘱严格"三查七对",正确溶解和稀释药物,并做到现配现用,一般常温下不超过1小时,尤其是氮芥类药物;若联合用药,应根据药物的性质排出先后顺序。放线菌素D、顺铂等需要避光的药物,使用时要用避光的输液器或黑布包好;环磷酰胺等药物需快速进入,故应选择静脉推注;氟尿嘧啶、阿霉素等药物需慢速进入,最好使用静脉注射泵或输液泵给药;依托泊苷类药物对肾脏损害严重,需在给药前后给予水化,同时鼓励患者多饮水并检测尿量,保持尿量大于每天2500mL。

(3)合理使用静脉血管并注意保护:遵循长期补液保护血管的原则,从远端开始,有计划地穿刺,并使穿刺次数减少。用药前,先注入少量生理盐水,确认针头在静脉中后再注入化疗药物。若发现药物外渗,应立即停止滴入并重新穿刺;遇到局部刺激较强的药物如氮芥、长春新碱、放线菌素 D 等外渗,应立即给予局部冷敷,并用生理盐水或普鲁卡因局部封闭,之后可用金黄散外敷,以防止局部组织坏死,减轻疼痛和肿胀。

化疗结束前用生理盐水冲管,以降低穿刺部位拔针后残留药物的浓度,起到保护血管的作用。对经济条件允许的患者,建议使用 PICC(经外周静脉穿刺中心静脉置管)给药,以保护静脉,减少反复穿刺的痛苦。腹腔化疗者应让其经常变动卧位,保证疗效。

3.药物不良反应的护理

(1)消化道反应的护理

①口腔护理:加强化疗患者的口腔护理,应保持口腔清洁,有口腔溃疡者,使用软毛牙刷刷牙或用温盐水漱口,进食前后用消毒溶液漱口;给予温凉的流质或软食,避免刺激性食物;若因口腔溃疡疼痛难以进食,可在进食前 15 分钟用地卡因溶液涂敷溃疡面以减少进食疼痛;进食后漱口,并用冰硼散等局部涂抹;鼓励患者进食,促进咽部活动,减少咽部溃疡引起的充血、水肿、结痂。

②止吐护理:遵医嘱化疗前给予镇吐剂,合理安排用药时间,提供患者喜欢的饮食,分散患者注意力,创造良好的进餐环境,以减少化疗所致的恶心、呕吐;对不能经口进餐者,主动提供帮助;患者呕吐严重时应遵医嘱补充液体,防止电解质紊乱。

(2)造血功能障碍的护理:按医嘱定期测定白细胞计数,若用药过程中白细胞降至 $3.0\times10^9/L$ 以下,应提醒医生停药;对于白细胞计数低于正常的患者,要采取预防感染的措施,严格无菌操作;对白细胞低于 $1.0\times10^9/L$ 的患者,要进行保护性隔离,尽量减少探视,禁止带菌者入室,净化空气,按医嘱应用抗生素,输入新鲜血液或白细胞浓缩液、血小板浓缩液等。

4.健康指导

向患者强调坚持进食的重要性,根据患者的口味给予高蛋白、高维生素、易消化饮食,鼓励患者多进食,以保证其所需营养的摄入;向患者讲解化疗护理常识、可能发生的不良反应症状及应对措施;嘱患者注意休息,保证充足的睡眠以减少消耗。

第三节　子宫肌瘤

子宫肌瘤是女性生殖系统最常见的良性肿瘤,主要由子宫平滑肌增生形成,其间有少量纤维结缔组织,好发于 30～50 岁女性,20 岁以下者少见。

一、概述

(一)病因

子宫肌瘤的确切病因尚不清楚,由于其好发于生育期妇女,患病后子宫肌瘤继续生长和发展,绝经后子宫肌瘤停止生长,甚至萎缩或消失等特点,提示子宫肌瘤的发生、发展过程可能与女性激素有关。研究表明,25%～50%的子宫肌瘤存在遗传学异常。

(二)病理

1.巨检

子宫肌瘤表面光滑,为球形实质结节,大小不一,质地较子宫肌层硬,外表有被压迫的肌纤维束和结缔组织构成的假包膜,故与周围肌组织分界清楚,子宫肌瘤与假包膜之间有一层疏松网状间隙,手术时易剥出。一般子宫肌瘤呈灰白色,切面呈漩涡状结构。

2.镜检

子宫肌瘤由平滑肌纤维和不等量的纤维结缔组织构成,肌细胞大小均匀,排列成漩涡状,细胞核呈杆状,染色较深。

(三)分类

1.按子宫肌瘤部位分类

按子宫肌瘤部位分为子宫体肌瘤(90％)和子宫颈肌瘤(10％)。

2.根据子宫肌瘤与子宫肌壁的关系分类

根据子宫肌瘤与子宫肌壁的关系分为肌壁间肌瘤、浆膜下肌瘤、黏膜下肌瘤三种类型。子宫肌瘤可单发,也可多发。各种类型的子宫肌瘤发生在同一子宫上,称为多发性子宫肌瘤。

(四)子宫肌瘤变性

当子宫肌瘤失去原来的典型结构时,称为子宫肌瘤变性。常见的变性有玻璃样变、囊性变、肉瘤变、红色变及钙化。

(五)临床表现

典型症状为经量增多、经期延长及白带增多,多见于大的肌壁间肌瘤及黏膜下肌瘤,伴有下腹部包块及相应的压迫症状。

(六)治疗要点

根据患者年龄、症状、肌瘤大小及生育功能的要求等情况进行全面分析后,可采取随访观察、药物治疗或手术治疗方案。

二、护理评估

(一)健康史

注意了解有无子宫肌瘤好发因素存在、有无子宫肌瘤家族史等。注意既往月经史、生育史,是否有不孕、流产史;询问有无长期使用雌激素类药物、病后月经变化情况、曾接受的治疗经过和疗效。

(二)身体状况

1.症状

大多数患者无明显症状,仅于妇科检查时发现。有无临床表现及症状的轻重与子宫肌瘤发生部位、生长速度及子宫肌瘤有无变性有关。

(1)月经量增多、经期延长:最常见的症状,多见于黏膜下肌瘤及肌壁间肌瘤。黏膜下肌瘤伴感染时,可有不规则阴道流血或血样脓性排液。如长期多量出血,可导致继发性贫血。

(2)白带增多:子宫肌瘤使子宫腔面积增大,内膜腺体分泌增多,导致白带增多。

（3）下腹包块：当子宫肌瘤逐渐增大使子宫超过 3 个月妊娠大小时，下腹部可扪及包块。

（4）腰酸、下腹坠及腹痛：常感腰酸或下腹坠胀，当子宫肌瘤发生蒂扭转出现缺血坏死时，可出现急性腹痛，红色变性时腹痛剧烈并伴发热、恶心。

（5）压迫症状：子宫肌瘤生长部位大小不同，可产生不同的压迫症状，压迫膀胱时可出现尿频或尿潴留，如压迫直肠可出现里急后重、便秘等症状。

2.体征

其体征与子宫肌瘤的大小、数目、位置及有无变性有关，子宫肌瘤较大者可在下腹部扪及质硬、不规则、结节状硬块物；妇科检查时子宫呈不规则形或均匀增大，质硬，表面可有数个结节状突起。黏膜下肌瘤的子宫多为均匀性增大，当肌瘤脱出于子宫颈口或阴道时，可见红色、表面光滑的实质性肿块；如伴有感染，表面可见溃疡，排液有臭味。

3.心理、社会评估

患者对子宫肌瘤的性质缺乏了解，不知该选择何种治疗方案，或因需要手术治疗而感到害怕与焦虑。

（三）辅助检查

采用 B 超检查、内镜检查、子宫输卵管造影等协助诊断。

三、护理诊断/合作性问题

1.知识缺乏

缺乏子宫切除术后保健知识。

2.疲乏

它与长时间月经量大而致贫血有关。

3.个人应对无效

它与对子宫肌瘤治疗方案的选择无能为力有关。

四、护理措施

（一）一般护理

1.提供相关知识，鼓励患者参与诊治过程

建立良好的护患关系，在评估患者及其家属对子宫肌瘤认知的情况下，提供治疗信息及治疗方案。对症状重、需手术切除子宫者，应让患者及其家属了解手术的必要性，告知切除子宫后不会影响性生活、失去女性特征，增强治疗康复信心。

2.指导患者加强营养

对贫血者，给予补充铁剂。注意休息，保持局部的清洁卫生，以防感染。

（二）观察病情

1.对症护理

积极配合医生，缓解患者不适，应严密注意生命体征变化，对贫血严重者应遵医嘱给予输血。黏膜下肌瘤脱出者，应观察阴道分泌物的量、性状及颜色，嘱患者清洗外阴，每日 1～2 次；

对浆膜下肌瘤应注意观察患者有无腹痛,了解腹痛的部位、性质及程度,如出现剧烈腹痛,应考虑蒂扭转,应马上告知医生,并做好急诊手术准备。除协助完成各项检查外,还要做好检测血型、交叉配血以备急用。

2.做好术后护理和出院指导

经阴道行黏膜下肌瘤摘除术的患者,若蒂部留置止血钳,通常于术后24～48小时取出;子宫全切或子宫肌瘤摘除的患者,术后应特别注意观察有无阴道流血、出血量及其性质。

(三)治疗配合

1.保守治疗

(1)随访观察:适用于子宫肌瘤小、无症状或症状较轻者,特别是近绝经期妇女,应每3～6个月定期随访一次。

(2)药物治疗:适用于子宫肌瘤小于2个月妊娠子宫大小、症状不明显或较轻者,近绝经期或全身情况不能手术者,采用:①雄激素制剂,常用甲基睾丸素、丙酸睾丸酮等;青春期少女慎用,每月累计剂量不宜超过300mg,否则导致女性男性化;②抗雌激素制剂,常用三苯氧胺;③促性腺激素释放激素类似物,用药后月经量减少,子宫肌瘤也能缩小,但停药后又可逐渐增大,副反应为潮热、急躁、出汗、阴道干燥等绝经综合征症状。

2.手术治疗

手术治疗适用于子宫肌瘤超过2个月妊娠子宫大小、症状明显导致继发性贫血者,以及子宫肌瘤生长快,有恶变可能者。按手术切除范围分为子宫肌瘤切除术、全子宫切除术、次子宫切除术。手术可经腹、经阴道或在宫腔镜及腹腔镜下进行,对40岁以下未生育、需保留子宫者,一般采用子宫肌瘤切除术,对子宫肌瘤较大、症状重、药物治疗无效,无须保留生育功能或疑有恶变者,行次子宫切除术或全子宫切除术。

(四)护理要点

1.术前护理

(1)心理护理:重视患者对疾病的认识和尊重患者的意愿,说明手术不会对患者自身形象和夫妻生活带来大的影响,解除患者的顾虑,愉快接受手术治疗。

(2)纠正贫血:当血红蛋白(Hb)<60g/L时,遵医嘱输入浓缩红细胞。

(3)评估患者血糖变化,控制血糖<8mmol/L。

(4)评估患者血压和心脏功能,遵医嘱使用降压药,监测血压和心功能。

(5)阴道出血的护理:保持外阴清洁,评估出血量,对出血量、性状准确记录。及时通知医师,遵医嘱使用止血剂。

(6)巨大肌瘤患者出现局部压迫致排尿、排便不畅时,应予导尿,或遵医嘱给缓泻剂软化大便,以缓解尿潴留、便秘症状。

(7)肌瘤脱出阴道内者,应保持局部清洁,防止感染。

合并妊娠者应定期进行产前检查,多能自然分娩,不需急于干预,但需预防产后出血;若肌瘤阻碍胎先露下降,或致产程异常发生难产时,应遵医嘱做好剖宫产术前准备及术后护理。

2.术后护理

(1)饮食:术后当日禁饮食,后进食免奶、免糖流质饮食,肠蠕动恢复后进半流质饮食,逐渐过渡到普通饮食。

（2）卧位与活动：术后平卧 6 小时，根据麻醉情况和病情及时改为半卧位；鼓励患者活动肢体，一般术后 24 小时可下地活动；早期活动应扶持，运动量适当，可促进肠蠕动的恢复，预防血栓性疾病和坠积性肺炎的发生。

（3）生命征、血氧饱和度监测：注意体温、血压、心律、心率的变化，$SpO_2 < 92\%$ 时给予氧气吸入。

（4）术后不适：腹痛、发热、腹泻、尿潴留、恶心、呕吐、腹胀等，遵医嘱给予相应处理。

（5）保持导尿管通畅，观察尿液的颜色、性状、量，准确记录，有异常及时通知医师。

（6）观察阴道出血情况：子宫肌瘤剥除（剔除）术后，应用缩宫素，以减少子宫出血；术后 1 周左右肠线吸收后阴道残端可有粉红色分泌物自阴道流出，不需处理；偶有阴道出血较多者，应及时复诊。

（7）并发症观察及护理

①观察有无血栓性疾病：下肢出现血栓性静脉炎时表现为皮肤发紧、肿胀、疼痛，肺栓塞时表现为突然胸痛、咯血、血氧饱和度急剧下降。嘱患者卧床休息，给予氧气吸入并及时通知医师，遵医嘱应用溶栓药物，并注意观察药物疗效及反应。

②腹胀：告知患者勿急躁，鼓励患者适时活动，及时取半卧位，可减轻腹胀。必要时遵医嘱肛管排气，口服四磨汤等。

③观察腹部切口有无出血、感染、裂开，如发现异常及时告知医师。

3.健康教育

（1）子宫肌瘤＜5cm，无明显症状或近绝经期者应遵医嘱定期复查。

（2）向接受药物治疗的患者讲明药物名称、使用目的、剂量、方法，可能的不良反应及应对措施。

（3）指导贫血患者进食高蛋白、含铁高、高维生素饮食。

（4）告知患者术后 1 个月返院复查内容、具体时间、地点及联系人等。

（5）日常活动的恢复需复查后遵医嘱进行。

第十章　产科疾病护理

第一节　妊娠合并糖尿病

妊娠合并糖尿病是一组以慢性血糖水平增高为特征的代谢疾病群。

(1)妊娠前已有糖尿病的患者妊娠,又称糖尿病合并妊娠。

(2)妊娠前糖代谢正常或有潜在的糖耐量减退,妊娠期才出现或发现糖尿病,又称为妊娠期糖尿病(GDM),占糖尿病孕妇的80%以上。

一、概述

(一)妊娠、分娩、产褥对糖尿病的影响

1.妊娠期

随妊娠周数增加,胎儿从母体获取葡萄糖增加,但肾小管对葡萄糖重吸收能力有限,易发生低血糖及酮症酸中毒。到妊娠中晚期,抗胰岛素物质增加,使孕妇对胰岛素的敏感性随妊娠周数增加而降低。胰岛素用量需要不断增加。这对于胰岛素分泌受限的孕妇,由于不能维持这一生理代偿变化而导致血糖升高。因此妊娠可使隐性糖尿病显性化,使原有糖尿病患者的病情加重,或发生妊娠期糖尿病。

2.分娩期

分娩过程中体力和能量消耗较大,而进食较少,若不及时减少胰岛素用量,容易发生低血糖,并发展为酮症酸中毒。

3.产褥期

产后胎盘排出体外,胎盘所分泌的抗胰岛素物质迅速消失,使胰岛素的需要量立即减少。若不及时调整胰岛素用量,极易产生低血糖症。

(二)糖尿病对妊娠的影响

1.对孕妇的影响

(1)妊娠期高血压疾病发病率增加:糖尿病孕妇因糖尿病导致广泛血管病变,使小血管内皮细胞增厚及管腔狭窄,容易并发妊娠期高血压疾病,病情控制较难,后果较为严重。

(2)妊娠期感染率增加:感染是糖尿病主要的并发症。未能很好控制血糖的孕妇易合并感染,如外阴阴道假丝酵母菌病、肾盂肾炎、产褥感染等,其中以泌尿系统感染最常见。

(3)羊水过多发生率增加:妊娠期糖尿病孕妇羊水过多发生率较妊娠期非糖尿病孕妇多10倍,其原因可能与胎儿高血糖、高渗性利尿致胎尿排出增多有关。羊水过多易导致胎膜早破和早产。

（4）手术产概率增加：糖尿病孕妇因巨大胎儿发生率显著增高,容易导致产程延长或产后宫缩不良,易发生产后出血,因此,选择手术产的概率也随之增加。

（5）易发生糖尿病酮症酸中毒：由于妊娠期糖代谢的复杂变化,加之高血糖及胰岛素相对或绝对不足,代谢紊乱可影响脂肪分解加速,血清酮体急剧升高,进一步发展为代谢性酸中毒。在妊娠早期血糖下降,胰岛素若没有及时减量也可引起饥饿性酮症酸中毒。

（6）再次妊娠时妊娠期糖尿病复发率增高：对于妊娠期糖尿病孕妇来说,再次妊娠时,妊娠期糖尿病的复发率可高达 33%~69%,远期患糖尿病概率及心血管系统疾病发病率也均增加。

2.对胎儿、新生儿的影响

（1）巨大儿发生率高：可达 25%~42%,其原因为胎儿长期处于高血糖状态,刺激胎儿产生大量胰岛素,促进蛋白、脂肪合成和抑制脂肪分解作用所致。妊娠期糖尿病孕妇过胖或过重是巨大儿发生的重要危险因素。

（2）流产和早产：血糖高可使胚胎发育异常,最终导致死亡而流产。合并羊水过多时易发生早产。

（3）胎儿生长受限：妊娠早期高血糖有抑制胚胎发育的作用,导致妊娠早期胚胎发育落后,其发生率为 21%。

（4）胎儿畸形率高：与受孕后最初数周高血糖水平密切相关,其严重畸形发生率为正常妊娠的 7~10 倍,以心血管和神经系统畸形最为常见。

（5）胎儿窘迫及死胎发生率高：妊娠中晚期发生糖尿病酮症酸中毒,易导致胎儿窘迫和死胎。

（6）新生儿低血糖：新生儿脱离母体高血糖环境后,高胰岛素血症仍然存在,若不及时补充糖,易出现低血糖,危害新生儿生命。

（7）新生儿呼吸窘迫综合征发生率高：母体高血糖环境刺激胎儿胰岛素分泌增加,形成高胰岛素血症,高胰岛素血症具有拮抗糖皮质激素促进肺泡Ⅱ型细胞表面活性物质合成及释放,使胎儿肺表面活性物质产生及分泌减少,胎儿肺成熟延迟。

（三）临床表现

临床表现通常不典型,重症者可有明显的"三多一少"症状,即多饮、多食、多尿及体重不增或下降。患者可出现其他系统损伤,如糖尿病性肾病及眼部、神经等病变,或合并感染,如外阴阴道假丝酵母菌病。严重者可诱发酮症酸中毒。

（四）治疗要点

在内科医生协助下严格控制血糖值,密切监护母儿情况。对不宜继续妊娠者,应尽早终止妊娠。分娩期应随时监测血糖、尿糖和尿酮体。分娩 24 小时内胰岛素减量,新生儿均按早产儿护理。

二、护理评估

1.健康史

了解孕妇有无糖尿病家族史及患病史,有无糖尿病的"三多一少"症状及其合并症,询问既往生育史,特别是有无习惯性流产、不明原因的死胎、死产、巨大儿、胎儿生长受限、畸形儿等。

2.身体评估

患者出现代谢紊乱,轻者症状不明显,重者有明显的三多症状,即多饮、多食、多尿,或外阴阴道假丝酵母菌感染,出现外阴瘙痒等,且可合并神经、眼底的损害,出现视力模糊等症状。

(1)妊娠期:观察糖尿病孕妇有无妊娠期高血压疾病、感染、羊水过多、巨大儿、酮症酸中毒等并发症,评估胎儿子宫内健康状况,包括子宫底高度、腹围、胎动计数、B超检查等。

(2)分娩期:观察糖尿病孕妇有无低血糖症状,如心悸、出汗、乏力、心率加快、面色苍白等,注意有无酮症酸中毒、昏迷等。根据宫缩情况调整输液速度,严格控制输入液体的含糖量.密切监测产妇的生命体征、子宫收缩、胎动及胎心率等,密切关注产程进展,及早发现异常给予处理。

(3)产褥期:由于体内激素迅速变化,应重点评估产妇有无高血糖或低血糖的症状、产妇进食量及液体摄入量。评估产妇有无出现与感染有关的症状。

(4)心理、社会状况:评估孕产妇及家属对妊娠期糖尿病的了解程度,对糖尿病与妊娠之间的相互影响的认知状况,以及妊娠期糖尿病检查及其治疗的掌握情况,是否愿意配合治疗,有无焦虑情绪等。

3.辅助检查

(1)尿糖测定:妊娠期由于生理性糖尿,尿糖测定可为阳性,应进一步做空腹血糖检查及糖筛查实验。

(2)血糖测定:FPG>7.0mmo/L,随机血糖>11.1mmol/L,GHBA1C>6.5%。

(3)葡萄糖耐量试验(OGTT):我国多采用75g葡萄糖耐量试验。OGTT试验前连续三天正常体力活动、正常饮食,即每日进食碳水化合物不少于150g。禁食8~14小时至次日晨检查时,5分钟内口服含75g葡萄糖的液体300mL,分别抽取服糖前、服糖后1小时、2小时的静脉血(从开始饮用葡萄糖水计算时间)。检查期间静坐、禁烟。其正常上限为:空腹5.1mmol/L,血糖值依次为1小时10.0mmol/L,2小时8.5mmol/L。其中有两项或两项以上达到或超过正常值,可诊断为妊娠期糖尿病。仅一项高于正常值,诊断为糖耐量异常。

三、护理诊断/合作性问题

1.有感染的危险

它与糖尿病患者免疫力低下有关。

2.有胎儿受伤的危险

它与糖尿病引起巨大儿、畸形儿、胎儿窘迫、胎儿肺泡表面活性物质不足有关。

3.焦虑

它与担心自身健康及胎儿预后有关。

4.潜在并发症

低血糖、糖尿病酮症酸中毒、产后出血等。

四、护理措施

1.一般护理

（1）饮食治疗：饮食控制是治疗糖尿病的基础，每日能量以150kJ/kg（36kcal/kg）为宜。妊娠中期以后，每周热量增加3%～8%，其中糖类占40%～50%，蛋白质占20%～30%，脂肪占30%～40%。糖尿病孕妇饮食治疗的目标是既要有足够的热量供胎儿生长发育，同时以控制空腹血糖3.3～5.3mmol／L，餐前30分钟3.3～5.3mmol／L，餐后2小时血糖值在4.4～6.7mmol／L，夜间4.4～6.7mmol／L而孕妇又无饥饿感为理想。此外，每日还需要适当补充维生素、叶酸、铁剂和钙剂等。

（2）控制血糖：妊娠期的血糖控制，除了饮食控制外，其次就是正确使用胰岛素等降糖药物。应指导孕产妇了解胰岛素注射的部位、种类及其药物作用的高峰期，并指导孕产妇自行测试尿糖，并根据血糖水平调节胰岛素剂量，以维持血糖的稳定，减少糖尿病对妊娠的影响。不能使用磺脲类及双胍类降糖药，因该类药能通过胎盘，引起胎儿胰岛素分泌过多，导致胎儿低血糖死亡或畸形。

2.病情观察

整个妊娠过程中，应密切监测血糖变化，及时调整胰岛素的用量。在妊娠早期，由于血糖控制困难，容易发生低血糖，而到了妊娠中晚期，胰岛素需要量开始增加，因此，应根据不同妊娠周数机体对胰岛素的需求量不同，及时调整用量。加强产前检查，妊娠10周前及妊娠32周以后应每周检查1次，妊娠中期应每2周检查1次，以便及时进行调整。此外，需严格监测胎儿子宫内情况，可通过B超检查、测量子宫底高度和腹围，了解胎儿生长速度。

3.治疗配合

（1）分娩期：根据病情轻重、胎儿大小、子宫颈条件、胎方位等选择合适的分娩方式。

①剖宫产：妊娠合并糖尿病本身不是剖宫产指征，但若有巨大儿、胎盘功能不良、糖尿病病情严重、胎方位异常或其他产科指征者，应行剖宫产术结束分娩。糖尿病合并血管病变者，多需提前终止妊娠，并常选择剖宫产。

②阴道分娩：选择阴道分娩者应监测血糖、尿糖和尿酮体。尽可能维持血糖在5.6mmol/L以上，以免发生低血糖。产程中鼓励孕妇正常进食，保证热量供应；严密监测宫缩、胎心率变化，有条件者给予连续胎心监护；避免产程延长，应在12小时内结束分娩；预防肩难产；胎儿前肩娩出后立即给予20U缩宫素肌内注射，以减少产后出血。若有胎儿窘迫或产程进展缓慢，应行剖宫产术结束分娩。

③胰岛素的使用：剖宫产或引产当日早晨的胰岛素用量一般仅为平时的一半，临产及手术当日应每2小时测血糖或尿糖，以便随时调整胰岛素用量。分娩24小时内胰岛素减量，至原来用量的1/2，48小时后减少至原来用量的1/3，并需重新评估胰岛素用量。

（2）产褥期。

①产妇的护理：由于妊娠期糖尿病常出现羊水过多、胎儿过大等现象，导致宫缩乏力，易引起产后出血，因此，需密切观察子宫收缩、阴道流血、恶露量等情况。监测血糖和尿糖的变化，观察有无心悸、出汗、脉搏加快等低血糖表现。要保持腹部、会阴创口清洁和全身皮肤清洁，防止感染。应鼓励母乳喂养。加强母婴联系，建立亲子关系。

②新生儿护理：新生儿出生时应留脐血，进行血糖、胰岛素、胆红素、血细胞比容等测定，以

此对新生儿进行评估。由于此时新生儿免疫力弱，无论其体重大小，均应按早产儿护理，给予保温、吸氧、早开奶。新生儿开奶同时，定期滴服 25% 葡萄糖溶液。

4.心理护理

妊娠期，耐心向孕妇及其家属解释糖尿病与妊娠、分娩的相互影响，鼓励和安慰孕产妇，及时解答孕产妇提出的问题，缓解其紧张情绪，解除思想顾虑。同时密切与家属联系，减轻家庭主要成员的焦虑。

5.健康教育

保持会阴清洁干净，预防产褥感染及泌尿系统感染，定期进行产科及内分泌科复查，对其糖尿病病情重新进行评估。产后应长期避孕，不宜采用药物避孕及子宫内节育器。

第二节　妊娠合并贫血

贫血是妊娠合并症最常见的疾病之一。贫血在妊娠各期对母儿均可造成一定危害，因此属于高危妊娠范畴，妊娠合并贫血包括缺铁性贫血、巨幼红细胞性贫血、再生障碍性贫血等，其中 95% 为缺铁性贫血，故此章节仅介绍妊娠期缺铁性贫血。

一、概述

1.病因及发病机制

缺铁性贫血主要是由于人体内储存的铁消耗殆尽，不能满足人体正常红细胞生成的需要而发生的贫血。妊娠期间，随着血容量的增加，以及胎儿生长发育的需要，孕妇对铁的需求较非妊娠时期增加，其次，食物结构不合理、食物中铁的含量不足或吸收不良，均可导致孕妇出现缺铁性贫血。

2.贫血与妊娠的相互影响

(1)对母体的影响：妊娠可使原有的贫血病情加重，而贫血导致孕妇的免疫力低下，重度贫血可因心肌缺氧导致贫血性心脏病；易发生妊娠期高血压疾病；严重贫血时机体对失血耐受力降低，易发生失血性休克；由于贫血降低产妇免疫力，易发生产褥期感染。

(2)对胎儿的影响：孕妇和胎儿在竞争摄取孕妇血清铁的过程中，由于铁自母体运至胎儿是单向运输，不能逆向转运，因此胎儿在竞争中占优势，胎儿缺铁程度较轻。但当孕妇为重度贫血时，容易造成胎儿生长受限、胎儿窘迫、早产或死胎。

3.妊娠期贫血的诊断标准

由于妊娠期血液系统的生理变化，妊娠期贫血的诊断标准不同于非妊娠期。我国一直沿用的标准为血红蛋白含量小于 110g/L，红细胞计数小于 3.5×10^{12}/L 或血细胞比容小于 0.30。

妊娠期贫血的程度一般分为四度。①轻度：红细胞计数 $(3.0 \sim 3.5) \times 10^{12}$/L，血红蛋白含量 81~100g/L。②中度：红细胞计数 $(2.0 \sim 3.0) \times 10^{12}$/L，血红蛋白含量 61~80g/L。③重度：红细胞计数 $(1.0 \sim 2.0) \times 10^{12}$/L，血红蛋白含量 31~60g/L。④极重度：红细胞计数小于 1.0×10^{12}/L，血红蛋白含量不大于 30g/L。

4.临床表现

轻度贫血常无症状或症状较轻;重度贫血可能有头晕、头痛、乏力、易倦、耳鸣、眼花、心悸、气短、食欲缺乏、腹胀、腹泻等。

5.治疗要点

贫血的治疗要点为去除病因,治疗并发症,补充铁剂,血红蛋白含量小于 60g/L 时应输血。

二、护理评估

1.健康史

询问既往是否有慢性失血性疾病,如经量过多、消化系统疾病等;了解既往营养状况,有无偏食等不良饮食习惯。

2.身体评估

(1)症状:轻者可无明显症状;重者可有乏力、头晕、心悸、耳鸣、气短、食欲缺乏、腹胀、腹泻等。

(2)体征:轻者可仅表现为皮肤、口唇黏膜和眼睑结膜稍苍白;重者除了皮肤黏膜苍白外,还可出现皮肤毛发干燥、脱发、指甲脆薄及口角炎、舌炎等。

3.辅助检查

(1)血常规:典型的外周血涂片为小红细胞低血红蛋白性贫血。血红蛋白含量小于 100g/L,血细胞比容小于 0.30,红细胞计数小于 $3.5×10^{12}$/L,红细胞平均体积(MCV)小于 80fL,红细胞平均血红蛋白浓度(MCHC)小于 32%。

(2)血清铁的测定:血清铁的测定能更灵敏地反映缺铁状况。正常成年妇女血清铁含量为 $7～27\mu mol$/L,若孕妇血清铁含量小于 $6.5\mu mol$/L,可以诊断为缺铁性贫血。

(3)骨髓象:红系造血呈轻度或中度增生活跃,以中晚幼红细胞增生为主,骨髓铁染色可见细胞内外铁均减少,尤以细胞外铁减少为主。

(4)心理、社会状况:评估孕产妇及家属对妊娠期贫血的了解程度,对妊娠期贫血的注意事项、诊断、治疗、药物用法、作用和不良反应的掌握情况及有无焦虑情绪等。

三、护理诊断/合作性问题

1.有胎儿受伤的危险

它与母亲贫血、胎儿生长受限、早产、死胎等有关。

2.知识缺乏

它与缺乏妊娠合并贫血的保健知识及忽视服用铁剂的重要性有关。

3.有感染的危险

它与贫血导致机体免疫力下降有关。

四、护理措施

1.一般护理

（1）孕前指导：妊娠期前，应积极治疗各种慢性失血性疾病，如经量过多等，以增加铁的储备，对胃肠道功能紊乱或消化不良者给予对症处理。

（2）加强营养：妊娠期间，建立合理的食物组成结构，改变不良饮食习惯，如长期偏食、饮茶等，多摄食高铁、高蛋白、富含维生素 C 的食物，如动物肝脏、瘦肉、蛋类、豆类等。

（3）适当休息：贫血的孕妇应根据贫血情况适当休息，重度贫血者应减轻工作量或建议全休，以减少机体对氧的消耗。

2.病情观察

妊娠期间，加强产前检查，密切监护母儿情况，以便早发现、早治疗。注意观察贫血孕妇的生命体征，如心率、呼吸、血压等。重度贫血者，需警惕贫血性心脏病诱发急性心力衰竭。注意观察胎心率、胎动变化及胎儿生长发育情况，防止出现胎儿生长受限、胎儿窘迫、早产或死胎等。

3.治疗配合

（1）妊娠期：指导妊娠 4 个月后正确补充铁剂。铁剂的补充应首选口服制剂，血红蛋白含量小于 100g/L 时，应口服硫酸亚铁 0.3g，每日 3 次，同时服维生素 C 300mg 及 10％稀盐酸 0.5～2mL 以促进铁的吸收，为减少对胃肠道的刺激，需在饭后或餐中服用。若为重度缺铁性贫血或不良反应严重不能口服铁剂者，可用右旋糖酐铁，首次量为 50mg，深部肌内注射，如无副反应，第 2 天可增至 100mg。每日 1 次。若血红蛋白含量小于 60g/L，又接近预产期或短期内需行剖宫产术者，可少量多次输血以迅速纠正贫血。输血不可过多过快，以免加重心脏负担，引起急性心力衰竭。有条件者输浓缩红细胞。

（2）分娩期：对于中重度的贫血孕妇，应提前做好配血准备。在产程中，严密监护母儿情况，给氧，根据孕妇情况可酌情给予维生素 K_1、卡巴克洛及维生素 C 等，为了防止产程延长，可在第二产程时行阴道助产术。积极预防产后出血，当胎儿前肩娩出后，可肌内注射或静脉注射麦角新碱 0.2mg，同时用缩宫素 20U 加于 5％葡萄糖溶液中静脉滴注。出血过多者，及时输血。产程中严格遵循无菌技术操作原则，产时及产后应用广谱抗生素预防感染。

（3）产褥期：贫血产妇易发生因宫缩乏力所致的产后出血，且失血的耐受力差，故产后应注意子宫收缩与阴道流血情况。出血多时及时给予输血，注意速度和量，避免引起急性心力衰竭，继续应用抗生素预防和控制感染。

4.心理护理

耐心向孕妇及其家属解释贫血对孕妇、胎儿的影响，鼓励和安慰孕产妇与家属、及时解答孕产妇及家属提出的问题，缓解其紧张情绪，解除思想顾虑。

5.健康指导

（1）孕前应积极治疗慢性失血性疾病如月经过多等。

（2）加强孕期营养，摄取高铁、高蛋白、富含维生素 C 的食物，如动物肝脏、瘦肉、豆类、蛋类、菠菜、甘蓝、葡萄干、胡萝卜等，纠正偏食、挑食等不良习惯。

（3）妊娠 4 个月起应常规补充铁剂，每日口服硫酸亚铁 0.3g，预防妊娠期贫血；定期产前检查，及早发现贫血并纠正，指导正确服用铁剂的方法。

第三节 异常分娩

一、产力异常

产力异常主要是指子宫收缩力异常,包括子宫收缩的节律性、对称性、极性或频率强度发生改变,可分为子宫收缩乏力和子宫收缩过强两类,每类又分为协调性和不协调性两种,以协调性子宫收缩乏力最为常见。

(一)子宫收缩乏力

1.概述

(1)病因

①产道与胎儿因素:头盆不称或胎方位异常使胎先露下降受阻,不能紧贴子宫下段及子宫颈内口反射性地引起有效子宫收缩,是导致继发性子宫收缩乏力的最常见原因。

②精神因素:多见于初产妇,尤其是高龄初产妇,恐惧分娩,精神过度紧张,干扰了中枢神经系统的正常功能。

③子宫因素:子宫发育不良、畸形、子宫肌瘤等可使子宫收缩失去正常特征;子宫壁过度膨胀,如双胎、巨大儿、羊水过多等,可使子宫肌纤维过度伸展;经产妇或子宫的急、慢性炎症可使子宫肌纤维变性,这些均能影响子宫收缩力。

④药物影响:临产后不恰当地使用大剂量镇静剂、镇痛剂及麻醉剂(如吗啡、哌替啶等)。

⑤内分泌失调:体内激素分泌紊乱、电解质失衡等影响子宫正常收缩。

⑥其他因素:营养不良、贫血等慢性疾病导致体质虚弱;临产后过度的体力消耗,进食与睡眠不足;膀胱直肠充盈;前置胎盘影响胎先露下降;过早使用腹压等均可导致宫缩乏力。

(2)治疗要点

①有明显头盆不称者应行剖宫产术。

②对协调性子宫收缩乏力者,应改善产妇全身状况,加强宫缩,若产程仍无进展或出现胎儿窘迫,应行剖宫产术或阴道助产术。

③不协调性子宫收缩乏力者,调整子宫收缩,恢复宫缩的节律性和极性。

2.护理评估

(1)健康史:认真阅读产前检查记录,如产妇身高、骨盆测量值、胎儿大小,了解有无妊娠合并症,有无使用镇静药或止痛药的情况。重点评估临产时间、宫缩频率、宫缩强度及胎心率、胎动情况。

(2)身体状况

①协调性子宫收缩乏力(低张性子宫收缩乏力):子宫收缩具有正常的节律性、对称性和极性,但收缩力弱,持续时间短而间歇期长。即使宫缩最强时,子宫体隆起也不明显,用手压子宫底部肌壁仍有凹陷。依据其在产程中出现时期不同分为:a.原发性子宫收缩乏力:自分娩开始

宫缩就微弱无力,致子宫口扩张及胎先露下降缓慢,产程延长。b.继发性子宫收缩乏力:临产早期子宫收缩正常,但至活跃期或第二产程时宫缩减弱,多见于中骨盆及出口平面狭窄致持续性枕横位或枕后位等头盆不称时。

②不协调性子宫收缩乏力(高张性子宫收缩乏力):子宫收缩失去正常的节律性、对称性和极性。宫缩的兴奋点来自子宫下段的一处或多处,宫缩时子宫底部不强,而是子宫下段强,宫缩间歇期子宫肌不能完全松弛,这种宫缩属于无效宫缩。产妇自觉下腹部持续性疼痛、拒按,紧张、烦躁。产科检查时下腹部有明显压痛,宫缩间歇期不明显,胎方位触不清,胎心率不规则,产程进展异常。

③产程曲线异常:产程曲线是产程监护和识别难产的重要手段,产程进展的标志是子宫口扩张和胎先露下降。宫缩乏力导致产程曲线异常有以下八种类别:a.潜伏期延长:从临产规律宫缩开始至子宫口扩张 3cm 称为潜伏期,初产妇潜伏期正常约需 8 小时,最大时限 16 小时,超过 16 小时称为潜伏期延长。b.活跃期延长:从子宫口扩张 3cm 开始至子宫口开全称为活跃期,初产妇活跃期正常约需 4 小时,最大时限 8 小时,若超过 8 小时称为活跃期延长。c.活跃期停滞:进入活跃期后,子宫口不再扩张达 2 小时以上,称为活跃期停滞。d.第二产程延长:第二产程初产妇超过 2 小时、经产妇超过 1 小时尚未分娩,称为第二产程延长。e.第二产程停滞:第二产程达 1 小时胎先露下降无进展,称为第二产程停滞。f.胎先露下降延缓:活跃期晚期及第二产程,胎先露下降速度初产妇小于 1.0cm/h,经产妇小于 2.0cm/h,称为胎先露下降延缓。g.胎先露下降停滞:活跃期晚期胎先露停留在原处不下降 1 小时以上,称为胎先露下降停滞。h.滞产:总产程超过 24 小时。以上八种产程进展异常,可单独存在,也可以合并存在。

(3)对母儿的影响

①对产妇的影响:a.体力衰竭:由于产程延长,产妇休息不好,进食少,体力消耗大,可致肠胀气、尿潴留等,严重时可引起脱水、酸中毒等,使产妇体力衰竭,加重宫缩乏力。b.生殖道瘘:由于第二产程延长,膀胱和(或)尿道较长时间被压迫于胎先露与耻骨联合之间,可导致局部组织缺血、水肿和坏死,形成生殖道瘘。c.产褥感染:产程延长使肛查或阴道检查次数增加,均使感染机会增加。d.产后出血:宫缩乏力,影响胎盘剥离面的血窦关闭,引起产后出血。

②对围生儿的影响:产程延长,宫缩不协调可致胎儿-胎盘循环障碍,胎儿供氧不足,导致胎儿窘迫,甚至胎死宫内;由于产程异常,增加了手术产机会,新生儿产伤可能增加。

(4)心理、社会状态:由于产程延长,产妇及家属表现出过度焦虑、恐惧的情绪,担心母儿安危,对经阴道分娩失去信心,请求医护人员帮助,尽快结束分娩。

(5)辅助检查

①监测宫缩:用胎儿电子监护仪监测宫缩的节律性、强度和频率,了解胎心率改变与宫缩的关系。

②实验室检查:可出现尿酮体阳性、电解质紊乱、二氧化碳结合力降低等。

3.护理诊断/合作性问题

(1)疲劳:与宫缩乏力、产程延长、产妇体力过度消耗有关。

(2)焦虑:与担心孕妇自身及胎儿安全有关。

(3)潜在并发症:产后出血、胎儿窘迫。

4.护理措施

(1)减轻疲劳,纠正异常宫缩

①改善全身情况:a.保证休息,消除紧张,保存体力:过度疲劳或烦躁不安者遵医嘱给予镇静剂,如地西泮 10mg 缓慢静脉注射或哌替啶 100mg 肌内注射。b.补充营养:鼓励产妇多进食易消化高热量食物,对入量不足者需补充液体,不能进食者每日液体摄入量不少于 2500mL,遵医嘱给予 10% 葡萄糖溶液 500mL,内加维生素 C 2g 静脉滴注。

②纠正异常宫缩:严密监测,及时发现异常宫缩,确定其类型并给予纠正。

a.协调性子宫收缩乏力:需加强宫缩,排空充盈的膀胱和直肠。刺激乳头。针刺合谷、三阴交、关元等穴位,用强刺激手法留针 30 分钟。人工破膜:子宫口扩张 3cm 或以上、无头盆不称及胎头已衔接者,可行人工破膜,使胎先露紧贴子宫下段及子宫颈内口,反射性加强子宫收缩。静脉滴注缩宫素:必须专人监护,严密观察宫缩、胎心率及血压。先用 5% 葡萄糖溶液 500mL 静脉滴注,调节滴速为 8~10 滴/分,然后加入缩宫素 2.5~5U 摇匀,根据宫缩调整滴速,滴速通常不超过 40 滴/分,以宫缩维持在间隔 2~4 分钟,持续 40~60 秒为宜。

b.不协调性子宫收缩乏力:遵医嘱给予镇静剂,如哌替啶 100mg,产妇经充分休息后可恢复为协调性子宫收缩,在宫缩未恢复协调之前,严禁使用缩宫素。

(2)做好手术准备:严密观察宫缩及胎心率变化,若经上述处理后宫缩未能恢复正常或伴胎儿窘迫,应协助医生做好阴道助产或剖宫产术前准备。

(3)提供心理支持,减少焦虑与恐惧:护士必须重视评估产妇的心理状态,及时给予解释和支持,防止精神紧张。应多关心、安慰产妇,鼓励产妇及家属表达出他们的担心和不适,及时提供目前产程进展和护理计划等信息,使产妇和家属理解并能主动配合医护工作,安全度过分娩期。新生儿如出现意外,需协助产妇及家属顺利度过哀伤期,并为产妇提供出院后的避孕指导。

(4)健康教育:加强产前教育,让孕妇及家属了解分娩过程,认识到过多镇静剂的使用会影响子宫收缩。临产后,指导产妇休息、饮食、排尿及排便。产后注意观察宫缩、阴道流血情况。加强营养,保持外阴部清洁,注意恶露的量、颜色及气味,指导母乳喂养。

(二)子宫收缩过强

1.护理评估

(1)健康史:详细询问宫缩开始的时间、程度,以及胎动的情况。认真查看产前检查的各项记录,了解经产妇既往有无急产史。评估临产后产妇有无精神紧张、过度疲劳,分娩过程中有无梗阻发生,有无应用缩宫素,有无胎盘早剥或子宫腔内操作等诱发因素。

(2)身体状况

①协调性子宫收缩过强:子宫收缩的对称性、节律性和极性正常,但子宫收缩力过强、过频。若产道无梗阻,可使子宫口迅速开全,分娩会在短时间内结束。总产程不足 3 小时,称为急产,经产妇多见。由于宫缩过强过频,产程过快,可导致产妇软产道裂伤,产褥感染机会增加,影响子宫胎盘血液循环,易发生胎儿窘迫和新生儿窒息,胎儿娩出过快易发生新生儿颅内出血或坠地外伤。若产道有梗阻,处理不及时可造成子宫破裂。

②不协调性子宫收缩过强:

a.强直性子宫收缩：其几乎均是外界因素引起子宫颈内口以上部分的子宫肌层出现强直性痉挛性收缩，间歇期短或无间歇期。产妇烦躁不安、持续性腹痛，胎心音、胎方位不清，有时子宫下段被拉长，形成一明显环状凹陷，并随宫缩上升达脐部或脐上，为病理性缩复环，腹部呈葫芦状，子宫下段压痛明显，并有血尿。

b.子宫痉挛性狭窄环：子宫壁局部肌肉呈痉挛性不协调性收缩，形成环状狭窄，持续不放松，称为子宫痉挛性狭窄环。狭窄环可发生在子宫颈、子宫体的任何部分，多在子宫上下段交界处，也可在胎体某一狭窄部，以胎颈、胎腰处常见。产妇出现持续性腹痛、烦躁、子宫颈扩张缓慢、胎先露下降停滞、胎心率不规则，腹部检查可触及狭窄环，此环与病理性缩复环不同的是不随宫缩上升。

(3)心理、社会状态：产妇疼痛难忍，常表现出烦躁不安、恐惧，担心自身及胎儿安危。

(4)辅助检查：胎儿电子监护仪监测宫缩及胎心音的变化。

2.护理诊断/合作性问题

(1)急性疼痛：与过频、过强的子宫收缩有关。

(2)焦虑：与担心自身和胎儿安危有关。

(3)有母儿受伤的危险：与产程过快造成产妇软产道损伤、新生儿受伤有关。

(4)潜在并发症：子宫破裂，产后出血。

3.护理措施

(1)缓解疼痛：①提供缓解疼痛的措施，如深呼吸、变换体位、腹部按摩、及时更换汗湿的衣服及床单，保持安静环境等；②必要时遵医嘱给予镇静剂或宫缩抑制剂。

(2)减轻焦虑：提供陪伴分娩，多给予关心和指导，消除紧张焦虑心理。及时向产妇和家属提供产妇的信息，说明产程中可能出现的问题及采取的措施，以便取得他们的理解和配合。

(3)防止受伤，促进母儿健康：①产前详细了解孕产史，凡有急产史的孕妇，嘱其在预产期前1～2周住院待产，以免发生意外；②临产后不宜灌肠，提前做好接产和新生儿窒息抢救的准备工作，胎儿娩出时嘱产妇勿向下屏气；③如发生急产，新生儿应肌内注射维生素 K₁ 预防颅内出血，并尽早肌内注射破伤风抗毒素 1500U 和抗生素预防感染；④产后仔细检查子宫颈、阴道、外阴，如有撕裂应及时缝合，并遵医嘱使用抗生素预防感染。

(4)预防子宫破裂：①宫缩乏力静脉滴注缩宫素时，注意小剂量、低浓度、慢流量、勤观察，及时发现子宫破裂先兆，防止子宫破裂发生；②严密观察宫缩，若宫缩过强，立即停止一切刺激，如阴道内操作、缩宫素静脉滴注等，并及时通知医生；若子宫口已开全，应指导产妇宫缩时张口呼气，减少屏气用力，减慢分娩过程，同时做好接产和抢救新生儿窒息的准备；出现胎儿窘迫者，应让产妇取左侧卧位，吸氧并做好剖宫产术的准备。

(5)健康教育：嘱产妇观察子宫体复旧、会阴伤口、阴道出血等情况，进行产褥期健康教育及出院指导；如新生儿发生意外，多给予产妇安慰，帮助其分析原因，解除悲伤情绪，为今后生育提供具体指导。

二、产道异常

产道异常包括骨产道异常及软产道异常，临床上以骨产道异常为多见。

(一)概述

1.狭窄骨盆的分类

(1)骨盆入口平面狭窄:骨盆入口平面狭窄常见于扁平骨盆。骶耻外径小于18cm,入口前后径小于10cm,对角径小于11.5cm。常见以下两种类型:单纯扁平骨盆和佝偻病性扁平骨盆。

(2)中骨盆平面和出口平面狭窄

①漏斗骨盆:骨盆入口平面各径线正常,两侧骨盆壁向内倾斜,状似漏斗。其特点是中骨盆平面和出口平面均狭窄,使坐骨棘间径、坐骨结节间径缩短,耻骨弓角度小于90°。坐骨结节间径与出口后矢状径之和小于15cm。

②横径狭窄骨盆:与类人猿型骨盆类似,骨盆入口、中骨盆及骨盆出口横径均缩短,前后径稍长,坐骨切迹宽。

(3)骨盆三个平面均狭窄:骨盆外形属于女性骨盆,但骨盆入口、中骨盆及骨盆出口三个平面均狭窄,每个平面径线均小于正常值2cm或更多,此类狭窄骨盆又称为均小骨盆,多见于身材矮小、体形匀称的妇女。

(4)畸形骨盆:骨盆失去正常形态者称为畸形骨盆。一种为骨软化症骨盆,现已罕见;另一种为偏斜骨盆。

2.处理要点

明确骨盆狭窄类型及程度,综合判断后决定分娩方式。绝对性狭窄骨盆,胎儿不能经阴道分娩;相对性狭窄骨盆,若胎儿较小、胎方位正常,在产力好的条件下可以试产。

(二)护理评估

1.健康史

询问有无引起骨盆异常的疾病,如佝偻病、结核病、骨软化症及外伤史。若为经产妇,应了解有无难产和新生儿产伤等异常分娩史。

2.身体状况

(1)一般检查:测量身高,若身高在145cm以下者,警惕均小骨盆;观察孕妇有无跛足、脊柱及髋关节畸形、米氏菱形窝不对称、尖腹或悬垂腹等。

(2)腹部检查

①观察腹型,测量宫高、腹围,预测胎儿大小,明确胎方位。

②跨耻征检查:估计头盆是否相称。产妇排空膀胱后仰卧,两腿伸直,检查者将手放在耻骨联合上方,向骨盆腔方向推压浮动的胎头。如胎头低于耻骨联合平面,为跨耻征阴性,表示头盆相称;若胎头与耻骨联合在同一平面,为跨耻征可疑阳性,表示头盆可能不称;若胎头高于耻骨联合平面,为跨耻征阳性,表示头盆明显不称。初产妇预产期前2周或经产妇临产后胎头尚未入盆时做此项检查有一定的临床意义。

(3)骨盆测量

①入口平面狭窄:其常见于扁平骨盆,骶耻外径小于18cm,入口前后径小于10cm,对角径小于11.5cm;影响胎头入盆或衔接。

②中骨盆平面和出口平面狭窄:其常见于漏斗骨盆,坐骨棘间径小于10cm,坐骨结节间径

小于 8cm,耻骨弓角度小于 90°,出口横径和后矢状径之和小于 15cm;主要影响胎头俯屈、内旋转,易发生持续性枕横位或枕后位。

③三个平面均狭窄:骨盆外形属于女型骨盆,但各平面径线均小于正常值 2cm 或以上,称为均小骨盆,见于身材矮小、体形匀称的妇女。

④畸形骨盆:骨盆失去对称性,如骨软化症骨盆和偏斜骨盆,较少见。

(4)妇科检查:妇科检查主要了解软产道有无异常。

①外阴异常:外阴坚韧、水肿、瘢痕。

②阴道异常:阴道横隔、纵隔,瘢痕性狭窄、囊肿或肿瘤。

③子宫颈异常:子宫颈外口粘连,子宫颈坚韧、水肿;子宫颈瘢痕、子宫颈癌、子宫颈肌瘤等。

(5)对母儿的影响:骨盆狭窄,影响胎先露的衔接、内旋转,引起胎方位异常、子宫收缩乏力或过强,导致产程延长、停滞或子宫破裂;膀胱等局部软组织因受压过久易形成生殖道瘘;易发生胎膜早破、脐带脱垂导致胎儿窘迫;因胎头受压过久或手术助产,使新生儿颅内出血、产伤及感染的概率增加。

(6)心理、社会状态:产前检查确诊为产道明显异常,被告知需行剖宫产术者,产妇多表现为对手术的恐惧和紧张,必须经试产才能确定分娩方式者,孕妇及家属常因不能预知分娩结果而焦虑不安。

3.辅助检查

利用 B 超检查测量胎儿各径线,判断胎儿能否通过骨产道。

(三)护理诊断/合作性问题

1.有母儿受伤的危险

它与分娩困难造成软产道损伤和新生儿产伤有关。

2.焦虑

它与不了解产程进展或担心分娩的结果有关。

3.感染

它与胎膜早破、产程延长、手术操作有关。

4.潜在并发症

胎儿窘迫,新生儿窒息,子宫破裂。

(四)护理措施

1.防止受伤,促进母儿健康

(1)临产后:严密观察宫缩、子宫口扩张和胎先露下降情况,发现产程进展缓慢或宫缩过强,及时报告医生并协助处理。对明显头盆不称、不能经阴道分娩者,遵医嘱做好剖宫产术的准备与护理。避免发生新生儿产伤和颅内出血。对手术产儿应加强监护。

(2)骨盆入口平面狭窄:有轻度头盆不称者,足月胎儿体重小于 3000g,胎心率及产力均正常,应在严密监护下试产。胎膜未破者可在子宫口扩张 3cm 时行人工破膜。若破膜后宫缩较强,产程进展顺利,多数能经阴道分娩。试产过程中若出现宫缩乏力,可用缩宫素静脉滴注加强宫缩。试产 2～4 小时,胎头仍迟迟不能入盆,子宫口扩张缓慢,或伴有胎儿窘迫征象,应及时行剖宫产术结束分娩。若胎膜已破,为了减少感染,应适当缩短试产时间。明显头盆不称者,做好剖宫产术前准备。

（3）中骨盆平面和出口平面狭窄:遵医嘱做好阴道手术助产或剖宫产术前准备。

（4）均小骨盆:若胎方位正常、头盆相称、宫缩好,可以协助试产。

（5）软产道异常:评估对分娩的影响程度,协助医生采取会阴切开、局部湿热敷等相应处理措施。产后检查软产道,发现损伤及时处理。产程中出现的子宫颈水肿可局部处理:①抬高产妇臀部,减轻胎头对子宫颈的压力;②在子宫颈水肿明显处或 3 点、9 点处注射 0.5％利多卡因 5～10mL;③静脉注射地西泮 10mg,子宫口接近开全时,用手将水肿的子宫颈前唇上推,使其越过胎头。如经上述处理无效,可行剖宫产术。

2.病情观察

严密观察宫缩、胎心率、羊水及产程进展情况,发现胎儿窘迫征象,及时给予吸氧,嘱患者取左侧卧位,通知医生并配合处理。预防胎膜早破、脐带脱垂及子宫破裂等并发症的发生。

3.心理护理

提供心理支持、信息支持,向产妇及家属讲明产道异常对母儿的影响,及时告知他们产程进展状况,建立医患之间的信任,缓解和消除其焦虑心理,使其能自愿接受各项检查及处理。

4.健康教育

向产妇进行产褥期健康教育及出院指导。指导产妇喂养及护理手术产儿的知识,并告知产后检查的必要性和时间。

三、胎位及胎儿发育异常

（一）持续性枕后位、枕横位

持续性枕后位、枕横位是指在分娩过程中,胎头持续位于母体骨盆的后方或侧方,于分娩后期仍不能向前旋转,致使分娩发生困难者。

1.临床表现

因先露部不能紧贴宫颈及子宫下段,常导致宫缩乏力及产程进展缓慢。因胎儿枕骨持续位于骨盆后方压迫直肠,产妇自觉肛门坠胀及排便感,过早屏气用力,过早使用腹压易导致宫颈水肿、胎头水肿、产妇疲劳,影响产程的进展,常致活跃期停滞或第二产程延长。

2.护理要点

（1）第一产程

①严密观察产程进展,注意胎头下降、宫缩强弱及胎心音情况。

②保持产妇良好的营养状况与休息,必要时给予补液。

③指导产妇朝向胎背的对侧方向卧位,以利于纠正胎方位。

④嘱产妇不要过早屏气用力,以免引起宫颈前唇水肿及体力消耗。

⑤若宫缩不强,应遵医嘱尽早静脉滴注缩宫素以加强宫缩。

⑥若出现宫颈水肿,可遵医嘱行宫颈封闭。

⑦督促产妇及时排空膀胱,以免影响胎头下降及宫缩。

⑧若发现产程停滞、胎头位置较高或出现胎儿窘迫现象,应及时通知医师,并做好剖宫产准备。

(2)第二产程

①严密观察宫缩、胎头下降及胎心音情况,根据情况给予产妇吸氧,并指导其正确运用腹压,若发现宫缩减弱,遵医嘱及时给予静脉滴注缩宫素。

②若第二产程进展缓慢,初产妇已近 2 小时,经产妇已近 1 小时,或出现胎儿窘迫征象,应立即通知医师,尽早结束分娩。

a.若胎头双顶径已达坐骨棘水平或更低时,可协助医师行徒手旋转胎方位,促进自然分娩或阴道助产。

b.若胎头双顶径在坐骨棘平面以上,应尽快完善剖宫产准备,以剖宫产结束分娩。

(3)第三产程

①胎儿娩出后应立即注射缩宫素。

②胎盘娩出后仔细检查胎盘、胎膜的完整性。

③有软产道裂伤者及时修补。

④遵医嘱给予抗生素预防感染。

(4)仔细检查新生儿有无产瘤及头皮血肿,做好新生儿护理。

(5)陪伴在产妇身旁,给予安慰、关心,以增加安全感。

(6)健康教育

①向产妇说明胎位异常对母婴的影响,可能出现的并发症。

②根据不同的分娩方式,向产妇及家属介绍各种诊疗计划、措施,以取得配合。

③指导产妇朝向胎背的对侧方向卧位,以利于胎头枕部转向前方。

④告知产妇不要过早屏气用力,以免引起宫颈前唇水肿及体力消耗。

⑤督促产妇及时排空膀胱,以免影响胎头下降及宫缩。

⑥向产妇介绍使用非药物镇痛的方法,如改变姿势、腰骶部按摩等,以增加舒适度。教会产妇屏气用力的技巧。

⑦向产妇及家属讲解难产儿的护理知识,消除其紧张情绪。

(二)高直位、前不均倾位

胎头呈不屈不仰姿势,以枕额径衔接于骨盆入口,其矢状缝与骨盆入口前后径相一致,称为高直位。胎头以枕横位(胎头矢状缝与骨盆入口横径一致)入盆时,胎头俯屈,以前顶骨先入盆,矢状缝靠近骶骨称为前不均倾位。胎头以枕横位入盆,如矢状缝不位于骨盆入口横径上,称为不均倾位。

1.临床表现

(1)高直位:胎头矢状缝与骨盆前后径一致,前囟在耻骨联合后方,后囟在骶骨前,为高直后位,反之为高直前位。

(2)前不均倾位:胎头矢状缝在骨盆入口的横径上,向后移靠近骶岬,前顶骨紧紧嵌在耻骨联合下方,骨盆后方空虚感。

2.护理要点

（1）高直位

①一般护理：嘱产妇取侧卧位，未破膜者，可取半卧位，促进胎头下降，注意产妇的饮食、休息。

②鼓励产妇及时排空膀胱，注意尿色变化，发现肉眼血尿及时通知医师，尽快做好剖宫产准备。

③严密观察产程进展，注意胎头下降、宫缩强弱及胎心音情况。

④宫口开全者，做好阴道助产、预防产后出血、新生儿窒息复苏的准备。

⑤仔细检查新生儿有无产瘤及头皮血肿，做好新生儿护理。

⑥陪伴在产妇身旁，给予安慰、关心，以增加安全感。

（2）前不均倾位

①临产后产程早期，产妇宜取半卧位或坐位，以减少骨盆的倾斜度，尽量避免胎头不均倾衔接。

②严密观察产程进展及胎心变化，若产程进展缓慢或停滞，有胎儿窘迫征象，遵医嘱做好剖宫产准备。

③每2小时协助产妇排空膀胱，注意观察尿色，发现肉眼血尿及时通知医师，立即停止试产，尽快做好剖宫产准备。

④仔细检查新生儿有无产瘤及头皮血肿，做好新生儿护理。

⑤陪伴在产妇身旁，给予安慰、关心，以增加安全感。

（3）健康教育

①指导高直位的产妇取半卧位，促进胎头下降。

②指导前不均倾位的产妇取半卧位或坐位，以减少骨盆的倾斜度，尽量避免胎头不均倾衔接。

③鼓励产妇口服进食。勤小便，排空膀胱。注意休息，保持体力。

（三）臀先露

臀先露是指胎儿以臀、足或膝为先露，以骶骨为指示点，在骨盆的前、侧、后构成6种胎位的总称。

1.临床表现

孕妇常感肋下有圆而硬的胎头，由于胎臀不能紧贴子宫下端及宫颈，常导致子宫收缩乏力、宫颈扩张缓慢，致使产程延长。

2.护理要点

（1）妊娠期：定期产检，提前2周入院待产；做好健康宣教，注意劳逸结合，避免胎膜早破，如胎膜已破者，应绝对卧床休息，防止脐带脱垂。

（2）分娩期

①第一产程：指导产妇取左侧卧位，不宜站立走动；已破膜者绝对卧床休息，并抬高臀部；少做直肠指检，禁忌灌肠，尽量避免胎膜破裂，一旦破膜立即听胎心，行直肠指检，了解有无脐带脱垂。严密观察产程进展、胎心及宫缩情况。

②第二产程：给予导尿排空膀胱，初产妇常规行会阴侧切，做好预防产后出血、新生儿窒息

复苏的准备。

③第三产程:胎儿娩出后应注射缩宫素,防止产后出血,软产道裂伤者给予缝合。

④仔细检查新生儿体表有无异常,做好新生儿护理。

⑤倾听产妇诉说,及时告知产程进展情况,提供心理护理,促进母体舒适。

(3)健康教育

①定期产前检查,向孕妇讲解臀先露对母婴的影响,争取其配合,及时矫正异常胎位。

②告知孕妇及家属,有剖宫产指征者应提前入院。

③拟经阴道分娩,及时告知产妇产程进展及胎儿情况,以减轻产妇的焦虑、恐惧情绪。对所进行的操作、处理给予必要的解释,鼓励家属陪伴。

④第一产程指导产妇采取左侧卧位,不宜站立走动;已破膜者绝对卧床休息,抬高臀部。

⑤第二产程指导产妇正确屏气用力。

⑥臀先露阴道分娩者,由于受产道挤压,可出现新生儿足、外生殖器水肿、淤血等情况,应向产妇及家属进行解释。

(四)肩先露

横位(肩先露)是指胎儿横卧于宫腔,其纵轴与母体纵轴垂直,称横位,先露为肩称肩先露。

1.临床表现

子宫呈横椭圆形,横径宽,宫底低,胎头在母体一侧,另一侧可触及胎臀,耻骨联合上方空虚,检查可触及肩胛或肩峰,肋骨及腋窝,有时可触及搏动的脐带或脱出的胎手。

2.护理要点

(1)临产后,胎膜未破或破膜不久,胎儿存活者,立即行剖宫产术。

(2)胎儿已死亡,无子宫破裂征象,宫口开全后,在麻醉下行毁胎术娩出。

(3)若出现先兆子宫破裂或子宫已破裂无论胎儿存活与否,均应行剖宫产术。

(4)向产妇及家属做好解释工作,积极配合治疗。

(5)仔细检查新生儿体表有无异常及肢体活动度,做好新生儿护理。

(6)陪伴在产妇身旁,给予安慰、关心,以增加安全感。

(7)健康教育

①向孕妇及家属讲解肩先露对母婴的危害性,以引起重视,积极配合治疗。

②提前入院待产,在临产前结束分娩。

③对急诊入院胎儿已死亡的产妇,鼓励家属陪伴,帮助渡过哀伤期。

(五)面先露

胎头以面部为先露时称为面先露。面先露以颏骨为指示点,有颏左(右)前、颏左(右)横、颏左(右)后6种胎位,以颏左前及颏右后位较多见。

1.临床表现

胎头极度仰伸,宫底高,检查可触及高低不平、软硬不均的颜面部。临床表现为潜伏期延长,活跃期延长或停滞,胎头迟迟不能入盆。

2.护理要点

(1)颏前位,若无头盆不称,产力良好有可能经阴道分娩;颏后位均应行剖宫产。

（2）严密观察产程进展、胎心变化，注意有无子宫破裂的征象，适当放宽剖宫产指征。

（3）仔细检查新生儿颜面部有无水肿、青紫、瘀斑，有无喉头水肿，做好新生儿护理。

（4）为产妇及家属提供心理支持。

（5）健康教育

①向孕产妇及家属讲解面先露对母婴的危害性，以引起重视，积极配合治疗。

②及时向产妇提供产程进展及胎儿宫内情况的信息，减轻产妇的焦虑情绪，鼓励家属陪伴。

③新生儿出生后，若有面部皮肤青紫、肿胀、头处于仰伸姿势等现象，及时向产妇及家属解释，以消除其紧张焦虑情绪。

（六）胎儿发育异常

胎儿发育异常包括胎儿体质量超常（巨大儿）和胎儿畸形（脑积水、无脑儿、连体双胎等），均易引起难产。

（1）严密观察产程进展，注意胎头下降、宫缩强弱情况，如有先兆子宫破裂、胎儿窘迫现象，立即通知医师，做好剖宫产准备。

（2）根据情况给产妇吸氧，严密监测胎心变化，必要时使用胎心监护仪持续监测胎心，发现异常及时通知医师，给予相应处理。

（3）胎儿过大，产程进展缓慢者，应适当放宽剖宫产指征。

（4）做好肩难产的预防准备工作。

（5）产妇保持良好的营养状况，维持水电解质平衡，必要时给予补液。

（6）为畸形儿的产妇接产时须正确保护会阴，尽量避免会阴撕裂，必要时行毁胎术。

（7）做好心理护理，减轻产妇的焦虑情绪，避免与有新生儿的产妇同室，帮助分娩畸形儿的产妇尽快渡过悲伤期。

（8）健康教育

①对巨大儿拟经阴道分娩者，应及时向产妇提供产程信息，增强信心。

②宫缩时指导产妇做深呼吸运动或腹部按摩等减轻疼痛。

③鼓励分娩畸形儿的产妇诉说心中的伤感，鼓励家属陪伴。

参考文献

1.姜梅.妇产科疾病护理常规.北京:科学出版社,2019.

2.王丽芹,王东梅.中医护理思路与方法.北京:科学出版社,2018.

3.兰华,陈炼红,刘玲贞.护理学基础.北京:科学出版社,2017.

4.吕艳.中医护理.北京:中国中医药出版社,2018.

5.刘军,汪京萍.妇产科护理工作指南.北京:人民卫生出版社,2016.

6.王琼莲,龙海碧.妇产科护理学.镇江:江苏大学出版社,2015.

7.安力彬,陆虹.妇产科护理学(第6版).北京:人民卫生出版社,2017.

8.陶红,张玲娟,张静.妇产科护理查房(第2版).上海:上海科学技术出版社,2016.

9.张雅丽.实用中医护理.上海:上海科学技术出版社,2015.

10.王欣,徐蕊凤,郑群怡.骨科护士规范操作指南.北京:中国医药科技出版社,2016.

11.王萌,张继新.外科护理.北京:科学出版社,2016.

12.唐少兰,杨建芬.外科护理(第3版).北京:科学出版社,2016.

13.李卡,许瑞华,龚姝.普外科护理手册(第2版).北京:科学出版社,2015.

14.黄浩,张青,李卡.医院消毒供应中心操作常规.北京:科学出版社,2014.

15.杨玉南,杨建芬.外科护理学笔记(第3版).北京:科学出版社,2016.

16.皮红英,王建荣,郭俊艳.临床护理管理手册.北京:科学出版社,2015.

17.张爱霞,王瑞春.消化内科临床护理.北京:军医科学出版社,2014.

18.叶政君,雷光锋.临床护理常规.北京:科学技术文献出版社,2014.

19.王莉,杨娟,潘亚兰.临床常用护理操作规程.湖北:华中科大出版社,2014.

20.田桂荣.临床常见疾病护理常规及护理规范.北京:中国科学技术出版社,2013.

21.温贤秀,肖静蓉.常见疾病临床护理路径指引.成都:西南交通大学出版社.2013.

22.张素巧,赵志红.心内科临床护理工作手册.石家庄:河北科学技术出版社,2011.

23.张瑞琴.实用骨科护理手册.北京:科学技术文献出版社,2013.

24.黄叶莉.神经疾病临床护理.北京:人民军医出版社,2014.

25.范吾凤,闫淑珍.内科常见病护理.天津:天津科学技术出版社,2012.

26.赵爱芳.实用临床全科护理学.天津:天津科学技术出版社,2013.

27.汪晖.临床护理常规.北京:人民军医出版社,2012.

28.张元云.新编临床护理实践.乌鲁木齐:新疆人民卫生出版社,2013.